"十三五"高等职业教育医药院校规划教材/多媒体融合创新教材

供护理、助产、相关医学技术类等专业使用

老年护理学

LAONIAN HULIXUE

主编◎ 叶 桦

郑州大学出版社

郑 州

图书在版编目(CIP)数据

老年护理学/叶桦主编. —郑州:郑州大学出版社,2018.7
ISBN 978-7-5645-5445-3

Ⅰ.①老… Ⅱ.①叶… Ⅲ.①老年医学-护理学-高等学校-教材 Ⅳ.①R473.59

中国版本图书馆 CIP 数据核字(2018)第 082411 号

郑州大学出版社出版发行
郑州市大学路 40 号　　　　　　邮政编码:450052
出版人:张功员　　　　　　　　发行电话:0371-66966070
全国新华书店经销
河南龙华印务有限公司印制
开本:850 mm×1 168 mm　1/16
印张:16.75
字数:407 千字
版次:2018 年 7 月第 1 版　　　印次:2018 年 7 月第 1 次印刷

书号:ISBN 978-7-5645-5445-3　　　定价:39.00 元
本书如有印装质量问题,由本社负责调换

作者名单

主　编　叶　桦
副主编　乔俊乾
编　委（按姓氏笔画排序）
　　　　　王许乐　叶　桦　乔俊乾
　　　　　张　希　陈　晨　孟王桃
　　　　　贾晓彤

"十三五"高等教育医药院校规划教材/多媒体融合创新教材

建设单位

(以单位名称首字拼音排序)

安徽医学高等专科学校	漯河医学高等专科学校
安徽中医药高等专科学校	南阳医学高等专科学校
安阳职业技术学院	平顶山学院
宝鸡职业技术学院	濮阳医学高等专科学校
达州职业技术学院	三门峡职业技术学院
广东嘉应学院	山东医学高等专科学校
汉中职业技术学院	山西老区职业技术学院
河南护理职业学院	邵阳学院
河南医学高等专科学校	渭南职业技术学院
鹤壁职业技术学院	襄阳职业技术学院
湖北职业技术学院	新乡学院
湖南环境生物职业技术学院	新乡医学院三全学院
湖南医药学院	信阳职业技术学院
黄河科技学院	邢台医学高等专科学校
黄淮学院	许昌学院
吉林医药学院	雅安职业技术学院
济源职业技术学院	永州职业技术学院
金华职业技术学院	运城护理职业学院
开封大学	郑州工业应用技术学院
乐山职业技术学院	郑州澍青医学高等专科学校
临汾职业技术学院	郑州铁路职业技术学院
洛阳职业技术学院	周口职业技术学院

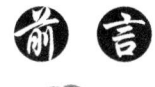

随着我国社会和经济的不断发展，人们的生活水平逐年提高，老年人口的增多和平均寿命的普遍延长使得我国老年人口的绝对数与老龄化的发展速度均居世界前列。人口老化所带来的问题尤为突出，为此，加快培养老年护理专业人才迫在眉睫，建立和完善老年卫生服务体系已成为护理专业建设的当务之急。

老年护理学是以老年人为研究对象，研究老年期的身心健康、疾病护理特点与预防保健的学科，是研究、诊断和处理老年人对自身现存和潜在健康问题的反映的一门科学。它是护理学的一个重要分支，与社会科学、自然科学相互渗透。其研究重点在于从老年人生理、心理、社会文化及发展的角度出发，研究自然、社会、文化教育和生理、心理因素对老年人健康的影响，探讨用护理手段或措施来解决老年人的健康问题。

本教材共分为10章和实训指导，内容涉及绪论、老年护理相关理论、老年人的健康评估、老年保健与健康促进、老年人的日常生活护理、老年期安全用药的护理、老年人常见心理问题和精神障碍的护理、老年期各系统常见疾病与护理、老年人常见健康问题与护理及老年人家庭式护理与临终关怀，后附有实训指导。部分重点内容及技术操作，选配有开放性视频资源，供读者参考。建议教学时数为38个学时，其中理论32个学时，见习6个学时。

本教材主要供高职高专护理、老年护理、社区护理、涉外护理等专业使用，也可以作为老年护理岗位培训、临床护理人员继续教育及养老机构工作人员的参考资料。

本书在编写过程中，得到了各位编者所在单位的大力支持和鼓励，在此表示诚挚的谢意！由于编写时间紧，编者知识和能力有限，难免存在不足和疏漏，恳请专家、同行和读者给予指正。

编　者
2018年5月

目 录

第一章 绪论 ... 1
第一节 老年人与人口老龄化 ... 1
一、人的寿命和老年人的年龄划分标准 ... 1
二、老龄化社会的划分标准 ... 3
三、人口老龄化的对策 ... 6
第二节 老年护理学概述 ... 7
一、老年护理学及其相关概念 ... 8
二、老年护理的目标与原则 ... 8
三、老年护理的道德准则和执业标准 ... 10
第三节 老年护理学的发展 ... 12
一、国外老年护理的发展 ... 12
二、我国老年护理的发展 ... 14

第二章 老年护理相关理论 ... 19
第一节 老化的生物学理论 ... 19
第二节 老化的心理学理论 ... 21
第三节 老化的社会学理论 ... 24
第四节 相关护理理论和模式 ... 27

第三章 老年人的健康评估 ... 31
第一节 概述 ... 31
第二节 老年人健康评估的内容与方法 ... 32
一、生理健康评估 ... 32
二、心理健康评估 ... 36
三、社会功能及角色功能评估 ... 43
第三节 老年人生存质量的评估 ... 45
第四节 与老年人沟通交流的技巧 ... 47
一、与老年人沟通的影响因素 ... 47
二、与老年人沟通的原则与技巧 ... 49
三、与老年人沟通交流的方法 ... 49

第四章　老年保健与健康促进 ··· 55
第一节　概述 ··· 55
一、老年保健的目标与原则 ··· 55
二、老年保健的重点人群 ··· 57
三、老年人保健策略 ··· 58
四、老年保健的新理念 ··· 60
五、老年自我保健 ··· 60
第二节　健康老年人与健康老龄化 ··· 63
第三节　老年人的健康行为与健康促进 ··· 65
一、健康行为 ··· 65
二、健康相关行为 ··· 65
三、老年人的健康促进 ··· 67
第四节　社区老年保健的服务需求 ··· 69
一、社区老年保健的服务需求 ··· 69
二、社区老年保健的措施 ··· 69
三、社区老年保健的四级预防原则 ··· 73
第五节　国外老年保健的发展概况 ··· 74
一、美国的老年保健 ··· 74
二、日本的老年保健 ··· 78
三、英国养老改革强化社会关怀 ··· 80
四、瑞士养老保险三大支柱面临挑战 ··· 81
五、我国老年保健的概况 ··· 81

第五章　老年人的日常生活护理 ··· 86
第一节　饮食与营养 ··· 86
第二节　环境与安全 ··· 89
第三节　活动 ··· 91
第四节　生活节律与休息 ··· 96
一、生活节律 ··· 96
二、建立良好的生活节律 ··· 97
三、老年人失眠的护理 ··· 98
第五节　皮肤护理与衣着 ··· 99
一、皮肤的清洁 ··· 99
二、老年人的衣着 ··· 100
第六节　排泄护理 ··· 101
一、便秘 ··· 101
二、大便失禁 ··· 103
三、尿失禁 ··· 105
第七节　高龄老年人的照料 ··· 107
第八节　性需要 ··· 109
一、影响老年人性生活的因素 ··· 109

二、老年人性生活的护理与卫生指导 …………………………………………… 111
第六章　老年期安全用药的护理 ………………………………………………………… 116
　第一节　老年人药代动力学特点 …………………………………………………… 116
　第二节　老年人用药护理原则及护理措施 ………………………………………… 117
　　一、老年人用药的护理原则 ……………………………………………………… 117
　　二、老年人用药护理措施 ………………………………………………………… 121
　第三节　老年保健药物的应用 ……………………………………………………… 123
第七章　老年人常见心理问题和精神障碍的护理 ……………………………………… 127
　第一节　老年人的心理特征及其影响因素 ………………………………………… 127
　第二节　老年人常见的心理问题及护理 …………………………………………… 129
　　一、老年人的全面护理评估 ……………………………………………………… 129
　　二、常见的心理问题及护理 ……………………………………………………… 130
　　三、老年人常见的心理问题护理诊断和护理措施 ……………………………… 131
　第三节　老年人心理健康 …………………………………………………………… 134
　　一、心理健康标准 ………………………………………………………………… 134
　　二、维护与增进老年人的心理健康 ……………………………………………… 135
　第四节　老年人常见精神疾病的护理 ……………………………………………… 138
　　一、老年期抑郁症及护理 ………………………………………………………… 138
　　二、老年期谵妄及护理 …………………………………………………………… 141
　　三、老年期疑病症及护理 ………………………………………………………… 143
　　四、老年期焦虑症及护理 ………………………………………………………… 144
第八章　老年期各系统常见疾病与护理 ………………………………………………… 148
　第一节　概述 ………………………………………………………………………… 148
　第二节　老年期呼吸系统常见疾病的护理 ………………………………………… 151
　　一、老年期生理变化及特征 ……………………………………………………… 151
　　二、常见疾病及特点 ……………………………………………………………… 151
　第三节　老年期循环系统常见疾病的护理 ………………………………………… 162
　　一、老年期生理变化及特征 ……………………………………………………… 162
　　二、常见疾病及特点 ……………………………………………………………… 163
　第四节　老年期消化系统常见疾病的护理 ………………………………………… 174
　　一、老年期生理变化及特征 ……………………………………………………… 174
　　二、常见疾病及特点 ……………………………………………………………… 175
　第五节　老年期内分泌和代谢系统常见疾病的护理 ……………………………… 184
　　一、老年期生理变化及特征 ……………………………………………………… 185
　　二、常见疾病及特点 ……………………………………………………………… 185
　第六节　老年期神经系统常见疾病的护理 ………………………………………… 192
　　一、老年期生理变化及特征 ……………………………………………………… 192
　　二、常见疾病及护理 ……………………………………………………………… 193
　第七节　老年期运动系统常见疾病的护理 ………………………………………… 201
　　一、老年期生理变化及特征 ……………………………………………………… 201

二、常见疾病及护理 …………………………………………………………… 202

第九章 老年人常见健康问题与护理 …………………………………………… 210
第一节 跌倒 …………………………………………………………………… 210
第二节 疼痛 …………………………………………………………………… 214
第三节 长期卧床 ……………………………………………………………… 217
第四节 压疮 …………………………………………………………………… 219
第五节 老年性白内障 ………………………………………………………… 222
第六节 老视 …………………………………………………………………… 223
第七节 老年性耳聋 …………………………………………………………… 224
第八节 受虐 …………………………………………………………………… 226

第十章 老年人家庭式护理与临终关怀 ………………………………………… 231
第一节 老年人家庭式护理 …………………………………………………… 231
第二节 临终关怀 ……………………………………………………………… 235
一、临终关怀的历史及概念 ………………………………………………… 235
二、临终关怀的服务理念 …………………………………………………… 236
三、临终期老年人的生理及心理改变 ……………………………………… 237
四、临终期老年人的护理 …………………………………………………… 239
五、丧偶老年人的护理 ……………………………………………………… 243
第三节 死亡教育 ……………………………………………………………… 244
一、死亡的心理应对类型 …………………………………………………… 244
二、死亡教育的内容 ………………………………………………………… 245

实训指导 …………………………………………………………………………… 249
实训一 老年人的健康评估 ………………………………………………… 249
实训二 老年人常见健康问题护理 ………………………………………… 250
实训三 跌倒的护理 ………………………………………………………… 251
实训四 听力下降的护理 …………………………………………………… 252
实训五 视力下降的护理 …………………………………………………… 253
实训六 老年人常见疾病护理 ……………………………………………… 254

参考文献 …………………………………………………………………………… 256

第一章 绪 论

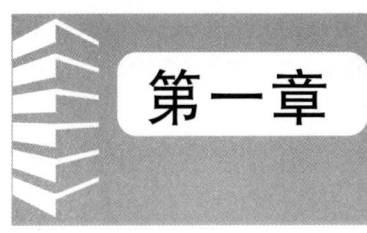

学习目标

1. 掌握：世界卫生组织及我国对老年人的年龄划分标准；世界卫生组织对老龄化社会的不同划分标准；人口老龄化、健康老龄化、积极老龄化的概念。
2. 熟悉：人的寿命；老年护理学的概念、护理的目标与原则。
3. 了解：人口老龄化的对策；老年护理学的发展；我国人口老龄化面临的问题与对策。

随着现代社会经济的发展和社会的进步，人口老龄化已席卷全球，这是社会发展的必然结果，也是当今世界人们普遍关心的重要社会问题。研究老年人的健康问题，满足老年人的健康需求，提高老年人的生活质量，维护和促进老年人的身心健康，逐步实现健康老龄化的战略目标，也是护理领域的重要课题。

第一节 老年人与人口老龄化

我们每个人都会经历童年、青年、中年和老年，在不同的年龄阶段，人体会发生一系列生理和心理变化。而"老年"阶段从生理意义上讲，是人生命过程中组织器官走向老化和生理功能走向衰退的阶段。

一、人的寿命和老年人的年龄划分标准

（一）人的寿命

人类的寿命是以年龄来表示，衡量人类寿命主要有三种指标：即平均期望寿命、最高寿命和健康期望寿命。

1. 平均期望寿命（average life expectancy） 是指通过回顾性死因统计和其他统计学方法，计算出特定人群能生存的平均年数，简称平均寿命或预期寿命。它代表一个国家或地区人口的平均存活年龄，可以概括地反映该国家或地区人群寿命的长短。一

一般常用出生时的平均预期寿命作为衡量人口老化程度的重要指标。平均寿命表示生命的长度,以死亡作为终点。

2. 最高寿命(maximum lifespan) 是指在没有外因干扰的条件下,从遗传学角度推测人类可能生存的最高年龄。现代科学家们用各种方法来推测人的最高寿命,例如按照性成熟期(14~15岁)的8~10倍,生长期(20~25年)的5~7倍,细胞分裂次数(40~60次)的2.4倍等方法推算,人的最高寿命应该为110~175岁。

虽然人的正常寿命可以超过百岁,但也并非可以无限延长。现实生活中由于受到疾病和生存环境的影响,目前人类寿命与最高寿命的差距仍然较大,随着科学的发展,人类的平均寿命将逐渐接近或达到最高寿命。我国资料显示,近10年百岁老人每年约以2 500人的速度增长,人类的平均寿命延长已经成为事实。

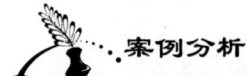

患者,男,68岁,两年生长期,平素身体尚可,嗜好烟酒,喜熬夜,吸烟时间为10年,血压、血脂、血糖都偏高,治疗效果不理想,有视物昏花,足底部及脚趾末梢循环差,皮肤苍白干枯;患者于两年前因高血压引起脑卒中,导致半身不遂偏瘫,骶尾部多处有红色的1 cm×2 cm小水疱,伴有溃烂,请评估推算:该患者最高寿命是多少?主要存在的护理问题有哪些?护理措施主要有哪些?

3. 健康期望寿命(active life expectancy) 是指去除残疾和残障后所得到的人类生存曲线,即个人在良好状态下的平均生存年数。也就是老年人能够维持良好的日常生活活动功能的年限。健康期望寿命是卫生领域评价居民健康状况的指标之一,体现了生命的质量。健康期望寿命的终点是日常生活自理能力的丧失,即进入寿终前的依赖期。因此,平均寿命是健康预期寿命和寿终前依赖期的总和。

测定健康期望寿命的方法与日常生活能力(activity of daily living,ADL)的指标结合起来,广泛用来计算和评定各年龄组的健康期望寿命。健康期望寿命占平均期望寿命的80%~90%。2010年联合国开发署公布的中国健康期望寿命为66岁,比美国、英国、日本、法国、德国、加拿大、澳大利亚等发达国家少了10年。说明我国目前的平均预期寿命在提高,而人口健康状况却不容乐观。

(二)老年人年龄的划分标准

人体衰老是一个渐进的过程。影响衰老的因素很多,而且人体各器官的衰老进度不一,个体差异也很大。因此,"老年"只能是个概括的定义,很难准确地界定个体进入老年的时间。

世界卫生组织(WHO)对老年人年龄的划分有两个标准:在发达国家将65岁以上的人群定义为老年人,而在发展中国家(特别是亚太地区)则将60岁以上人群称为老年人。

老年期是生命周期中最后一个阶段,对老年期还可以再划分为不同阶段。世界卫生组织根据现代人生理、心理结构上的变化,将人的年龄界限又做了新的划分:44岁以下为青年人;45~59岁为中年人;60~74岁为年轻老人;75~89岁为老老年人;90岁以上为非常老的老年人或长寿老年人。

(三) 我国老年期的年龄划分标准

中华医学会老年医学学会于1982年建议:我国以60岁及以上为老年人;老年分期按45~59岁为老年前期,即中老年人;60~89岁为老年期,即老年人;90~99岁为长寿期,即长寿老人;100岁以上为寿星,即百岁老人(表1-1)。

表1-1 世界卫生组织及我国老年期的划分标准

我国划分标准		世界卫生组织划分标准	
45~59岁	老年前期(中老年人)	45~59岁	中年人
60~89岁	老年期(老年人)	60~74岁	年轻老人
90~99岁以上	长寿期(长寿老人)	75~89岁	老老年人
100岁以上	寿星(百岁老人)	90岁以上	非常老的老年人或长寿老年人

二、老龄化社会的划分标准

(一) 人口老龄化

人口老龄化(ageing of population)简称人口老化,是人口年龄结构的老龄化。它是指老年人在总人口中所占的比例不断上升的动态过程。老年人口在总人口中所占的百分比,称为老年人口系数(old popularion coefficient),是评价人口老龄化程度的重要指标。

人口老龄化是全球一种普遍的社会现象,是指人类群体的老化,即老年人口数量在社会总人口中达到一定比例,并持续增长的过程。出生率和死亡率的下降、人类平均预期寿命的延长是世界人口趋向老龄化的直接原因。

(二) 老龄化社会及划分标准

人口年龄结构是指一定时期内各年龄组人口在全体人口中的比重。它是过去和当前人口出生、死亡、迁移变动对人口发展的综合作用,也是经济增长和社会发展的结果。随着老年人口总数的增加,社会中老年人口总数比例不断上升,使社会形成"老年型人口"或"老龄化社会"。

世界卫生组织针对发达国家和发展中国家的状况,制定了不同的人口老龄化国家(地区)标准:发达国家将65岁以上人口超过总人口的7%定义为老龄化社会,发展中国家将60岁以上人口超过总人口的10%定义为老龄化社会(表1-2)。

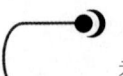

表 1-2 老龄化社会的划分标准

分类	发达国家标准	发展中国家标准
老年界定年龄	65 岁	60 岁
青年型(老年人口系数)	<4%	<8%
成年型(老年人口系数)	4%~7%	8%~10%
老年型(老年人口系数)	>7%	>10%

1990 年以来,我国老龄人口以平均每年 3.3% 的速度不断增长,中国进入了老龄化社会,据统计,2015 年我国 60 岁及以上人口达到 2.22 亿,占总人口的 16.15%;预计到 2020 年,老年人口达到 2.48 亿,老龄化水平达到 17.17%,其中 80 岁以上老年人口将达到 3 067 万人;2025 年,60 岁以上人口将达到 3 亿,我国将成为超老年型国家;我国人口结构也由成年型转向老年型,老龄人口的迅猛增长,将给社会生活的许多方面,尤其是养老事业、医疗保健、健康护理等带来巨大的压力。

(三)人口老龄化的现状与趋势

世界卫生组织对人口老龄化国家(地区)的划分标准是什么?

人口老龄化是世界人口发展的普遍趋势,标志着人类平均寿命延长,体现了生命科学与社会经济的不断进步和发展。

1. 世界人口老龄化趋势与特点

(1)人口老龄化的速度加快 目前世界年人口增长数为 9 300 万,年增长率为 1.7%,在世界人口的增长中,发达国家人口增长率不到 0.5%,而发展中国家人口增长率为 2.1%;1950 年全世界大约有 2 亿老年人,2002 已达 6.29 亿,2011 年上升至 7.43 亿,占总人口的 11%,预计到 2050 年,老年人数量将猛增到 20 亿,老年人口的比例可望从目前的 1/10 增至 1/5。

(2)发展中国家人口增长快 从 20 世纪 60 年代开始持续到现在,发展中国家老年人口的增长率是发达国家的 2 倍,也是世界人口增长率的 2 倍。目前 65 岁老年人口数量每月以 80 万的速度增长,其中 66% 集中在发展中国家。预计 2050 年,世界老年人口中约有 82% 的老年人,即超过 16 亿人将生活在发展中地区,4 亿老年人将生活在发达地区。

(3)人口平均寿命不断延长 19 世纪许多国家的平均寿命只有 40 岁左右,20 世纪末已达到 60~70 岁,一些国家已经超过 80 岁。2016 年 5 月 18 日世界卫生组织公布中国男性和女性人均寿命都在 70 岁以上,中国排名第 83 位;联合国开发计划署公布了 2015 年人类发展报告和人类发展指数排名,人均寿命排在前几位的分别是日本、中国香港和瑞士,中国香港人均寿命 82.8 岁。

(4)高龄老年人增长速度最快 80 岁以上高龄老人是老年人口中增长最快的群体,1950—2050 年间,平均每年以 3.8% 的速度增长,大大超过 60 岁以上人口的平均速度(2.6%)。2010 年全球 80 岁以上老年人口超过 1.05 亿,预计至 2050 年,高龄老人约 3.8 亿,占老年人总数的 1/5。

(5)女性占老年人口中的多数 一般而言,老年男性的平均寿命低于女性,如美国女性老人的平均预期寿命比男性老人高 6.9 岁,日本为 5.9 岁,法国为 8.4 岁,中国为 4.99 岁。这种性别差异致使多数国家老年人口中女性人数超过男性。

2. 中国人口老龄化趋势及特点 2006年《中国人口老龄化发展趋势预测研究报告》指出:中国的人口老龄化可以分为三个阶段。①从2001年到2020年是快速老龄化阶段,此期老年人口最终将达到2.48亿;②从2021年到2050年是加速老龄化阶段,此期老年人口最终将超过4亿;③从2051年到2100年是稳定的重度老龄化阶段,老年人口规模将稳定在3亿~4亿。也就是说,中国人口老龄化将伴随21世纪始终,且2030年到2050年是最严峻的时期。不仅如此,由于重度人口老龄化和高龄化日益突出,中国将面临人口老龄化和人口总量过多的双重压力。

中国从1999年开始迈入老龄化社会。与其他国家相比,我国的人口老龄化社会进程有以下特点:

(1) 老年人口基数大 第6次全国人口普查数据显示,截至2010年11月1日,全国人口为13.39亿,60岁以上的老年人达1.78亿,占总人口的13.26%,其中65岁以上老年人为1.19亿,占总人口的8.87%。这表明我国不仅是世界第一人口大国,也是世界上唯一老年人口超过1亿的国家,占全球老年人口总量的1/5。同第5次全国人口普查相比,60岁及以上人口的比重上升2.93个百分点,65岁及以上人口的比重上升1.91个百分点。

(2) 老年人口增长快 65岁以上老年人占总人口的比例从7%上升到14%,发达国家大多用了45年以上的时间,中国只用27年就可以完成这个历程,并且将长时期保持较高的递增速度,属于老龄化速度最快的国家之一。据国家有关报告预测,"十二五"期间,我国平均每年增加的老年人将从"十一五"的500多万提高到800多万。联合国的一份报告显示,到2049年我国60岁以上的老人将占总人口的31%,老龄化程度仅次于欧洲。

(3) 高龄化趋势明显 近10年来,我国高龄老年人(80岁及以上老年人)数量增加了近1倍,已接近2 000万。目前高龄老年人口以2倍于老年人口的高速增加,今后每年将以100万的速度递增,"十二五"期间将超过2 600万。预计到2050年我国高龄老年人口数将达到9 448万,平均每5个老年人中就有1个是高龄老人。

(4) 老龄化先于工业化 我国人口老龄化与社会经济发展水平不相适应。发达国家在进入老龄化社会时都已进入后工业化时期,人均国内生产总值一般在5 000~10 000美元,目前为20 000美元左右;而我国现在仍处于工业化、城镇化的进程之中,1999年进入老龄社会时人均国内生产总值还不足1 000美元,2010年为4 000美元,2016年达到8 866美元。

(5) 老龄化与家庭小型化、空巢化相伴随 随着年轻人异地工作、求学,父母与子女异地居住,空巢老人越来越多。据统计,2010年城乡空巢家庭接近50%,而农村65岁及上的留守老人近2 000万。第6次全国人口普查数据显示,目前我国平均每个家庭3.1人,家庭小型化使家庭养老功能明显弱化,导致部分老年人经济生活状况较差,心理问题突出。

(6) 地区发展不平衡 中国人口老龄化发展具有明显的由东向西的区域梯次特征,东部沿海经济发达地区明显快于西部经济欠发达地区。上海在1979年最早进入人口老年型行列,和最迟2012年进入人口老年型行列的宁夏比较,时间跨度长达33年。

(7) 城乡倒置显著 我国农村老年人口数量为1.04亿人,占全国老年人口比例的 58.3%。农村人口老龄化的程度已经达到 15.4%，比全国 13.3% 的平均水平高出 2.1 个百分点，高于城市老龄化程度，但是城市应对人口老龄化的能力明显强于农村。随着人口老龄化的加速推进，农村地区应对人口老龄化面临的问题更为严峻。

（四）人口老龄化的主要影响

社会人口老龄化所带来的问题，不仅是老年人自身的问题，它涉及政治、经济、文化和社会发展的诸多方面，将给未来经济的可持续发展和人民生活等各领域带来广泛而深刻的影响，也会造成养老保障、医疗保障、养老服务等多方面的压力。

1. 社会负担加重　抚养系数（bring up coeffcient）即社会负担系数，亦称抚养比，是指非劳动力人口数与劳动力人口数之间的比率。总抚养系数由老年抚养系数与少儿抚养系数相加得出。抚养系数越大，表明劳动力人均承担的抚养人数就越多，即意味着劳动力的抚养负担越严重。随着老龄化加速，劳动年龄人口的比重下降，老年抚养系数不断上扬，加重了劳动人口的经济负担。2006 年我国老年抚养比（每百名劳动年龄人口负担老年人的比例）约为 13%，2010 年为 19%，即大约 5 个劳动年龄人口负担 1 个老人。据最新预测，2020 年约 3 个劳动年龄人口负担 1 个老人，而 2030 年则约 2.5 个劳动年龄人口负担 1 个老人。

2. 社会保障费用增高　老年人口比重与社会保障水平之间存在着高度相关性。人口老龄化使国家用于老年社会保障的费用大量增加，医疗费用和养老金是社会对老年人主要的支出项目，加上各种涉老救助和福利，庞大的财政开支给各国政府带来沉重的负担。例如：2010 年，美国国防开支为 9 144.8 亿美元，占政府财政开支的 14%，社会保障（包括养老、医疗、社会福利）开支共 28 087.6 亿美元，占财政开支的 43%；从 2002 年中央财政补助为 408.2 亿元，到 2016 年各级财政补贴已经达到 6 511 亿元，15 年间各级财政对养老金补助已达 3.2 万亿元，年均增长 23.4%。

3. 老年人对医疗保健的需求加剧　随着老年人口增加和寿命延长，因疾病、伤残、衰老而失去生活能力的老人显著增加。据统计，我国失能与半失能老年人已达 3 300 多万，占老年人口的 19%，到 2015 年，失能老年人已达到 4 000 万人。老年人发病率高，且其多患有肿瘤、心脑血管病、糖尿病、老年精神障碍等慢性病，病程长、花费大，消耗卫生资源多，不仅使家庭和社会负担加重，同时也对医疗资源提出挑战，对医疗设施、医护人员和卫生费用的需求急剧增大。

4. 社会养老服务供需矛盾突出　随着人口老龄化、高龄化、家庭少子化，传统的家庭养老功能日趋削弱，养老负担越来越多地依赖于社会。但我国社会服务的发展仍相对滞后，养老服务供需矛盾突出。截至 2014 年年底，全国各类养老福利机构近 4 万家，床位 551.4 万张，养老床位总数仅占老年人口的 2.6%，较之于国际社会通行的 5%~7% 的比率相差甚远。也低于一些发展中国家 2%~3% 的水平。此外，有关专家根据我国失能老年人的数量预测，目前我国大体需要养老护理人员 1 000 万左右，而全国现有养老护理员仅 30 多万人，其中取得执业资格的不足 10 万人，可见养老服务的发展任重道远。

三、人口老龄化的对策

我国作为 13 亿人口的国家，目前已进入人口老龄化快速发展阶段，对经济社会的影响日益加深。因此,解决老龄化问题必须要有战略性和超前性眼光,我们在充分借鉴国外经验的基础上,必须结合我国的实际情况,探索出具有中国特色的应对人口老龄化问题的途径。

1. **抓住时机,加速发展步伐** 根据我国人口年龄结构发展预测,2020年之前是应对人口老龄化社会的关键准备期。此期虽然老年人口比重开始上升,但少儿人口在总人口中比重已经下降,我国劳动年龄人口相对比重尚可;同时劳动力相对年轻,资源充足,是国家负担较轻的"人口红利"黄金阶段。因此,要抓住并充分利用有利时机,大力发展生产力,加速经济发展,为迎接老龄化高峰的到来奠定坚实的物质基础。

2. **满足老有所医,健全医疗保健防护体系** 医疗保健、"老有所医"是老年人最为突出和重要的需求,庞大的老年人群所带来的健康问题导致对卫生服务需求激增。因此,应加快深化医疗卫生改革,加强人口老化的医疗保健与护理服务,健全社区卫生服务体系和组织,构建医疗保健防护体系,为老年人提供方便、快捷的综合性社区卫生服务,同时建立和发展多种形式的医疗保障制度,以缓解老年人患病后对家庭和个人造成的经济压力,妥善解决看病就医的费用问题和农村老人"看病难"问题。

3. **强化根本,完善社会保障和养老服务** 建立和完善老年社会保障和老龄服务体系是实现"老有所养"目标的根本保证。应广泛动员社会各方面的力量,采取国家、集体、家庭、个人共同负担的原则,多渠道筹措资金,并加大农村社会养老保障的投入,尽快建成覆盖城乡居民的社会保障体系,让基本保障惠及全体老年人。同时,加快养老服务体系建设,实行家庭养老与社会养老相结合,积极推进养老服务社区化,使老年人不出社区、不出家门就能够享受到专业的照料、护理、保健等服务。加快社会养老服务的法制化进程,依法保障老年人权益,探索建立老年护理保险制度,实施针对城乡贫困老人的养老服务补贴政策,完善适合我国国情及经济发展水平的社会保障制度,提高老年人的经济保障能力,使老年人能够共享社会发展成果。

健康老龄化和积极老龄化的内涵是什么?

4. **创建优良环境,逐步实现健康老龄化和积极老龄化** 健康老龄化(aging of the health)是世界卫生组织于1990年9月在哥本哈根会议上提出在全世界积极推行的老年人健康生活目标。它是指老年人在晚年能够保持躯体、心理和社会生活的完好状态,将疾病或生活不能自理推迟到生命的最后阶段。联合国提出将健康老龄化作为全球解决老龄问题的奋斗目标。而积极老龄化(active aging)是在健康老龄化基础上提出的新概念,它强调老年人不仅在机体、社会、心理方面保持良好的状态,而且在晚年生活要积极地去面对,作为家庭和社会的重要资源,继续为社会发挥余热,做出有益的贡献。

老年人不只是被关怀照顾的对象,也是社会发展的参与者和创造者;健康老龄化也不只是终极目标,让老龄人群持续迸发出积极的政治、经济和文化的影响力,进一步增强社会可持续发展的能力,使老年人成为社会发展的建设性力量,才是解决老龄化问题的重要途径。

第二节 老年护理学概述

老年护理学源于老年学,是一门跨学科、多领域并具有其独特性的综合性学科。

与老年学、老年医学关系十分密切。

一、老年护理学及其相关概念

(一)老年学

老年学(gerontology)是研究人类老化及其所引起一系列经济和社会等与老年有关问题的综合性学科。它是一门多学科的交叉学科,涉及内容广泛,主要包括老年生物学、老年医学、老年社会学、老年心理学、老年护理学等多种学科。

(二)老年医学

老年医学(geriatrics)是研究人类衰老的机制、人体老年性变化规律、老年人卫生保健和老年疾病防治特点的科学,是医学的一个分支,也是老年学的重要组成部分。它包括老年基础医学、老年临床医学、老年康复医学、老年流行病学、老年预防保健医学、老年社会医学等内容。

(三)老年护理学

老年护理学(gerontological nursing)是以老年人为研究对象,研究老年期的身心健康和疾病护理特点与预防保健的学科,也是研究、诊断和处理老年人对自身现存和潜在健康问题反映的科学。它是护理的一个重要分支,与社会科学、自然科学相互渗透。

老年人在生理、心理、社会适应能力各方面不同于其他年龄组的人群,老年疾病也有其特殊性,因此就决定了老年护理学有其自身的特殊规律和特点。老年护理学的重点是从老年人生理、心理、社会文化及发展的角度出发,研究自然、社会、文化教育和生理、心理等因素对老年人健康的影响,探求用护理手段或措施解决老年人现存或潜在的健康问题,使老年人获得或保持最佳健康状态,或有尊严、安宁地离开人世,从而提高老年人的生活质量。

老年护理学起源于现有的护理理论、社会学、生物学、心理学和健康政策等学科理论。美国护士学会(American Nurses Association,ANA)1987年提出用"老年护理学(gerontological nursing)"概念代替"老年病护理(geriatric nursing)"概念,因为老年护理学涉及的护理范畴更广泛,包括评估老年人的健康和功能状态,制订护理计划,提供有效护理和其他卫生保健服务,并评价效果。老年护理学强调保持和恢复、促进健康,预防和控制由急慢性疾病引起的残疾,发挥老年人的日常生活能力,实现老年机体的最佳功能,保持人生的尊严和舒适直至死亡。

二、老年护理的目标与原则

每个人进入老年期既是一个历程,又象征一种成就,但随着年龄的增加,他们的心身功能会逐渐走向衰亡。尽管老年人面临多种老年期变化和慢性疾病的折磨,但老年护理的最终目标是提高他们的生活质量,保持最佳功能。

(一)老年护理的目标

1.增强自我照顾能力　面对老年人的虚弱和需求,医护人员常常寻求其他社会资源的协助,而很少考虑到老年人自身的资源。老年人在许多时候都以被动的形式生活在依赖、无价值、丧失权利的感受中,自我照顾意识淡化,久而久之将会丧失生活自理能力。因此，要善于运用老年人自身资源，以健康教育为干预手段，采取不同的措施，尽量维持老年人的自我照顾能力，维持和促进老年人功能，巩固和强化其自我护理能力，以避免过分依赖他人护理。

2. **提高生活质量**　护理的目标不仅仅是疾病的转归和寿命的延长，而应促进老年人在生理、心理和社会适应方面的完美状态，提高生活质量，体现生命的意义和价值。老年人要在健康基础上长寿，做到年高不老，寿高不衰，更好地为社会服务，而不是单纯满足人们长寿的愿望，让老年人抱病余生。

3. **延缓衰退及恶化**　广泛开展健康教育，提高老年人的自我保护意识，改变不良的生活方式和行为，以增进健康；通过三级预防策略，对老年人进行管理；避免和减少健康危险因素的危害，做到早发现、早诊断、早治疗、积极康复，对疾病进行干预，防止病情恶化，预防并发症的发生，防止伤残。

4. **安享生命晚年**　对待临终老人，护理工作者应从生理、心理和社会全方位为他们服务。对其进行综合评估分析、识别、预测并满足其需求，在其生命终末阶段有陪伴照料，以确保老人能够无痛苦、舒适地度过生命的最后时光，让老人走得平静、安详，给家属以安慰，使他们感受到医务人员对老人及其亲属的关爱和帮助。

对老年人的护理应达到的目标是什么？

(二) 老年护理的原则

老年护理有着特定含义，是指为老年人提供医疗护理、预防保健、精神慰藉、康复娱乐等一系列服务，以促使其达到最佳身体、心理、社会功能状态。因此，老年护理工作有其特殊的规律和专业要求，为了实现护理目标，在护理实践中还应遵循以下护理原则：

1. **满足需求**　人的需求满足程度与健康成正比。因此，首先应以满足老年人的多种需求为基础，增强对老化过程的认识，将正常及病态老化过程及老年人独特的心理社会特性与一般的护理知识相结合，及时发现老年人现存的、潜在的健康问题和各种需求，使护理活动能提供满足老年人的各种需求和照顾的内容，真正有助于其健康发展。

2. **早期防护**　衰老起于何时，尚无定论。又由于一些老年病发病演变时间长，如高脂血症、动脉粥样硬化、高血压、糖尿病、骨质疏松症等疾病一般均起病源于中青年时期，因此，一级预防应该及早进行，老年护理的实施应从中青年时期开始入手，进入老年期更加关注。要了解老年人常见病的病因、危险因素和保护因素，采取有效的预防措施，防止老年疾病的发生和发展。对于有慢性病、残疾的老年人，根据情况实施康复医疗和护理的开始时间也越早越好。

3. **关注整体**　由于老年人在生理、心理、社会适应能力有不同之处，尤其是患病后往往有多种疾病共存，疾病之间彼此交错和影响。因此，护理人员必须树立整体护理的理念，研究多种因素对老年人健康的影响，提供多层次、全方位的护理。一方面，要求护理人员对患者全面负责，在工作中注重患者身心健康的统一，解决患者的整体健康问题；另一方面，要求护理业务、护理管理、护理制度、护理科研和护理教育各个环节的整体配合，共同保证护理水平的整体提高。

4. **因人施护**　衰老是全身性的、多方面的、复杂的退化过程，老化程度因人而异；影响衰老和健康的因素也错综复杂，特别是出现病理性改变后，老年个体的状况差别很大，加上患者性别、病情、家庭、经济等各方面情况不同，因此，既要遵循一般性护理原则，又要因人施护，执行个体化护理的原则，做到针对性和实效性护理。

5. **面向社会** 老年护理的对象不仅是老年患者，还应包括健康的老人及其家庭成员。因此，老年护理必须兼顾医院、家庭和人群，护理工作场所不仅仅是病房，还包括家庭、社区和社会，从某种意义上讲，家庭和社会护理更加重要，因为不仅本人受益，还可大大减轻家庭和社会的负担。

6. **连续照护** 随着衰老，加上老年疾病病程长、并发症及后遗症多，多数老年患者的生活自理能力下降，有的甚至出现严重的生理功能障碍，对护理工作有较大的依赖性，老年人需要连续性照顾，如医院外的预防性照顾、精神护理、家庭护理等。因此，开展长期照护（long term care，LTC）是完全必要的。对各年龄段健康老人、患病老人均应做好细致耐心、持之以恒的护理，减轻老年人因疾病和残疾所遭受的痛苦，缩短临终依赖期，对生命的最后阶段提供系统的护理和社会支持。

三、老年护理的道德准则和执业标准

护理从本质上说就是尊重人的生命，尊重人的尊严和权利。因此，护理是一个极为神圣、道德水准要求较高的崇高职业，护理人员必须严格履行职业道德准则和执业标准。

（一）老年护理道德准则

老年人是一个庞大的弱势群体，由于生理、心理、社会的特殊性，他们处于可能发生不良后果的较大危险之中，因而老年护理是一种更具社会意义和人道主义精神的工作，对护理人员的道德修养提出了更严格的要求。

1. **尊老爱老，扶病解困** 中华民族历来奉行尊老、养老的美德，这种优良传统成为我国文化传统的主要内容之一，并著称于世。1982年联合国大会批准《维也纳老龄问题国际行动计划》时，秘书长瓦尔德海姆就提出"以中国为代表的亚洲方式，是全世界解决老年问题的榜样。"

对于老年人，尤其是高龄老人日常生活照料、精神安慰和医疗保健三个基本方面的服务需求尤为迫切。广大护理工作者应倾心、尽力，无论是在医院，还是在家庭、社区，都应将尊老、敬老、助老的工作落到实处。为老年人分忧解难，扶病解困。老年人一生操劳，对社会做出了很大贡献，理应受到社会的尊重和敬爱，医护人员也应为他们争取各种伦理和法律权利。

2. **热忱服务，一视同仁** 热忱服务是护理人员满足患者需要的具体体现。在护理工作中要注意老年人病情和心理的变化，始终贯彻诚心、爱心、细心、耐心的原则，尽量满足其要求，保证他们的安全和舒适；对患者应一视同仁，无论职位高低、病情轻重、贫富如何、远近亲疏、自我护理能力强弱，都要以诚相待，尊重人格，体现公平、公正的原则，并能提供个性化护理。

3. **高度负责，技术求精** 老年人对疾病的反应不敏感，容易掩盖很多疾病的体征，加之老年人病情发展迅速，不善于表达自己的感受，很容易延误病情。这不仅要求护理人员具有娴熟的专科护理知识技能，更重要的是强烈的责任心，在工作中做到仔细、审慎、周密，千方百计地减轻和避免后遗症、并发症。绝不能因为工作中的疏忽而贻误患者的治疗。尤其对待感觉迟钝、反应不灵敏和昏迷的老年患者，在独自进行护理

时,要认真恪守"慎独精神",在任何情况下都应忠实于患者的健康利益,不得做有损于患者健康的事。

精湛的护理技术是护理效果的重要保证。只有刻苦钻研护理业务,不断扩展和完善知识结构,熟练掌握各项护理技术操作,才能及时准确地发现和判断病情变化,恰当处理好各项复杂的问题,也才能在操作中做到快捷、高效,最大限度地减轻患者的痛苦。

(二)老年护理执业标准

护理人员必须通过学校教育、在职教育、继续教育和岗前培训等增加老年护理的知识和技能。我国尚无老年护理执业标准,目前主要参照美国的老年护理执业标准(表1-3),该标准是1967年由美国护理协会提出,1987年修改而成。它是根据护理程序制订的,强调增加老人的独立性及维持其最高程度的健康状态。

表1-3 美国的老年护理执行标准

项目	内容
1.老年护理服务的组织	所有的老年护理服务必须是有计划、有组织且由护理人员执行管理。执行者必须具有学士以上学历且有老年长期及老年长期照料或急性救护机构的工作经验
2.理论	护理人员参与理论的发展和研究,护理人员以理论的研究及测试作为临床的基础,用理论指导有效的老年护理活动
3.收集资料	老人的健康状态必须定期完整、详尽、正确
4.护理诊断	护理人员使用健康评估资料以决定其护理诊断
5.护理计划及持续护理	护理人员与老年人和适当人共同制订护理计划,计划包括共同的目标、优先顺序、护理方式及评价方法,以满足老年人治疗性、预防性、恢复性、康复性需求。护理计划可协助老人达到及维持最高程度的健康、安宁、生活质量和平静的死亡,并帮助老人得以持续的照顾,即使老人转到不同境地也能获得继续照顾,且在必要时修改
6.护理措施	护理人员依据护理计划的指引提供护理措施,以恢复老人的功能性能力并且预防并发症和残疾的发生。护理措施源自护理诊断且以老年护理理论为基础
7.评价	护理人员持续地评价老人和家属对护理措施的反应,以决定目标完成的进度,并根据评价结果修正护理诊断和护理计划
8.医疗团队合作	护理人员与健康保健小组成员合作,在各种不同的情况下给予老人照顾服务。小组成员定期开会以评价对老人及家属护理计划的有效性,并根据需要的改动调整护理计划
9.研究	护理人员参与研究设计以发展有组织的老年护理知识宣传,并在临床运用
10.伦理	护理人员依据"护理人员守则"作为伦理抉择的指标
11.专业成长	护理人员不仅对护理专业的发展负有责任,而且应该对健康保健人员的专业成长做出贡献

第三节 老年护理学的发展

老年护理学的发展起步较晚,它伴随着老年医学而发展,是相对年轻的科学。其发展大致经历了四个阶段。①理论前期(1900—1955年):此期几乎没有任何理论作为执行护理实践活动的基础;②理论初期(1955—1965年):随着护理学专业理论和科学研究的发展,老年护理的理论也开始研究、建立、发展,第一本老年护理教材问世;③推行老人医疗保险福利制度后期(1965—1981年):此期老年护理的专业活动与社会活动相结合;④全面完善和发展的时期(1985年至今):形成了较完善的老年护理学理论并指导护理实践。

一、国外老年护理的发展

世界各国老年护理发展状况不尽相同,各有特点,这与人口老龄化程度、国家经济水平、社会制度、护理教育发展等有关。

(一)老年护理专业化的发展

老年护理作为一门学科最早出现于美国,美国老年护理的发展对世界各国老年护理的发展起到了积极的推动作用。1900年老年护理作为一个独立的专业需要被确定下来,至20世纪60年代,美国护理协会先后成立老年护理专科小组和老年病护理分会,确立了老年护理专科委员会,老年护理真正成为护理学中一个独立的分支;1970年首次正式公布老年病护理执业标准;1975年开始颁发老年护理专科证书,同年《老年护理杂志》诞生,老年病护理分会更名为"老年护理分会",服务范围也由老年患者扩大至老年人群;1976年美国护理学会提出发展老年护理学,关注老年人对现存的和潜在的健康问题的反应,从护理的角度和范畴执行业务活动。至此,老年护理显示出其完整的专业化发展历程。

自20世纪70年代以来,美国老年护理教育开始发展。特别是开展了老年护理实践的高等教育和训练,培养高级实践护士(Advanced Practice Registered Nurses, APRN),具备熟练的专业知识技能和研究生学历,经过认证,能够以整体的方式处理老年人复杂的照顾问题。高级执业护士包括老年病开业护士(Nurse Practitiioners, NP)、老年病学临床护理专家(Clinical Nurses Specialists,CNS)。截至2010年,美国共有6 741名老年高级实践护士。其中,持有美国护士资格认证中心(American Nurse's Credentialing Center,ANCC)或美国护理科学院证书的老年开业护士和临床护理专家各有3 972人和574人。美国医学会在2010年发表声明,认可高级实践护理和注册护士对医疗界的重大贡献并提出四大总结性建议:①护士应该在临床实践中就其所受的教育和培训最大限度地发挥作用;②护士应该通过改善的护理教育系统取得最高的学位和完成培训;③护士应该是医师和其他卫生服务者最密切的合作伙伴;④对于有效的护理人员配置政策需要建立更好的数据收集系统和信息设施。美国老年护理发展的实践证明:开业护士和临床护理专家的引进对患者、家庭、社区、卫生机构及医疗费用等具有深远影响,不仅有效地贯彻了初级预防保健的相关政策,极大地降低了再入院率和不必要的卫生服务使用率,促进了患者康复,也为国家和保险公司节省了大量的医疗费用,为患者、家庭和养老院员工之间的相互沟通发挥桥梁作用。

随着老年人口的与日俱增和医疗需求日益凸显,美国更加重视老年护理教育的发展提高。例如,将老年护理内容渗透到非老年高级实践护士和本科护理教育所有护理课程中;允许非老年高级实践护士通过老年专科证书教育而拥有ANCC颁布的非老年开业护士和临床护理专家的47项老年护理技能;将老年护理技能教育渗透到非老年高级实践护士的课程中,非老年高级实践护士在毕业时便满足ANCC的老年护理技能要求,并有资格参加老年证书注册考试。此外,美国以约翰·哈特佛德(John Hartford)基金会为代表的民营机构,积极投资于老年护理的发展,定向培养老年护理的师资力量,有力地促进了老年护理教育、临床实践和科研的发展,并通过官方网站发展和推广老年护理内容。

在美国,护士已连续11年被公众评为最可信任的职业人员。而作为护理专科之一的老年护理,经过将近半个世纪的不断发展和完善,已处于世界领先地位。

(二)不同国家的老年护理特色

目前世界多数国家都进入老龄化社会,虽然国情不同,但应对人口老龄化的基本护理模式相似,即以社区、居家式服务为主体、机构护理为辅助的长期护理模式,国际上通称为long Term Care。一些发达国家都已各自形成了特色的护理模式,并建立了完善的长期护理体系。

1.日本完善的家庭护理和法律保障 日本是老龄化最严重的国家,近三十年来老年护理发展迅速。通过对老龄化问题的探索,建立了集疾病护理、预防保健和生活照料为一体的网络系统,提供"医院—社区—家庭护理机构"的连续性服务,老年护理机构中都有专业的团队提供生活帮助、护理和医疗服务。家庭护理制度非常完善,对家庭护理的对象、内容、流程、方式、从业人员要求及收费等都有明确具体的规定。护士根据主治医师的治疗保健方案,定期上门服务,为老人提供各种相应的基础护理、康复指导、临终关怀及腹膜透析等专科护理服务。

日本老年护理的迅速发展得益于较完善的各种法律制度的支持,尤其是日本2000年实施的《护理保险法》。该法律明确规定,对"处于需要看护状态"的老人,在他们需要时,"有必要为其提供享受保健医疗服务和福利服务时的费用"。保险的形式为强制性保险,具有社会保险性质。此外,日本老年护理服务理念鲜明,即以支持老年人自立为基本理念,将康复和自理训练融入一切活动中。服务机构内所有设施均以鼓励老年人进行力所能及的自理生活,进行残存功能的保持训练为设计理念,按照护理保险认定的护理等级提供不同程度的协助或特别设施。先进的理念和强有力的法律保障,有力地促进了日本老年护理事业的发展,使老年护理资源快速扩张,为老年人提供了全面、优质的护理服务。

2.瑞典网络化的服务管理 瑞典的老年护理服务由政府管理和公共财政支出,投入大量经费,建立了完善的老年护理服务网络和机构。享受长期护理是公民的权利。20世纪90年代初期就建立了国家、地区各级健康护理管理委员会,主要负责家庭护理、老人护理院及其他老年护理机构的事务,其中包括精神和智力障碍老人的护理。各地区健康护理管理委员分会下设理事会和4个区域办公室,由办公室根据需要和现有法律等为本区域所有的老年人提供医疗和护理服务。此外,每个区域再分为10个护理中心,分别负责若干个老人护理院、康复中心、老人公寓和家庭护理的工作。康复中心设有特制汽车接送老人,并由专业人员向其提供治疗和咨询。老年人可免费在公立医院和牙科医院治疗。

3. **美国多元化的护理服务** 美国是一个贫富不均的国家,老年护理保险实施的是商业保险,而且健康状况差的人一般不能投保。通常老年人根据自己的身体状态和经济条件选择不同级别的养老机构进行老年护理,从而促进了美国老年护理服务的多元化。除了医院的老年护理之外,主要的护理模式有:①家庭健康护理,这是最基本的老年护理形式,通常由专业机构提供服务,也可从注册的私人开业者获得。②机构性专业护理,是由政府出资兴办的护理之家、康复中心、医护型老年公寓,主要对医院外需要连续性照顾的老年人提供服务。居住者多为患有慢性病的老人、出院需疗养康复的老年患者。③依托社区的居家护理,老年人可以选择在社区中心或在自己家中接受统一安排的护理服务。社区服务中心有许多义务健康教育者,为老年人提供健康保健及生活服务。④依托于各种慈善机构的老人院、日间照护中心、起居协助中心等,代为子女照顾需要护理的老人。

4. **挪威安全快捷的护理服务** 挪威对老年人照顾和护理主要通过居家养老、老年中心、老人护理院和老年疾病医院4种形式进行。居家养老即家庭病床,每位老人均有固定的社区医生、社区护士为老人提供24 h的服务。政府为每一位75岁以上居家养老的老年人免费配备一个随身携带的安全报警器,如突发特殊情况,老人可启动警报器,经过专业训练的人员通过网络定位快速赶到现场施救。10%左右的挪威老年人住在老年护理院,由多学科医护人员护理组提供全面的服务。老年疾病医院设有独立的老年痴呆、老年卒中、老年康复等病房。此外还有众多的志愿者主动进入老年机构或家庭,开展面对面助老活动,如读报、料理家务等。

以上经济发达国家的老年护理服务发展迅速,护理理念和实践水平居于世界先进行列,值得我们学习和借鉴。应对人口老龄化的挑战,它们共同的策略或优势特点在于:制定相应的法律法规和保险制度以规范老年护理服务;长期护理服务内容全面,以家庭、社区为主,机构照料为辅,形式多样;服务对象界定、评估、分级制度各具特色;完备的从业人员资格准入制度,多学科间合作的职业团队提供专业服务,充分体现人性化的服务理念,职责明确;各种辅助人员和志愿者组织作为老年护理的强大支持力量;健全的服务监督、网络管理制度及有效的财政支持等。

从国内外老年护理发展的历程来看,创建以居家照顾模式为核心的服务项目,大力构建社区-居家照顾模式,不仅符合老年人的心理需求,也能减少国家的公共支出。这是长期护理模式主要的发展趋势。

二、我国老年护理的发展

(一)发展历程

我国老年护理长期以来被归入成人护理学范围,加上高等护理教育的一度停滞和文革期间的"十年动乱",严重影响了老年护理学的发展。

20世纪80年代,随着中华老年医学会的成立和老年医学会的发展,尤其是20世纪90年代以来,人口老龄化带来的一系列问题引起了我国政府对老龄事业的高度关注。在加强领导、政策指引、机构发展、国内外交流、人才培养和科研等方面,卫生部、民政部、国家科委及各级政府都给予极大的关心和支持。先后发布了《关于加强老龄工作的决定》《中国老龄工作发展纲要》等一系列相关政策,有力促进了老龄事业的发展。国内先后建立了老年学和老年医学研究机构,与之相适应的老年护理学也作为一门新兴学科受到重视和发展。1996年,中华护理学会提出要发展和完善我国社区的老年护理;1999年,学会增设了老年病护理专业委员会。

　　长期以来,老年护理以医院护理占主导地位。如综合医院成立老年病科,开设老年门诊与病房,按专科收治和管理患者;很多大城市均建立了老年病专科医院,按病情不同阶段,提供不同的医疗护理、生活护理、心理护理和临终关怀。医院老年护理对适应老年人的医疗需求发挥了重要作用。但若患病老人长期住院,必然导致医疗照护成本不断攀升,加重政府和社会负担。大多数老人由于经济收入有限,选择居家养老,由家属或保姆照顾,由于他(她)们专业知识不足和缺乏相应指导,导致老年人的健康需求难以满足和生活质量难以保障。

　　1988年我国第一所老年护理学院在上海成立后,老年人专业机构护理逐步发展,此后随着社会经济的发展,各地相继成立了多种性质和形式的老年人长期护理机构,如老年护理院、老年服务中心、老年公寓、托老所等,为社区内的高龄病残、孤寡老人提供上门医疗服务和生活照顾;对老年重病患者建立档案,定期巡回医疗咨询,老人可优先受到入院治疗、护理服务和临终关怀服务。服务对象、内容和层次都有快速的拓展,在一定程度上适应了城市人口老龄化的需要。近年来,随着社区卫生服务的深入普及,"社区居家养老"成为我国政府引导的、服务范围广泛的养老护理的主体方向,社区护理已将老年护理服务融入居家环境中,建立以居家为基础、社区为依托、机构为支撑的养老服务体系,为广大老年群体提供专业化的健康与生活服务。

　　在过去的20世纪里,我国老年护理学科发展较缓慢。至今我国各层次的护理教育中均未开设老年护理专业,老年护理专业的人才培养尚属空白。1998年以后,高等护理院校陆续增设《老年护理学》课程,平均30学时左右。《老年护理学》的本科教材于2000年12月正式出版,此后各种老年护理的专著、教材、科普读物相继出版,有关老年护理的研究开始起步,护理研究生教育中也设立了老年护理研究方向。国内外老年护理方面的学术交流逐步开展,有的院校还与国外护理同行建立科研合作关系,如共同开展了中日老年健康社区干预效果对照研究,以及欧盟国际助老会资助的老人健康教育项目等。但与发达国家相比,目前我国老年护理教育明显滞后,老年护理学科的发展尚不能满足老年人群的护理需求和健康需要。

(二)面临的问题和对策

　　人口老龄化带来最大的难题是日益增多的老年人口的抚养和照料问题,特别是迅速增长的"空巢"、高龄和患病老年人的服务需求、寿命延长与"寿而不康"造成的医疗卫生和护理的压力。据统计,全国65岁及以上老年人群慢性病患病率已由1993年的54.0%上升到2008年的64.5%。高龄老人是增长最快的一个群体,又是老年人口中的脆弱群体,他们带病生存甚至卧床不起的概率最高,迫切渴望老有所医,希望得到保健护理、生活照料、精神呵护。但是我国护理事业发展与国际标准水平相比还存在较大的差距,早在1998年,世界大多数国家每千人口护士比已经达到0.3%以上,国际上医护平均比例为1∶2.7,许多国家护士与病床的比例都基本保持在1∶1以上。截至2010年底,我国注册护士总数达到205万,每千人口护士数1.52人;医院的医护比提高到1:1.16,而护士与病床的比例按"十二五"规划纲要,2015年才达到0.6～0.8:1。因此,护士仍然是紧缺型人才,老年护理专业人员更是紧缺。目前社区卫生服务中心(站)每万人口工作人员数只有39.0人,其中卫生技术人员33.1人。从事社区老年护理的护士人数少,学历总体偏低,且有很多没有接受系统的社区护理和老年护理教育,知识老化、人员结构不合理等,这种现状难以满足我国城乡老龄人口的就医保健和照护需求,非常不利于做好适合老年人医疗保健特点的防治工作以及服务于不断增长的老年人口。

因此,我国老年护理需要适应新时期的发展,注重老年护理教育和专业人员的培养,加强老年护理相关理论的研究,借鉴国外的先进经验,积极营造健康老龄化的条件和环境,扩大护理教育规模,缓解护理人力紧张状况;开设老年护理专业,加强老年护理教育,加快专业护理人才培养,适应老年护理市场的需求;加强老年人常见疾病的防治护理研究,解决好老年人口的就医保健问题;开拓专业护理保健市场,发展老年服务产业;逐步建立以"居家养老为基础、社区服务为依托、机构养老为补充"的养老服务体系;开发老年护理设备、器材,为社区护理和家庭护理提供良好的基础条件;真正满足老年群体在日常生活照顾、精神慰藉、临终关怀、紧急救助等方面日益增长的需求。广大医护人员要努力探索、研究和建立我国老年护理的理论和技术,构建有中国特色的老年护理理论和实践体系,不断推进我国老年护理事业的发展。

(三)老年护理学的发展趋势

1. **新的护理观念逐渐形成** 随着老年护理学的发展,改变传统居家养老观念,发展社会养老、倡导自我养老的护理观念,进一步构建完善现代养老体系。重视老年人现有的自理能力,并最大限度地维护其现有自理能力;其研究内容由注重延长生命到注重提高生命质量;注重老年人的精神护理、心理健康,兼顾生命质量的提高。

2. **老年护理人员角色功能的转变** 护理作为一个专业领域,在逐步向各专科领域发展。护理人员的角色由单一的疾病护理发展到目前的执业人员、健康保健者、健康协调者或教育者、护理计划者和管理者、康复训练者,甚至是社会活动者、政治上的活动者。工作角色的多元化转变,工作内涵的极大丰富都将使护理人员对自己的事业产生长久的兴趣,增加成就感,从而减少专业护理人员的流失。

3. **加强学科间合作** 老年护理学是多学科、多领域之间相互融合的综合性学科,要尊重各专业的自主性,相互支持,为了给老年人创造最大的福利,除了强调自己的专业水平外,更要学会与其他学科的相互合作,共同发展。

4. **护理工作范围扩大** 护理工作开始走出医院迈向社会,护理范围逐渐扩大,逐步渗入临终关怀、康复保健、家庭护理及社区护理等领域。

倡导积极老龄化战略方针,按照我国政府主导、社会参与、全民关怀的老龄事业发展方针,以"老有所养、老有所医、老有所教、老有所学、老有所为、老有所乐"的目标,贯彻落实《老年人权益保障法》和地方老年法规,制定不同时期的老龄事业发展规划和相关措施,保护亿万老年人的合法权益,提高他们的生活质量和生活水平。

小　结

老年护理学是一门研究、诊断、处理老年人对自身存在的和潜在的健康问题反应的一门学科。本章重点是世界卫生组织对老年人的年龄划分及老龄化社会的划分做了界定。对老年人年龄的划分有两个标准：在发达国家将65岁以上的人群定义为老年人，而在发展中国家(特别是亚太地区)则将60岁以上人群称为老年人；对不同的人口老龄化国家(地区)标准：发达国家将65岁以上人口超过总人口的7%定义为老龄化社会，发展中国家将60岁以上人口超过总人口的10%定义为老龄化社会。明确了健康老龄化和积极老龄化的内涵；结合当前国内外发展趋势，提出了我国人口老龄化的对策，从而促进老年人健康，提高生命质量，逐步实现健康老龄化，达到"老有所养、老有所医、老有所教、老有所学、老有所为、老有所乐"的伟大目标。

同步练习

一、选择题

1. 老年护理的对象包括老年人个体、老年人的家庭和社区，哪项反映了老年护理原则的含义　　　　　　　　　　　　　　　　　　　　　　　　　　　　　　　　（　　）

　　A. 贯彻整体护理理念原则　　　　　　B. 满足老年人需求原则
　　C. 提供个性化护理原则　　　　　　　D. 提供社会化护理原则
　　E. 做好早期预防的原则

2. 世界卫生组织对老年人年龄划分标准的规定是　　　　　　　　　　　　（　　）

　　A. 55岁及以上　　　　　　　　　　　B. 60岁及以上
　　C. 65岁及以上　　　　　　　　　　　D. 70岁及以上
　　E. 75岁及以上

3. 发达国家对老年人年龄划分标准为　　　　　　　　　　　　　　　　　（　　）

　　A. 55岁　　　　　　　　　　　　　　B. 60岁
　　C. 65岁　　　　　　　　　　　　　　D. 70岁
　　E. 75岁

4. 我国何时开始进入老龄化社会　　　　　　　　　　　　　　　　　　　（　　）

　　A. 1980年年底　　　　　　　　　　　B. 1989年年底
　　C. 1990年年底　　　　　　　　　　　D. 1999年年底
　　E. 2000年年底

5. 全世界平均预期寿命最长的国家是　　　　　　　　　　　　　　　　　（　　）

　　A. 英国　　　　　　　　　　　　　　B. 日本
　　C. 瑞典　　　　　　　　　　　　　　D. 美国
　　E. 瑞士

6. 世界卫生组织对人的年龄界限的新划分认为年轻老人的年龄为　　　　　（　　）

　　A. 44岁以下　　　　　　　　　　　　B. 44～45岁
　　C. 45～59岁　　　　　　　　　　　　D. 60～74岁
　　E. 75～89岁

7. 在发展中国家，60岁老年人口中，下列哪个数值标志着这个国家属于老年型国家（　　）

A. >4%   B. >6%
  C. >8%   D. >10%
  E. >12%

8. 人口平均预期寿命是强调 （　）
  A. 从出生时所存在的生存概率   B. 考虑到人的生活质量
  C. 人的健康预期寿命   D. 不断增长的人口平均寿命
  E. 反映国家的经济水平

9. 下列说法正确的是 （　）
  A. 我国是世界上老化状况最严重的国家 B. 我国是世界上老年人绝对数最多的国家
  C. 我国是世界上老年人口平均寿命最长的国家 D. 我国是世界上老龄化问题最严重的国家
  E. 我国是世界上老龄化最早出现的国家

二、名词解释
1. 健康期望寿命 2. 人口老龄化 3. 健康老龄化 4. 积极老龄化

三、简答题
1. 老年人的年龄划分标准是什么？
2. 简述世界卫生组织对老龄化社会的划分标准。
3. 平均寿命和健康期望寿命有什么区别？
4. 简述老年护理目标。
5. 老化的特征有哪些？

四、论述题
1. 全国第6次人口普查表明，截至2010年11月1日，中国60岁以上的老年人达1.78亿，占总人口的13.26%，其中65岁以上老年人为1.19亿，占总人口的8.87%。中国成为世界上唯一老年人口超过1亿的国家。预测分析指出：2025年我国老年人口将达到3亿，2042年老年人口比例将超过30%。

  针对当前现状提出以下问题：①我国人口老龄化的主要原因有哪些？②人口老龄化发展趋势对医疗保健事业提出哪些挑战？③护士应如何促进老年人的健康老龄化？

2. 请结合临床实践阐述老年护理的目标和应遵循的原则是什么？

（信阳职业技术学院 叶 桦）

第二章 老年护理相关理论

> **学习目标**
> 1. 掌握:老化的生物学理论、心理学理论、社会学理论及相关护理理论对护理的作用;慢性病的轨迹框架将患者经历分为几个阶段。
> 2. 熟悉:各个理论的主要观点。
> 3. 了解:各个理论的提出者及发展依据。

在老年护理实践中,护理相关理论不仅能够科学地解释护理实践中的现象、事实和关系,提供护理干预的框架和预测护理活动的结果,而且通过在实践中开展护理研究,对护理理论的科学性进行验证,进一步完善和发展理论。这种理论指导实践和实践验证理论的不断探究过程,有助于为患者提供最好的护理。

第一节 老化的生物学理论

老化是一个复杂的过程,从生物学角度来看,老化(aging)或衰老是指生物体生长发育到成熟期以后,随着年龄的增长,在形态结构和生理功能方面出现的一系列退行性变化及机体功能的逐渐丧失。老化的生物学理论又称为生物老化理论,其重点是探究老化过程中生物体的生理改变的特性和原因。迄今,科学家根据各自的研究结果,提出了各种关于老化的学说或理论,但没有一种学说可以全面阐述人体老化的机制。现有的生物老化理论可分为随机老化理论与非随机老化理论两类。

(一)随机老化理论

随机老化理论认为老化的发生是随机损伤积累的过程。其主要的代表理论有体细胞突变理论、分子交联理论和自由基理论等。

1. 体细胞突变理论　FailJa 和 Sziland 最早提出体细胞突变理论。该理论认为人体衰老的主要原因在于体细胞会发生自发性突变,随后突变细胞继续分裂,直至器官功能失调甚至完全丧失。但这一理论尚未得到有效证据支持。

2. 分子交联理论　1942 年由 Bjorksten 提出。该理论认为,随时间推移及年龄增长,机体长期暴露于含有化学物质和放射性物质的环境之中,生物内的脂肪、蛋白质、碳水化合物及核酸会形成交联,而这些交联的形成最终会导致组织的弹性下降,僵硬度增加(如血管硬化)等。此理论可用于解释老年人为什么会发生皮肤松弛和动脉粥样硬化。

3. 自由基理论　1956 年 HalTnan 正式提出了自由基理论,从分子水平揭开了随机老化理念的序幕。该理论认为衰老是因自由基损伤机体所致。生物代谢过程中,细胞会产生自由基,它是机体代谢的正常中间产物。同时,机体内存在相应的抗氧化防御系统以保证清除过多的自由基。正常情况下机体内自由基的产生和清除处在动态平衡状态。随着年龄的增长,机体内抗氧化防御系统功能减退,造成自由基堆积而产生氧化应激损伤,引起体内各种生理功能障碍,最终促进了机体的老化与死亡。自由基理论已成为最受关注的老化理论之一。

(二)非随机老化理论

非随机老化理论认为与年龄相关的分子和细胞水平的变化都是受基因程控的,老化是程序控制的过程。非随机老化理论的代表主要有神经内分泌理论、免疫理论、基因程控理论及端粒-端粒酶假说等。

1. 神经内分泌理论　神经内分泌理论认为,在中枢神经系统的控制下,通过神经内分泌系统的调节,机体完成其生长、发育、成熟、衰老乃至死亡的一系列过程。下丘脑是调节全身自主神经功能的中枢,起着重要的神经内分泌换能器作用。随着年龄的增长,下丘脑发生明显的退行性改变,细胞受体的数量减少,反应减退,与神经内分泌调控有关的酶合成功能减退,神经递质含量及代谢改变等,这些改变影响其他内分泌腺的功能及多种代谢,使机体的新陈代谢减慢及生理功能减退,从而引起衰老和死亡。

2. 免疫理论　免疫理论由 Walford 于 1962 年提出。该理论认为,老化过程的基础就是免疫系统功能的逐渐下降,老化不是被动耗竭而是由免疫系统介导的主动的自我破坏。其主要依据包括:①老化过程中免疫功能逐渐降低。如胸腺随年龄增长而逐渐萎缩,使 T 细胞数目减少且功能下降,对微生物、病原体等感染的抵抗力降低,机体容易患病等。②自身免疫在导致老化过程中起着重要作用。老化过程中,由于 T 细胞功能低下,不能有效抑制 B 细胞,导致自身抗体产生过多,使机体自我识别功能出现障碍,不能准确识别自己和非己,从而诱发一些严重疾病,加剧组织的老化。如老年人常见的风湿性关节炎被认为是免疫系统自身攻击的结果。

3. 基因程控理论　20 世纪 60 年代 Haynick 提出基因程控理论。在诸多关于老化生物学机制的学说中,基因程控理论受到了广泛的关注,也是研究比较充分的理论之一。该理论认为,生物体的老化恰如计算机编码的程序控制一样,是在基因控制下按照预定的程序进行的。生物的最高寿命呈现种属特异性,表明存在着影响基因衰老速率和长寿的种属特异性基因。该理论常用来解释不同种类的生物有不同的寿命。尽管高等动物的衰老与各种病理情况的逐渐积累有关,但是它们至少部分地受到遗传的控制,例如家族性高胆固醇血症。

4. 端粒-端粒酶假说　1973 年,Olovnikov 提出了老化的端粒-端粒酶假说。端粒是真核生物染色体末端由许多简单重复序列和相关蛋白组成的复合结构,具有维持染色体结构完整性和解决其末端复制难题的作用。端粒酶是一种反转录酶,由 RNA 和蛋白质组成,以自身 RNA 为模板,合成端粒重复序列,加到新合成 DNA 链末端。该假说认为,细胞在每次分裂过程中都会由于DNA聚合酶功能障碍而不能完全复制它们的染色体,因此最后复制的DNA序列可能会丢失。因此细胞每有丝分裂一次,就有一段端粒序列丢失,当端粒缩短至一定的长度时,便不能再维持染色体的稳定,细胞就开始衰老甚至死亡。研究表明,老年人的端粒与青年人的端粒相比明显缩短,可见端粒长度与细胞寿命存在着一定的相关性。尽管大量实验说明端粒、端粒酶活性与细胞衰老及永生有着一定的联系,但是许多问题用该假说还不能解释。

(三)老化的生物学理论与护理

人为什么不能"长生不老"或者"返老还童"呢?

老化的生物学理论主要研究和解释老化过程中生物体的生理改变的特性和原因,该理论已形成了以下共识:①生物老化影响一切有生命的生物体;②生物老化是随着年龄的增长而发生的自然的、不可避免的、不可逆的及渐进的变化;③机体内不同器官和组织的老化速度各不相同;④生物老化受非生物因素的影响;⑤生物老化过程不同于病理过程;⑥生物老化可增加个体对疾病的易感性。老化的生物学理论可帮助护士正确认识人类的老化机制,在护理实践活动中更好地服务于老年人。如在对老年人进行健康评估时,正确判断体格检查和实验室检查结果,既要考虑到疾病引发的改变,也要想到生理老化所致的改变。如正常老年人可出现碱性磷酸酶轻度升高,但中度升高则应考虑为病理状态。

护士可借助各种生物老化理论,结合不同个体的生理心理表现、生活经历及文化程度,指导老年人正确面对老化甚至死亡,同时,在疾病护理及健康宣教的过程中,护士也可以借助这些理论,解释老年人一些生理改变及疾病发生的原因。如应用分子交联理论解释动脉粥样硬化的原因,以及应用免疫理论解释老年人对某些疾病易感性的改变。

第二节 老化的心理学理论

老化的心理学理论主要研究和解释老化过程对老年人的认知思考、心智行为与学习动机的影响。截至目前,没有专门的心理学理论来研究和解释老年期的特有现象,在研究和实践中应用较多的心理学理论主要有人格发展理论和自我效能理论。这些理论可以帮助护士理解老年人的心理特点及其对健康的影响,制订出更为合理的"以人为中心"而非单纯"以疾病为中心"的护理计划。

(一)人格发展理论

人格是指人与人之间在心理与行为上的差异。19世纪末20世纪初,弗洛伊德创立了科学心理学史上的第一个人格心理学体系,即精神分析,又称发展理论。认为婴幼儿期是人格发展的最重要阶段,一个人出生之后长到6岁时,其人格的基本模式就大致形成了。强调婴幼儿期的生活经验对人格发展的重要意义,认为一个成人的人格适应问题,可以从其童年生活中找到原因,提出人格发展经历5个阶段,即口唇期、肛门期、性蕾期、潜伏期和生殖期。至今,这一理论在老年护理实践中仍有广泛应用。

弗洛伊德的理论忽略了人格发展的终身性。20世纪30年代,出现了以霍妮(Karen Horney)、弗洛姆(Eric Fromm)和艾里克森(E. H. Erikson)等人为代表的美国新精神分析，他们的理论虽侧重点不同，但有一个基本共同点，即重视自我在人格结构中的作用，强调社会文化因素对人格形成发展的作用。其中艾里克森提出的以自我为核心的人格发展的心理社会理论在老化的研究和实践中应用最为普遍。

艾里克森认为人格是终身发展的，人格的发展必须包括机体成熟、自我成长和社会关系三个不可分割的过程。每一过程必须以其他两个过程为前提，在不断交互作用中向前发展。因此，根据这三个过程的演化，他将人格发展从出生到死亡分为8个主要的阶段：婴儿期、幼儿期、学龄前期、学龄期、少年期、青年期、成年期和晚年期，作为一个完整的过程。艾里克森创造性地提出了人格发展的后三个阶段，描述了人格的终身发展过程。他认为，老年期的任务是发展自我整合，否则会出现绝望。他认为老年人在此期会回顾自己过去的经历，寻找生命价值，以便接受渐进死亡的事实。老年人会努力达到一种统合感，一种生命的凝聚及完整感。若未达成，则感到彻底的绝望。自我整合也是接纳生命的意思，这是前7个阶段的成熟期，包含完整的意思，表示能以成熟的心灵和威严，不畏惧死亡的心态来接纳自己，做自我肯定，也意味着对过去所发生的事件，未心存懊悔，且对未来生活充满乐观和进取的心态，学习面对死亡。绝望是接纳生命的反面，是指个体在老年时期觉得其一生不如意，但时间又太匆促，没有机会重新选择可以接受的生活，以后也不会有什么值得追求的，而充满失望和无力感。艾里克森认为绝望之所以发生，是由于心智不够成熟，而成熟的心智是建立在生命的各个发展阶段之上。因此，老年人能否成功整合和其人生早期发展任务的成功与否有关。老年人的发展危机，常常也是其个人所经历的许多心理社会危机的顶峰。

人格发展理论的主要观点是什么？

1963年，Butler根据艾里克森的心理社会发展理论和Atehley的持续理论提出了怀旧治疗的设想。怀旧治疗又称回忆疗法，现已作为一种有效的护理干预措施被美国护理措施分类系统（NIC）收录，成为老年护理专科领域的核心措施之一，其被定义为：运用对过去事件、感受和想法的回忆，以促进人们改善情绪、提高生活质量或适应目前环境。怀旧治疗可分为基本层次和深入层次的怀旧治疗。前者主要着重于鼓励老年人重温过去的事件和经验，重新感受该事件带给他们的喜、怒、哀、乐及鼓励老人与他人分享这些经验，以增进彼此了解，强化相互关系。深入层次的怀旧即"人生回顾"（life review），主要通过帮助老年人回忆过去的人生困难或挫折，协助他们接纳自己的过去，确认自己一生的价值，从而能坦然面对将来的死亡。Butler认为怀旧是老年人人生回顾的正常方式，老年人回顾是不断地回溯过去的人生体验，重新回忆过去尚未解决的矛盾冲突。如果老年人成功地将这些矛盾、冲突、恐惧等重新整合起来，对其人生将会具有很重要的意义。由于老年人习惯于通过回忆过去，使用熟悉的知识技能和思维方式来培养稳定的行为模式，以应对老化。回忆疗法通过分析和评价的观点来回顾过去，帮助老年人达到自我的整合，并将过去的生活视为有意义的经验，从中获得人生的满足感及自我肯定。

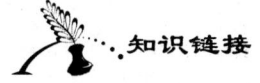

回忆疗法可选择的部分护理活动或方法

1. 确定何种回忆方法最有效(如录音的自传、杂志、有组织的回忆、剪贴簿、开放式的讨论和讲故事等)。
2. 利用能刺激五种感官的小道具以激起回忆(如看照片、听音乐或录音、闻香水)。
3. 鼓励患者说出对过去发生事情的正面和负面的感受。
4. 把回忆治疗的焦点较多集中在过程而不是结果上。
5. 对参加回忆治疗者表示支持、鼓励和同情。
6. 协助患者表达出痛苦、愤怒和其他负面回忆。
7. 协助患者建立或添加家谱,或记录他(她)口述的历史。
8. 告知家庭成员回忆对患者的益处。
9. 根据患者集中注意力时间的长短决定每次治疗的时间。
10. 根据患者的反应和意愿决定治疗的次数。

(二)自我效能理论

自我效能(self-efficacy)由美国心理学家,社会学习理论的创始人班杜拉(Bandura)于1977年提出的。1986年,班杜拉在其著作《思想和行为的社会基础》中对自我效能感做了进一步的系统论述,使该理论的框架初步形成。自我效能是社会学习理论框架中的一个核心概念,是个体对自己执行某一特定行为的能力大小的主观判断,即个体对自己执行某一特定行为并达到预期结果的能力的自信心。班杜拉认为,人类的行为不仅受行为结果的影响,而且受人对自我行为能力与行为结果的期望的影响。他发现,即使个体知道某种行为会导致何种结果,但也不一定从事这种行为或开展某项活动,而是首先要推测一下自己行不行? 有没有实施这一行为的能力与信心? 这种推测和估计的过程,实际上就是自我效能的表现。所以,人的行为既受到结果期望的影响,更受自我效能期望的左右,自我效能是人类行为的决定性因素。

自我效能被广泛应用于理解人的健康行为和促进行为改善方面。班杜拉自己也对自我效能对健康行为的影响进行了大量的研究,认为自我效能感可以直接通过影响健康目标、结果预期、社会结构性的健康行为促进和妨碍因素而间接影响人的健康行为。

提高自我效能(self-efficacy enhancement)作为一种有效的护理干预措施,成为老年护理专科领域的核心措施之一,其被定义为:增强个人对执行健康行为能力的自信心。老年人由于年龄增长及生理性老化现象的出现,与青年人相比,其自我效能感明显下降,特别表现在记忆和学习等方面。这种自我效能感的下降,会直接或间接影响老年人的健康行为习惯或疾病康复的信心。例如,有些老年人因为对自己的体能耐力缺乏信心,而不愿意参加户外活动;而另一些老年人可能因为记忆下降、反应力减弱,不愿与他人交往,刻意减少外出及活动。护士可以以自我效能理论为指导,分析影响老年人有效活动的原因,并有针对性地设计促进老年人活动的干预项目。

(三) 老化的心理学理论与护理

依据老化的心理学理论,为老年人提供服务时,不仅要关注老年人各脏器、系统的结构及其生理功能的退行性改变,还应关注老年人的心理健康问题。老化的心理学理论作为临床实践活动的指南之一,为护士提供评估心理健康的方向,指导健康问题的分析与诊断,帮助制订科学合理的护理计划,指导护理效果的评价。

人格发展理论已被广泛应用于老年护理研究及实践之中。既可以应用弗洛伊德的人格发展理论来解释老年痴呆患者的某些"返老还童"的行为问题,也可以用艾里克森的发展理论理解普通老年人的思想及行为,协助老年人完成生命总结回顾,在出现发展危机的时候提供适当护理支援,使老年人成功自我整合及坦然面对老化甚至死亡。

自我概念理论指出,进入老年期,个体工作角色、家庭角色发生多重改变,自我概念也随之不同。护士要协助老年人适应角色的改变,对自己的角色功能做出正确的认知与评价。

自我效能理论提示在老年护理评估和计划时,必须审视所制订的策略和措施是否适合老年人的个体需求,如何增强老年人执行健康行为及治疗或护理干预的信心。通过评估老年人的自我效能水平,分析影响自我效能的主要因素,有针对性地提出提高老年人自我效能水平的干预措施,以此来提高护理服务的质量,对临床护理工作具有积极的指导意义。

> 哪一种理论适用于对老年患者角色的评估?

第三节 老化的社会学理论

老化的社会学理论主要是研究、了解及解释社会互动、社会期待、社会制度与社会价值对老化过程适应的影响。其研究的内容有影响老化的因素,包括人格特征、家庭、教育程度、社区规范、角色扮演、文化与政治经济状况等。老化的社会学理论有隐退理论、角色理论、持续理论、活跃理论等。

(一) 隐退理论

隐退理论是由 E. Cumming 和 W. Henry 于 1961 年提出的,该理论指出,老年人从社会角色与社会系统中隐退,是成功老化的必须经历,也是一种有制度、有秩序、平稳的权力与义务的转移的过程。这个过程是促进社会进步、安定、祥和的完善途径,也是人类生命代代相传、生生不息的道理。该过程是根据社会需要产生的,是不可避免的,具有一定规律性,不会因为个人意愿而改变,而且老年人应希望隐退并感到愉快。该理论主张社会平衡状态的维持决定于社会与老年人退出互相作用所形成的彼此有益的过程,可以用来协助老年人适应退休后所面临的种种心理问题和社会家庭问题。该理论的缺陷是很容易使人将老年人等同于无权、无能、无力的人,使社会对老年人的漠视合情化、排斥合法化、歧视合理化。

(二)角色理论

角色理论从角色的观点出发,分析和研究个体的社会行为活动。角色理论主要包括角色的认知,角色的学习和角色的期待等内容。

角色(role)是指个人在社会上扮演社会期待的行为模式。人在一生中,不同的阶段扮演着不同的角色,如出生时,只扮演第一角色(子女),随着年龄的增长,扮演的角色也在增多,如扮演学生、职员、丈夫或妻子、父母等,由于角色性质的不同,表现的行为也不同。在退休前,一个人的成熟社会化行为主要是功能性角色。如为人父母、职员或教师、领导等,社会对个人的期待较重视工作能力与责任;因此,个人的表现较偏向积极进取的行为模式。随着年龄不断增长,功能性角色逐渐由情感性角色取代,如退休后就退出了职业角色,老年人的行为特点则逐渐变为保守谦和。老年人若能对角色理论有所认识,并对角色改变的自然过程有所认知并接受,将有助于对老年生活的适应。

(三)持续理论

1989年由Atchley正式提出持续理论,持续理论较活跃理论更加注重的是老年人的个体差异,它以个性研究为理论基础,主要探讨老年人在社交文化约束其晚年生活的行为时,身体、心理及人际关系等方面的调适。该理论认为,随着年龄的增长,个人面对老化会倾向维持与过去一致的生活形态,并积极寻找可以取代过去角色的相似生活形态与角色,这是老年人于环境中维持老化适应的典型方式。个人的生活满意度由当前的活动或生活形态与其生活经验的一致性决定。老年人退休后,会有更多的空闲时间,根据持续理论的观念,老年人仍然具有参与活动的需求,如果能以社会参与来填补失去的角色,将能持续拥有活跃的生活方式,减少孤寂,享有充实愉快的晚年。

(四)活跃理论

活跃理论又称活动理论,1963年由Havighurst提出。其主要的论点是认为老年是中年期的延伸,主张老年应与中年时代一样从事社会上的工作及参与社会活动。而且,社会活动是生活的基础,对各个年龄阶段的人来说都同样重要。对于一个正在变老的人,活动尤为重要,是老年人认识自我、获得社会角色、寻找生活意义的主要途径。老年人生理、心理和社会等各方面的健康均有赖于继续参加活动。

Havighurst等于1963年、1968年发表的堪萨斯市成人生活研究中指出,参加志愿者组织、教堂等各项活动的老人,能够显示多元且丰富的创造性角色和自我定位。其研究结果支持活动理论的观念,即高龄者若能积极参与社会活动,将可满足其心理及社会层面的需求,并增进生活的适应与生活满意的程度。在现实生活中也不难发现老年人常常有一种"不服老"的感觉,一些老年人常常有一种急迫"发挥余热"的冲动。

以活跃理论的观念来看,老年人在心理和生理上仍有继续活动的需求与必要,只有持续参与社会活动,才能保持身体健康,获得人际关系,以提升生活品质。这一理论可以帮助护士在照护老年人的过程中更好地理解老年人的需求。但是活跃理论亦有一定缺陷,没有注意到老年人之间的个体差异,不同的老人对社会活动的参与要求是不同的;同时,活跃理论也没有注意到年轻老人与高龄老人的差别,这两个年龄组的老人在活动能力和活动愿望上差别都是很大的,不可一概而论。

> 试比较持续理论与活跃理论的不同点。

(五)次文化理论

老年次文化理论于1965年由美国学者罗斯提出。该理论讨论更加关注已经离开工作岗位的老年人。与活跃理论观念不同的是,它认同老年人不再有中年期的理想与行为,老年人群体会发展出独特的老年次文化。老年次文化形成是由于老年人客观存在及主观感受到身心衰退,生理与心理适应新环境的能力不如年轻人,不可能与年轻人共同活动,故老年人之间会形成自己的人际圈。随着个人心态变化和人际圈的形成,他们有自己的话题和共同观念、态度、行为,而这些又与其他年龄人群的行为规范和想法不同,因此形成老年次文化。

由于属于同一类属,不仅容易吸引彼此产生互动,在互动的模式中也能轻易地发展出相互依赖的关系,对于原有角色丧失(如退休),又被隔离于主流文化的老年人而言,这种同一文化的团体是最能让他们获得认同及支持的地方。目前许多老年组织的成立,如我国的老年大学、老年人活动中心、老年人俱乐部等,其目的就是给老年人提供彼此互动的机会。基于共同的特质和兴趣形成的次文化体系,依赖同一文化团体的群体力量以维护老年人的自我概念和社会认同,并在相互认同和支持的互动模式中,增进自我肯定与精神生活的满足。

强调老年次文化在一定程度上可能唤起社会对老年这个特殊群体的关注,不过,由于老年人本身已经与主流社会产生了疏离,如果过分强调老年次文化,也可能会将老年人进一步从主流社会推开,加剧老年人与主流社会的疏离感。

(六)年龄阶层理论

Riley等提出了年龄阶层理论,该理论把人群按一定年龄间隔分成不同的年龄阶层,认为老年人的人格与行为特点是一种群体相互影响的社会化结果。同年代出生的人不仅具有相似年龄,而且拥有相似社会经历及生理、心理特点;不同年龄层群体对历史会有不同的感受;社会可根据不同的年龄及其所属的角色被分为不同的阶层;社会不断地变化,各年龄阶层的人群及他们的角色也一样不断地变化;人的老化与社会变化之间的相互作用是动态的。老年人是社会团体中的一个年龄阶层,因此同一年龄阶层的老年人之间会相互影响老年社会化过程,使得老人群体间拥有某些特定的普遍性行为模式。

(七)社会环境适应理论

社会环境适应理论认为不同的社会生活环境会塑造出不同人格与行为特点的老年人群。除生理遗传特点与群体之间相互影响外,环境也是影响人类人格社会化过程的重要因素之一,当环境改变时,人类为适应环境需求,会激发出许多潜能,以满足生存和发展的需要。因此老年人为适应生理、心理及社会的改变会产生老年团体特有的行为特点,各老人团体的行为模式特点会因环境不同而各具特色。

(八)老化的社会学理论与护理

老化的社会学理论帮助护士从"生活在社会环境中的人"这个角度看待老年人,了解老年人生活的社会对他们的影响。在老化的社会学理论中,影响老化的因素有人格特征、家庭、教育程度、社区规范、角色适应、家庭设施、文化与政治经济状况等。在护理实践活动中,护士可应用社会学理论协助老年人度过一个成功愉快的晚年生活。

根据隐退理论护士需注意评估那些正在经历参与社会活动减少的老年人,提供适度的支持和指导,以维持其平衡。

活跃理论则要求护士辨别那些想要维持社会活动角色功能的老年人,并评估其身心能力是否足以从事某项活动,帮助老年人选择力所能及并感兴趣的活动。

持续理论帮助护士了解老年人的人格行为,也建议护士应该评估老年人的发展及其人格行为,并制订切实可行的计划,协助老年人适应这些变化。

次文化理论可以使护士认识到老年人拥有自己特有的生活信念、习俗、价值观及道德规范等文化特征,护理中应该充分利用次文化团体和组织的群体支持和认同,促进老年人的适应及成功老化。

在研究、认识和应用老化理论的同时,要注意时代的意义、文化的差异及学术的发展和进步。护士不仅要了解老化的相关理论,还必须知道各种老化理论的适用范围和局限性。在以理论指导老年护理实践时,要根据具体情况灵活应用,不同的个体可能需要使用不同的理论。此外,护士也要不断收集资料验证各种理论的实用性,通过实践使理论不断充实、完善。

第四节 相关护理理论和模式

在老年护理实践中,除了可以借鉴上述生物学、心理学和社会学的老化理论,还可以应用护理理论家和研究者所创建的护理理论,帮助了解老年人所面临的生理、心理及社会层面的变化,指导观察、评估和处理老年人的健康问题。在20世纪60~70年代,主要的护理理论家们已经探究了护理实践中的一些重要理论与模式,如自护理论、适应模式、整体人学说等。这些护理理论与模式对于老年护理实践有着非常重要的价值和意义,在老年护理实践中也有广泛应用。由于这些理论在护理学导论教材中已有详尽介绍,本节将简要介绍目前在老年护理实践中应用较多的三个新的护理理论或模式。

(一)疾病不确定理论

疾病不确定理论于1988年由美国护理学者Mishel提出。该理论的建立主要源于Mishel与癌症患者的工作经历,用于解释人们如何应对有生命威胁的慢性疾病。由于大多数癌症患者是老年人,且癌症患者在医院多科室及社区均有分布,因此理解该理论对于护士十分重要。该理论假设主要针对人们在认知方面对疾病的反应,特别适用于个体不能明确疾病相关事件的意义的时候。不确定感本身是中性的,但个体对信息的评价和对其赋予的意义却可以是正面的或者负面的。起初Mishel认为人们能够适应并回到疾病前状态,但其研究发现,大多数人们在面对疾病的经历中采取了一种新的生活观念,疾病成了改变的催化剂。

根据该理论,当源于癌症治疗的症状不能被理解时,不确定感就会产生,而这种不理解往往源于这些症状是未被预料的或患者缺乏相关信息。癌症生存期间的不确定感对患者而言是一种忍耐的经历,常伴随情感沮丧和对癌症复发的恐惧。因此,在护理中,及时向患者提供相关信息,如有关治疗会出现的症状、时间、程度及持续时间等,将会帮助患者更好地理解症状,从而降低不确定感。

（二）慢性病轨迹框架

慢性病轨迹框架（chronic illness trajectory framework）由 Corbin 和 Strauss 在 1992 年提出。该框架的中心概念是疾病过程或轨迹（illness course or trajectory），描述了慢性病患者在疾病过程中所经历的上升阶段和下降阶段，以及各阶段中患者的常见表现。这一框架为专业人员如何帮助患者适应及应对疾病带来的挑战，进行护理评估以及护理干预提供了指导：由于慢性病在老年人群中十分普遍，因此，对护士而言，理解老年人在整个疾病过程中如何应对非常重要。

对患者个体而言，慢性疾病过程代表了一种失能性疾病的累积效应，其中包括生理症状及疾病对患者心理社会层面的影响。此框架的建立主要基于以下假设：虽然慢性病患者经历疾病的过程是各自不同的，但相对于健康状况的改变及对干预的需求有共同的阶段性。

该框架将患者经历的疾病全过程分为始发阶段、稳定阶段、急性阶段、逆转阶段、危机阶段、不稳定阶段、下降阶段和临终阶段。不同阶段患者的表现描述见表 2-1。

表 2-1 慢性病轨迹不同阶段患者的表现描述

阶段划分	表现描述
始发阶段	有症状和体征出现；疾病被诊断
稳定阶段	经治疗疾病或症状得到控制；患者维持每日活动
急性阶段	疾病活动期伴有严重而不能解除的症状或并发症；需要住院治疗
逆转阶段	逐步回归至可接受的生活方式
危机阶段	威胁生命的情况出现；需要急救服务
不稳定阶段	疾病或症状不能得到控制；不断寻求稳定的治疗方案，正常生活受到干扰；不需住院治疗
下降阶段	生理/精神状态逐渐恶化；伴随不断增加的各种失能及各种症状出现；每日生活活动不断变化
临终阶段	不得不放弃日常生活兴趣和活动，让其平静离开人世

据国内报道，80%左右老年人患有慢性病，随着老龄化问题的日益严峻，无论是在医院还是在社区工作，护士均会面临越来越多的老年慢性患者的护理问题，而慢性病轨迹框架描述了慢性病患者不同阶段的特点和需求，对护士评估患者及制订护理计划均有很好的指导作用。

（三）需求驱动的痴呆相关行为模式

需求驱动的痴呆相关行为模式由 Kolanowski 于 1999 年提出。该模式为理解老年痴呆患者行为提供了另一种重要思路，对指导老年痴呆护理有重要意义。其主要观念为应该将痴呆患者常常表现的与社会标准不相符合的攻击行为、语言性激越行为及躯体性非攻击徘徊等症状行为，视为潜在需求未能得到满足的表现，而在护理中如果能够找出其未满足的需求并给予正确回应，就能提高患者的生命质量。影响患者行为的因素包括隐蔽诱因和临近诱因。隐蔽诱因，如患者的人格特征、过去经历、人口统计学特征、心理社会变量,以及与痴呆相关的机体功能状况。临近诱因包括患者所处的物理和社会环境,以及患者的心理状况和心理需求状况。

由于认知损伤,患者的反应可能不是一种常规有效的反应,比如激越行为极端被动,但这些行为实际上是患者对其状态和需求的反应。只要努力理解患者行为背后表达的需求,就能很好地管理患者的行为。

小 结

本章主要介绍在老年护理中应用较多的老化的生物学理论、老化的心理学理论、老化的社会学理论及相关护理理论和模式,有助于护士评估老年人的健康状况,了解其需求,拟订适合老年人个体的护理计划,提供完善的护理措施,以提高护理质量。

问题分析与能力提升

1. 陈奶奶,86岁,因患轻度老年痴呆住在儿子家,近1个月来,陈奶奶时有"要出门"和"要回家"的行为,对家人的解释和劝阻不理,为此,家人向医疗服务机构护理人员求助。请思考以下问题:①护士应用什么理论向家属解释陈奶奶的行为?②护士应向家属提供哪些护理指导?

2. 李爷爷,73岁,患前列腺癌中晚期,自入院以来情绪低落,吃饭、睡眠欠佳,沉默寡言,不积极配合治疗,曾对责任护士说过:"觉得自己活着没意思,还不如死掉。"

请思考以下问题:①如何用艾里克森的人格发展理论解释李爷爷的表现?②如果你是该患者的责任护士,你打算应用什么方法帮助李爷爷?

同步练习

一、选择题

1. 下列哪种理论认为机体自我识别功能障碍,可诱发一些严重疾病,加剧组织的老化 （　　）
   A. 持续理论　　　　　　　　　　　　B. 免疫理论
   C. 预期寿命和功能健康理论　　　　　D. 长寿和衰老理论
   E. 人类需求理论

2. 下列有关老化生物学理论的主要观点,错误的是 （　　）
   A. 生物老化影响所有有生命的生物体
   B. 生物老化不受非生物因素的影响
   C. 生物老化过程不同于病理过程
   D. 生物老化是随着年龄的增长而发生的
   E. 机体内不同器官和组织的老化速度各不相同

3. 下列哪项不属于老化的社会学理论 （　　）

A. 隐退理论   B. 活跃理论
  C. 预期寿命和功能健康理论   D. 次文化理论
  E. 年龄阶层理论

4. 下列哪种理论强调老年人应该用一定的时间和精力来回顾和总结自己的一生,进行自我整合 ( )

  A. 人格发展理论   B. 人类基本需要层次论
  C. 隐退理论   D. 角色理论
  E. 持续理论

5. 下列哪种理论解释了老化、健康观、健康行为之间的关系 ( )

  A. 长寿和衰老理论   B. 角色理论
  C. 持续理论   D. 活跃理论
  E. 年龄阶层理论

6. 在老年学的分支学科中,研究人类衰老的机制、人体的老年性变化及老年病防治的学科是 ( )

  A. 老年生物学   B. 老年医学
  C. 老年护理学   D. 老年社会学
  E. 老年心理学

二、名词解释

1. 人口老化　2. 基因程控理论　3. 自身免疫

三、思考题

1. 简述自由基理论的主要观点。
2. 简述老化的生物学理论与护理的关系。
3. 简述老化的社会学理论与护理的关系。
4. Corbin 和 Strauss 的慢性病轨迹框架将患者经历的疾病全过程分为哪八个阶段?

(叶　桦)

第三章 老年人的健康评估

学习目标

1. 掌握：老年人健康评估的内容和进行健康评估应把握的原则。
2. 熟悉：老年人进行健康评估时常用的量表及各自的特点；能够正确运用沟通技巧对老年人进行健康评估。
3. 了解：老年人人格变化的特点及生存质量的测定。

目前，全世界60岁以上老年人口总数已达6亿，有60多个国家的老年人口达到或超过人口总数的10%，世界性的人口老龄化是"历史上未曾出现的社会现象"，老年人健康状态不断退化，患病率高，其健康卫生需求不断扩大，对老年人进行健康水平及需求的评估，已成为老年护理的重要组成部分。

第一节 概 述

1. **老年人健康评估的特点** 健康评估是运用医学相关学科的知识，从护理的角度研究诊断个体对现存或潜在健康问题的生理、心理及其社会适应等方面反应的基本理论、基本技能和临床思维方法的学科。健康评估是在护理学专业的同学完成基础医学各科课程后，为更好地过渡到临床护理学而开设的一门重要课程，它向护士阐述如何更好地运用交谈和身体评估及其他基本的方法和技能，去识别被评估者的健康状况或者对被评估者的疾病状态，做出正确的诊断、制订正确的护理目标和护理措施等内容。老年人的健康评估过程同成年人，但是老年人常常受老化和某些慢性病的影响，如听觉或视觉功能的衰退，接受外界信息的能力下降，认知功能也出现不同程度的改变。

> 老年人健康评估的内容有哪些？

2. **老年人健康评估的内容** 老年人健康评估就是系统地、有计划地收集老年人健康状况资料，并对资料进行综合判断的过程。因此，老年人健康评估的内容包括躯体健康评估、心理健康评估及社会健康评估。躯体健康评估包括健康史采集、身体评估、功能状态评估、辅助检查，其中功能状态评估可采用不同的量表；心理健康评估包括情绪情感评估、认知评估、压力与适应评估；社会健康评估包括角色评估、环境评估、家庭评估和文化评估。

3.老年人健康评估的意义　通过有计划、系统的对老年人躯体健康状况、心理健康状况和社会适应能力综合评估,能及时掌握老年人健康问题和特点,制订完善的护理计划,以达到早期预防、早期发现、早期诊断、早期治疗疾病的目的。

4.老年人健康评估的注意事项

(1)提供适宜的环境　老年人感觉功能减退、血流缓慢、代谢率降低、体温调节功能下降,易受凉感冒,应调节室内温度,以22~24 ℃为宜。老年人视力、听力下降,评估时应避免光线对老人直接照射,选择安静的环境,避免干扰,注意保护老年人的隐私。

(2)选择合适的体位　根据体检要求,选择合适的体位。对有移动障碍的老年人,可取任何合适体位。有条件的情况下可准备特殊检查床,床高应低于普通病房,高度可调节。

> 对老年人进行健康评估时应注意什么?

(3)安排合适的时间　由于老年人感官功能退化、反应较慢、行动迟缓、思维能力下降,因此,所需评估时间较长,加之老年人大多患有慢性病,很容易感觉疲劳。护理人员可以分时分段地进行评估,让老年人有充足的时间回忆过去发生的事件。注意不要催促老年人,以免使其疲乏、紧张而获得不正确的信息。

(4)恰当运用沟通技巧　老年人听觉、视觉减退,交谈时会有沟通障碍。评估时,护理人员应尊重老年人,态度和蔼,语音清晰、柔和,语速要慢,语言要通俗易懂,问题要直接而简单。适当运用倾听、触摸、拉近空间距离等非语言沟通技巧,增进与老年人的情感交流,以便收集到完整而准确的资料。

(5)检查顺序　检查要按照一定顺序进行,避免遗漏,首先进行生命体征和一般检查,然后按头面部、颈部、胸部、腹部、骨骼和肌肉、神经系统的顺序进行检查,最后进行生殖器、肛门和直肠检查。

(6)检查方法得当　检查要全面,重点检查易发生皮损的部位。检查口腔和耳部时,配有活动义齿(假牙)和助听器者,要取下活动义齿和助听器。老年人感觉退化,进行感知觉检查时,需要较强的刺激才能引出,特别是在检查痛觉和温度觉时,应注意避免损伤老年人。

第二节　老年人健康评估的内容与方法

对老年人进行健康评估,应通过交谈和身体评估以获得准确、客观、全面的资料,根据资料对老年人的健康问题进行分析和诊断。进入老年期后,躯体发生老化,难免被各种慢性疾病困扰,老年人的身体功能、各个器官系统的状况不如从前,所以对老年人进行全面健康评估尤为重要,具体应从生理健康、心理健康与社会功能及角色功能三个方面进行。

一、生理健康评估

(一)一般原则

1.注意保暖　老年人基础体温低,比成年人更容易受凉,故评估时应该注意调节室内温度。

2. 选择体位　一般要根据检查的需要选择合适的体位,有条件的医院应准备能升降的特殊检查床。

3. 避免过度疲乏　老年人动作迟缓,做每项检查时所需时间较长,容易劳累,可以采取分时段进行的方法完成所有检查。如需老年人回忆过去的事件,则需要给他们充足的时间以获得准确的信息。

4. 避免损伤　由于老年人一些痛觉、触觉减退或者消失,所以有些检查需要很强的刺激才能引出异常结果,应当注意刺激的强度,避免损伤老年人。

(二)评估内容

1. 基本资料　包括姓名、性别、年龄、民族、出生地、文化程度和婚姻状况等个人基本信息,还应包括经济来源、居住情况、主要照顾者等社会信息。

2. 健康史　评估老年人的既往病史,询问老人曾患过的疾病,治疗及恢复情况,有无手术史、外伤史、食物及药物过敏史;了解老年人家庭史,家庭中有无遗传性疾病,家人的死亡年龄及原因;目前的健康状况、活动能力、有无急慢性疾病,起病时间和患病年限,疾病的严重程度和治疗情况。

3. 身体评估

(1)生命体征　做好体温、脉搏、呼吸和血压的测量。老年人基础体温较成人低,体位性低血压更易发生。

(2)一般状态　包括身高、体重、智力和意识状态,老年人身高从50岁开始降低;随着年龄增长,体重也在不断增加,65~75岁达到高峰,随后下降;意识状态主要反映老年人对周围环境及自身所处状况的自我识别能力。

(3)头面颈部检查　①随着年龄增长,头发灰白、稀少及脱发。②由于脂肪组织减少,眼睛凹陷,眼周围皮肤松弛,眼睑下垂,泪腺分泌减少,可出现眼干,老年人因晶状体和睫状体的老化,迅速调节远近视力的功能下降,视力减退出现老视,异常病变可出现青光眼、白内障等。③可见外耳耳郭变大,皮肤干燥,听力逐渐下降可致老年性耳聋,甚至听力丧失。④口腔唾液分泌减少,口腔黏膜干燥;味蕾退化,味觉不敏感;牙齿松动,脱落。⑤鼻黏膜干燥,鼻毛脱落,嗅觉灵敏度下降。⑥颈部活动范围、甲状腺及血管的情况。

(4)胸部检查　老年人因脊柱发生退行性改变引起驼背,导致胸廓变形,肺气肿时胸廓前后径增加而出现桶状胸。女性乳房变长和平坦,乳头内陷,易发生恶变。心前区检查心尖搏动的位置,心界的大小,有无杂音;老年人因心排血量降低,动脉硬化,常发生缺血性心脏病。

(5)腹部检查　老年人皮下脂肪堆积,使得腹部隆起,但腹肌松弛易于触诊。由于肺扩张,膈肌下移致肋缘下易触及肝。肠蠕动减慢,肠鸣音减少,大便干结,易发生便秘。

(6)泌尿生殖系统检查　老年人因激素水平下降,老年女性表现为外阴逐渐萎缩,阴道自洁作用减弱,常出现外阴瘙痒及老年性阴道炎;老年男性前列腺增生,引起排尿阻力增大,出现排尿困难。随年龄增长,膀胱容量减少,较难触及到膀胱。

(7)皮肤检查　皮肤变薄可见到浅表毛细血管扩张,弹性组织减少或丧失,出现皱纹;汗腺和皮脂腺分泌减少,使得皮肤干燥而粗糙;表皮有色素沉着,在面部、手背、前臂、小腿及足背部出现老年斑。

(8) **骨骼肌肉检查** 肌张力下降,肌肉萎缩。骨骼中骨质流失,易导致骨质疏松症、骨质增生及骨折的发生;椎间盘退行性变使得脊柱后凸变短变弯,出现头部前倾和驼背;关节发生退行性变,关节疼痛,关节腔狭窄,活动受限。

(9) **神经系统检查** 由于运动神经和感觉神经对神经冲动的传导逐渐减慢,因此,老年人反应变慢,感觉迟钝,运动协调能力下降,深、浅反射有不同程度的减弱或消失,甚至出现病理反射。

4. **环境的评估** 包括物理环境和社会环境。主要评估老年人生活环境,住房条件,经济状况、就医条件,独居或与子女同住,与配偶、子女的关系,了解家庭对老年人健康的影响,以及社会关系的状态。对老年人环境进行评估是为了帮助老年人选择一个合适的养老环境。

(1) **物理环境** 对老年人居住环境进行评估。有无空气、水源的污染及污染的程度,有无噪声,温度是否适宜,有无取暖和降温设备,室内光线是否充足,每日通风时间是否合理,布局是否合理,地面是否平坦,浴室地面应有扶手及防滑措施。可采用自述法和询问法获取资料。

(2) **社会环境** 老年人生活的社区配套建设是否完备,如购物、就医、外出、娱乐休闲等场所设施是否齐全,能否享受到社区卫生保健服务,了解老年人与亲人、朋友、邻里、同事的关系及接触频繁程度,家庭成员对老年人的关心照顾情况。

5. **功能状态的评估** 即评估老年人处理日常生活的能力。躯体老化和慢性疾病可导致老年人一些功能的丧失,而功能是否完好在很大程度上影响老年人的生活质量。因此,为了更好地制订和实施护理措施,我们要对老年人的功能状态进行评估,另外也能达到提高老年人生活独立性和生活质量的目的。

进行功能状态评估时,我们应遵循客观评价的原则,避免主观判断的偏差,并且避免霍桑效应(由于护理人员在旁观察,老年人在做某项活动时,会努力出色的表现而掩盖了平时的状态而产生霍桑效应)。评估的方法有自述法和观察法。

评估工具:一般我们采用各种评估表对老年人功能状态进行评估。日常生活能力量表(activity of daily living scale, ADL)1969 年制定,该表项目细致,简明易懂,采用评分法评定,非专业人员也很容易实施,如表 3-1 所示。

表 3-1 日常生活能力评价(ADL)

请圈上最适合的情况				
1. 定时上厕所	①	②	③	④
2. 行走	①	②	③	④
3. 洗澡	①	②	③	④
4. 穿衣	①	②	③	④
5. 梳头、刷牙等	①	②	③	④
6. 进食	①	②	③	④
7. 做家务	①	②	③	④

续表 3-1

请圈上最适合的情况				
8. 服药	①	②	③	④
9. 洗衣	①	②	③	④
10. 做饭菜	①	②	③	④
11. 购物	①	②	③	④
12. 使用公共车辆	①	②	③	④
13. 打电话	①	②	③	④
14. 处理自己钱财	①	②	③	④

注：(1) 表中①表示自己完全可以做；②有些困难；③需要帮助；④自己完全不能做。
　　(2) 总分低于 16 分为完全正常，大于 16 分有不同程度的功能下降，最高分 56 分。

日常生活功能指数：通过观察，确定洗澡、更衣、如厕、移动、控制大小便、进食 6 个 ADL 功能的评分，此量表可用作自评或者他评，用以决定老年人各项功能完成的独立程度。次量表分级功能如下：

　　A. 能独立完成表中六项。
　　B. 能独立完成下面六项中的五项。
　　C. 除洗澡和另一项活动外，能独立完成其余四项。
　　D. 不能洗澡、更衣和另外一项活动。
　　E. 不能完成洗澡、更衣、如厕、移动和另外一项活动。
　　F. 只能独立完成控制大小便或进食。
　　G. 六项都不能完成。
　　其他：至少两项不能完成，但不能用 C、D、E、F 的分类方法来区分，如表 3-2 所示。

表 3-2　Katz 日常生活功能指数评价

姓名＿＿＿＿＿＿　　　　　　　　　　　　　　评估日期＿＿＿＿＿＿
　　每个功能项目中，帮助是指监护、指导、亲自协助。评估下列各项功能，在相应的□内打"√"

1. 洗澡——擦浴、盆浴或淋浴
独立完成(洗盆浴时　　　仅需要部分帮助　　　　　　需要帮助
进出浴缸自如)□　　　　(如背部或一条腿)□　　　(不能自行洗浴)□
2. 更衣——从衣橱或抽屉内取衣穿衣(内衣、外套)，以及系带、扣扣
取衣、穿衣完全独立完成□　　只需要帮助系鞋带□　　　取衣、穿衣要协助□
3. 如厕——进厕所排尿、排便自如，排便后能自洁及整理衣裤
无须帮助，或能借助　　　进出厕所所需要的帮助(需帮助，便后不能自行进出厕所
辅助器具进出厕所□　　　清洁或整理衣裤或夜间用便桶或尿壶)□　　完成排泄过程□
4. 移动——起床、卧床；从椅子上站立或坐下
自如(包括使用手杖等辅助工具)□　　　需要帮助□　　　　不能起床□
5. 控制大、小便
完全能控制□　　　偶尔有失禁□　　　排尿排便需要别人观察控制，需使用导尿管或失禁□
6. 进食
进食自理无须帮助□　　需帮助备餐能自己吃食物□　　全部通过胃管进食，或需静脉输液□

高级日常生活活动:是指与生活质量相关的一些活动,如娱乐、职业工作、社会活动等,而不包括满足个体保持独立生活的活动。失去这一层次的功能,将失去维持社会活动度的基础,反映老年人的主观能动性和社会角色功能。

二、心理健康评估

心理健康是反映老年人健康的一个重要方面,步入老年期,需要面临很多人生负性事件,如离退休、丧偶、亲朋好友去世、经济状况改变、慢性疾病的影响折磨及身体功能受限等,这些都会影响老年人的心理健康,需要老年人去适应这些改变。如果不能适应,老年人就会出现焦虑、抑郁等心理问题,甚至可能出现老年抑郁症等。老年人的心理状况对其老化过程、健康长寿、老年病的治疗及预后均有较大的影响。所以正确评估老年人的心理健康状况,掌握老年人的活动特点和影响因素,对维护和促进老年人的身心健康有很重要的作用。

(一)老年人认知状态的评估

认知反映了个体的思维能力,是人们认识、理解、判断、推理事物的过程,并通过个体的行为和语言表达出来。认知功能对老年人是否能独立生活及生活质量起着重要的影响作用。

1. **老年人认知变化** 认知是个体推测和判断客观事物的过程,老年人认知变化主要包括以下几个方面:

(1)感觉(sensation) 是当前客观事物作用于感觉器官而在人脑形成的反应,包括视觉、听觉、嗅觉、味觉等。由于老年人的感觉器官随年龄增长而发生敏感性变化,会影响其感觉反应。

(2)知觉(perception) 是指外界刺激作用于感觉器官时人脑对外界的整体的看法和理解,或者说是对外界刺激所做出的解释、分析和整合。在认知科学中也可看作一组程序,包括获取感官信息、理解信息、筛选信息、组织信息。由于老年人的感觉器官随年龄增长敏感性发生变化,出现知觉反应相对减慢。但人们对当前周围事物的知觉是在过去经验基础上进行的,老年人的经验丰富,其知觉的正确性一般仍较高。老年人常发生定向力障碍,影响其对时间、地点、人物的辨别。

(3)记忆(memory) 是过去对事物的感知在头脑中的反映。包括识记、保持、再认和再现。老年人记忆衰退个体差异很大,出现有早有晚,速度有快有慢,程度有轻有重,说明老年人的记忆能力存在很大潜能,为延缓记忆衰退,老年人可坚持适当的脑力锻炼和记忆训练,并主动利用记忆方法,提高记忆能力。

(4)思维(thinking) 是思维主题处理信息及意识的活动。它反映的是客观事物的本质属性和规律性的联系。老年人的思维特点是常不能集中精力思考问题,思维迟钝,联想缓慢,计算速度减慢,计算能力减退,尤其是心算能力。老年人思维能力衰退较晚,衰退的思维主要影响老年人的表达能力。

老年人思维能力衰退较晚,但是语言表达能力衰退较早,往往词不达意,说话速度减慢,不流畅。尤其是思维的敏捷度、流畅性、灵活性比中年时期要差。

2. **认知状态的评估方法**

(1)评估范围和内容 包括外观行为方面、语言方面、思考知觉方面、记忆力和注意力方面、高等认知功能方面。

（2）老年人常用的认知状态评估量表　常用评定老年人认知状态评估量表有简易智力状态检查和简短操作智力状态问卷。

1975年美国专家曾制订了简易智力检查量表（MMSE）用以测定老年痴呆的智能。这种方法简单易行，国际上广泛应用，我国医生也常采用。简易智力表包括30项，被测者答对1项记1分，回答错误或答不知道评0分。在操作时，问题不适合评为9分，不理解或拒绝回答评分8分，在积累总分时8分和9分都按0分计算。共分：第1～10项为定向力、第11～13项为记忆力、第14～18项为注意力和计算力、第19～21项为回忆、第22～30项为语言等5个方面，如表3-3所示。

表3-3　简易智力评定（MMSE）

1. 今年是哪一年？

2. 现在是哪个季节？

3. 现在是几月份？

4. 今天是星期几？相差1～2天均算正确。

5. 今天是几号？相差1～2天均算正确。

6. 你现在是在哪一个省？

7. 你现在居住在哪个省（市）？

8. 你现在居住在哪个区（县）？

9. 是哪个医院？

10. 你们现在是在第几层楼？

11. 告诉你3种东西，我讲完后，你重复讲一遍。

12. 三种东西好好记住，过一会我再问你。

13. "树""钟""车"（大约每秒讲一种）。

14. 100减去7，等于多少？

15. 再减去7，等于多少？

16. 再减去7，等于多少？

17. 再减去7，等于多少？

18. 再减去7，等于多少？

19. 刚才我要你记住的三种东西。

20. 现在告诉我，这三种东西是什么。

21. "树""钟""车"。

22. 出示手表，请问这是什么？

23. 出示铅笔，请问这是什么？

24. 请你跟着我说："我说可能，能不能"？

25. 用你的右手来拿这张纸。

续表 3-3

26. 用两只手把纸对折起来。
27. 将纸放在你的右大腿上。
28. 请你念:"闭上你的眼睛",并按照话的意思去做。
29. 请你自己说一句完整的话(要求有意义、有主语和谓语)。
30. 出示两上等边五角形交叉的图案。请你照着画出来(评分时要求10个角和交叉,笔画有抖动或画的方向有扭转可以不计较)。

以上每项1分,共30分。评定标准一般为:小于或等于23分,诊断为痴呆;小于或等于23~21分,为轻度痴呆;小于或等于20~11分,为中度痴呆;小于或等于10~0分,为重度痴呆。

Pfeiffer于1975年编制了简易心智状态问卷调查表(SPMSQ),如表3-4所示。

表3-4 简易心智状态问卷调查表(SPMSQ)

姓　　名:_____　　　日　期:_____
基本资料:　　　　　　　性别:□男　□女
教育程度:□小学　□初中　□高中　□高中以上
进行方式:依下表所列问题,询问家属并将结果记录下来,答错的问题记录下来。

错误打×	问题	注意事项
	1.今天是几号?	年、月、日都对才算正确。
	2.今天是星期几?	星期对才算正确。
	3.这是什么地方?	对所在地进行描述;说出"我的家"或正确说出城镇、医院、机构的名称都可接受。
	4-1.您的电话号码是多少?	经确认号码后证实无误即算正确;或在会谈时,能在两次间隔较长时间内重复相同的号码即算正确。
	4-2.您住在什么地方?	如家里没有电话才问此问题。
	5.您几岁了?	年龄与出生年、月、日符合才算正确。
	6.您的出生年月日?	年、月、日都对才算正确。
	7.现任的国家领导人是谁?	姓氏正确即可。
	8.前任的国家领导人是谁?	姓氏正确即可。
	9.您儿子(女儿)叫什么名字?	不需要特别证实,只需说出一个即可。
	10.从20减3开始算,一直减3减下去。期间如有出现任何错误或无法继续进行即算错误。	

心智状态评估标准:心智功能完整者,错0~2题;轻度心智功能障碍者,错3~4题;中度心智功能障碍者,错5~7题;重度心智功能障碍者,错8~10题。

对老年人进行健康评估时,不管是否出现认知功能损害都要进行认真筛查,以便作为以后的检查对比资料。

(二)老年人情绪变化的评估

进入老年阶段后,情绪往往不稳定,易激动,被同化,会莫名感到焦虑、恐惧。老年人情感变化的特点主要有:①老年人较中青年人更不易控制自己的情绪,尤其在喜悦、悲伤、愤怒和厌恶等情绪的表现方面;②对害羞的控制及对恐惧情绪的态度没有明显的变化;③老年人在描述喜悦情绪时用词较少;④老年人的忧郁感往往源自于对健康问题的关注;⑤老年人就气愤而言,首先取决于个人得失,其次才是不合心意和不愉快的遭遇;⑥老年女性的疑病倾向比男性明显。

对情绪的评估包括焦虑和抑郁的评估:

1. **焦虑评估** 焦虑是个体感受到威胁时的一种不愉快的情绪状况,表现为紧张、烦躁、不安等,但又说不出具体明确的焦虑对象。老年人负面生活事件较多,如退休、丧偶、慢性疾病等,易对自己未来生活担忧,常用评估焦虑的量表常用汉密尔顿焦虑量表和焦虑状态特质问卷。如表3-5所示。

表3-5 汉密尔顿焦虑评定

请选择最适合病人情况的答案(1.无症状 2.轻 3.中等 4.重 5.极重)

项目	评分
1. 焦虑心境:担心、担忧,感到有最坏的事情将要发生,容易激惹	1 2 3 4 5
2. 紧张:紧张感,易疲劳,不能放松,情绪反应,易哭,感到不安	1 2 3 4 5
3. 害怕:害怕黑暗,陌生人,乘车或旅行及人多的场合,喜独处	1 2 3 4 5
4. 失眠:难以入睡,易醒,多梦、梦魇、夜惊、醒后感疲倦	1 2 3 4 5
5. 认知功能:或称记忆、注意障碍。注意力不能集中,记忆力差	1 2 3 4 5
6. 抑郁心境:丧失兴趣,对以往爱好缺乏快感,忧郁、早醒、昼重夜轻	1 2 3 4 5
7. 肌肉系统症状:肌肉酸痛、抽动,不灵活,牙齿打战,声音发抖	1 2 3 4 5
8. 感觉系统症状:视觉模糊,发冷发热,软弱无力感,浑身刺痛	1 2 3 4 5
9. 心血管系统症状:心动过速,心悸,胸痛,昏倒,心搏脱漏感	1 2 3 4 5
10. 呼吸系统症状:胸闷,窒息感,叹息,呼吸困难	1 2 3 4 5
11. 胃肠道症状:吞咽困难,消化不良,腹泻,体重减轻,便秘	1 2 3 4 5
12. 生殖泌尿系统症状:尿意频数,尿急,停经,性冷淡,阳痿	1 2 3 4 5
13. 自主神经系统症状:口干、潮红、苍白、易出汗、起"鸡皮疙瘩"等	1 2 3 4 5
14. 会谈时行为表现:①一般表现,紧张、面肌抽动、不宁顿足、手发抖、皱眉、肌张力高、叹息样呼吸、面色苍白;②生理表现,吞咽、呃逆、安静时心率快、呼吸快(20次/min以上)、腱反射亢进、震颤、瞳孔放大、眼睑跳动、易出汗、眼球突出	1 2 3 4 5

结果评定:

总分: 能较好地反映病情严重程度。总分超过29分,可能为严重焦虑;超过21分,肯定有明显焦虑;超过14分,肯定有焦虑;超过7分可能有焦虑;如果小于6分,被测者没有焦虑症状。

因子分析分躯体性和精神性两大类因子结构。①躯体性焦虑：由肌肉系统症状、感觉系统症状、心血管系统症状、呼吸系统症状、胃肠道系统症状、生殖泌尿系统症状和自主神经系统症状7项组成；②精神性焦虑：由焦虑心境、紧张、害怕、失眠、认知功能、抑郁心境及会谈时行为表现7项组成。通过因子分析，不仅具体反映病人的精神病理学特点，还反映症状群的治疗结果。

某中风偏瘫卧床患者，依据汉密尔顿焦虑量表测定分值为48分，其情绪的评估结果如何？

2. 抑郁评估　老年抑郁是个体失去某种他认为有重要价值的东西或亲密的人对其所产生的情绪体验。抑郁特点是心境持久低落，典型症状为兴趣减退甚至消失，对前途悲观失望，无助，感到精神疲惫，缺乏动力，自我评价低，严重者感到生命或生活本身没有意义，常伴有失眠、悲哀、自责、性欲减退等，严重者可出现自杀行为。老年人常因退休、丧偶、子女求学或就业离家、慢性病折磨等表现出情绪低落、失眠等。常用的抑郁评估量表有汉密尔顿抑郁量表和抑郁自评量表，如表3-6所示。

表3-6　汉密尔顿抑郁评定（HDRS）

1. 抑郁情绪：
   (1) 只有在问到时才诉述；
   (2) 在访谈中自发地表达；
   (3) 不用言语也可以从表情、姿势、声音或欲哭中流露出这种情绪；
   (4) 病人的自发言语和非自发言语表达（表情，动作）几乎完全表现为这种情绪。

2. 有罪感：
   (1) 责备自己，感到自己连累他人；
   (2) 认为自己犯了罪，或反复思考以往的过失和错误；
   (3) 认为目前的疾病，是对自己错误的惩罚，或有罪恶妄想；
   (4) 罪恶妄想伴有指责或威胁性幻觉。

3. 自杀：
   (1) 觉得活着没有意义；
   (2) 希望自己已经死去，或常想到与死有关的事；
   (3) 消极观念（自杀念头）。

4. 入睡困难（初段失眠）：
   (1) 主诉有入睡困难，上床半小时后仍不能入睡（要注意病人平时入睡的时间）；
   (2) 主诉每晚均有入睡困难。

5. 睡眠不深（中段睡眠）：
   (1) 睡眠浅，多噩梦；
   (2) 半夜（晚12点钟以前）曾醒来（不包括上厕所）。

6. 早醒（末段睡眠）：
   (1) 有早醒，比平时早醒1小时，但能重新入睡（应排除平时的习惯）；
   (2) 早醒后无法重新入睡。

续表 3-6

7. 工作和兴趣：
   (1) 提问时才诉述；
   (2) 自发地直接或间接表达对活动、工作或学习失去兴趣，如感到没精打采、犹豫不决、不能坚持或需要强迫自己去工作或活动；
   (3) 活动时间减少或成效下降，住院病人每天参加病房劳动或娱乐不满 3 小时；
   (4) 因目前的疾病而停止工作，住院者不参加任何活动或者没有他人帮助便不能完成病室日常事务（注意不能或凡住院就打 4 分）。

8. 阻滞（指思维和语言缓慢，注意力难以集中，主动性减退）：
   (1) 精神检查中发现轻度阻滞；
   (2) 精神检查中发现明显阻滞；
   (3) 精神检查进行困难；
   (4) 完全不能回答问题（木僵）。

9. 激越：
   (1) 检查时有些心神不定；
   (2) 明显心神不定或小动作多；
   (3) 不能静坐，检查中曾起立；
   (4) 搓手、咬手指、扯头发、咬嘴唇。

10. 神经性焦虑：
    (1) 提问及时诉述；
    (2) 自发地表达；
    (3) 表情和言语流露出明显忧虑；
    (4) 明显惊恐。

11. 躯体性焦虑（指焦虑的生理症状，包括口干、腹胀、腹泻、打嗝、腹绞痛、心悸、头痛、过度换气或叹气，以及尿频和出汗）：
    (1) 轻度；
    (2) 中度，有肯定的上述症状；
    (3) 重度，上述症状严重，影响生活或需要处理；
    (4) 严重影响生活或活动。

12. 胃肠道症状：
    (1) 食欲减退，但不需他人鼓励便自行进食；
    (2) 进食需他人催促或请求和需要应用泻药或助消化药。

13. 全身症状：
    (1) 四肢、背部或颈部沉重感、背痛、头痛、肌肉疼痛、全身乏力或疲倦；
    (2) 症状明显。

14. 性症状（指性欲减退，月经紊乱等）：
    (1) 轻度；
    (2) 重度；
    (3) 不能肯定，或该项对被评者不适合（不计入总分）。

续表 3-6

15. 疑病：

(1)对身体过分关注；

(2)反复考虑健康问题；

(3)有疑病妄想；

(4)伴幻觉的疑病妄想。

16. 体重减轻：

按病史评定：

(1)患者诉述可能有体重减轻；

(2)肯定体重减轻；

按体重记录评定：

(1)一周内体重减轻超过 0.5 千克；

(2)一周内体重减轻超过 1 千克。

17. 自知力：

(1)知道自己有病，表现为忧郁；

(2)知道自己有病，但归咎伙食太差，环境问题，工作过忙，病毒感染或需要休息；

(3)完全否认有病。

HDRS 大部分项目采用 0~4 分的 5 级评分法。各级的标准为：0 分为无，1 分为轻度，2 分为中度，3 分为重度，4 分为极重度。少数项目采用 0~2 分的 3 级评分法，其分级的标准为：0 分为无，1 分为轻至中度，2 分为重度。

(三)老年人人格变化特点

人格是指一个人在社会化过程中形成和发展的，在遗传、环境、教育等因素的交互作用下形成的思想、情感及行为的特有综合模式，这个模式包括了个体独具的、有别于他人的、稳定而统一的各种特质或特点的总体。人格是以人的性格为核心内容。

老年人的人格特征既有稳定的一面，又有变化的一面，但稳定多于变化。老年人人格的变化大体趋势：不安全感、孤独感、失落感、适应性差、拘泥刻板、趋于保守及好回忆往事。一般来说，健康老人随着年龄的增长，其宗教性和安静性思维也增加，他们在处理人情世故更具宗教性质。许多老人都持有淡泊人生的观点，一般不会出现明显的人格改变。老年人的人格改变主要是性格和行为的改变。如原本豁达开朗的老年人变得斤斤计较、自私自利；原本衣冠楚楚，现在不修边幅、随地大小便等。

1. 影响老年人人格适应的因素　分为生物学因素和社会心理因素两种。

(1)生物学因素　即个体各组织器官的老年性变化，如大脑皮质萎缩，神经细胞数量减少，脑内蛋白质、磷、氮等含量减低，神经递质的平衡变化等。

(2)社会心理因素　包括上述变化影响感知觉、思维、记忆、智力和行为等方面的变化。这些因素均会影响老年人对新的社会生活的再适应。

2. 老年人人格特点　心理学家认为，老年人人格变化特点：①自我为中心；②性格内向、保守，不容易接受新鲜事物；③依赖性强，适应能力差，尤其是对重大的生活事件的打击承受能力较差；④缺乏灵活性，比较执拗；⑤好猜疑，对事与人常往不好的方面猜测，且有嫉妒心理;⑥办事谨小慎微;⑦总是怨天尤人、满腹牢骚;⑧爱管闲事;⑨有抑郁倾向。

3. 评估方法　可将人格评估分为四类:投射测验、主题统觉测验、自陈量表和行为测验,主要介绍前三种。

(1)投射测验　是一种对行为的无意识的内容尤为敏感的工具,就像一台心理显微镜。鼓励被试者回答广泛,在其对测试目的最少察觉的情况下引出他们非同寻常的、内容丰富的反应资料。该测验主要有洛夏克墨迹和主题统觉测验。

(2)主题统觉测验　有20张画,有人物和情节的图片,与"看图说话"的形式相似;测验时要求被评估者按画面编故事,其目的是唤起被评估老年人的幻想和对生活中最重要事件的联想。当被评估老年人认真理解那些模棱两可的情节时,防御更少,其人格特点会不自觉地在故事中流露出来。进行人格评估的前提是承认存在个体差异,并且这种差异是可测的。

(3)自陈量表　是一种问卷式测验,自问世以来已经有多种。卡特尔16人格因素问卷是目前公认的权威量表之一。最著名的要属明尼苏达多相人格调查表,它有550个题目,其内容包括身心状况、婚姻家庭、社会关系、职业等26个方面。每题的回答有三种形式(是、否、不肯定)供被评估者对照。主要用于人格临床评估,且在心理自测方面轻便有效。但其项目较多,测试费时。美国范桑等人于1984年编出简化的明氏量表,据称在多方面优于原量表。该测验在我国有一定的使用价值,但因文化和国情的差异,必须修订,制订出适合国情的类似问卷。自陈法有将投射术用于问卷中的发展趋势,从而探测出隐藏的心理特质。

三、社会功能及角色功能评估

(一)社会功能评估

社会功能是指个人作为社会成员发挥作用的大小程度。社会功能评估的目的是在一定的社会环境下,描述老年人的功能状态的特性。老年人的社会健康影响其社会功能状态,只有当老年人适应社会环境时,才能发挥良好的社会能力。因此,在评估社会功能之前应首先评估老年人的社会健康状况。

社会健康即社会适应性,指个体与他人及社会环境相互作用并具有良好的人际关系和实现社会角色的能力。社会健康的个体在交往中有自信感和安全感,与人相处友好,善于帮助他人和向他人求助,善于聆听别人和表达自己,以负责的态度行事,能找到适合自己的位置。社会功能的评定方法如下:①社会交往及社会资源的评估,包括两代人的相互帮助支持状态的评估,社会功能的专业性评定,不仅仅强调交往的范围和数量,还强调社会交往的效果和质量。可通过自述、活动问卷、日常活动观察、日记等方式进行。②社会资源评定表,通过简单的记分和定式询问,对社区居家及住院的老人社会资源进行评估,包括家庭结构、亲朋好友来往的方式、现有的知己、困难时可获得的支持者等。

(二)角色功能的评估

社会角色是指个体在特定的社会关系中的身份及由此而规定的行为规范和行为模式的总和。它规定一个人活动的特定范围和与人的地位相适应的权利义务与行为规范,是社会对一个处于特定地位的人的行为期待。角色不能独立存在,需要存在于他人的相互关系中,在社会生活中同一个个体往往同时扮演多种角色。

1. 老年期角色变更的特点 主要表现为三个方面:

(1)社会角色的变更 老年人社会角色的变更主要指由社会政治地位及经济地位的改变所带来的角色改变。老年人离退休后自然由社会的主宰者变为社会的依赖者,由社会财富的创造者变为社会财富的消费者。这种变更会让老年人感到不适应,而产生情绪低落、烦躁、抑郁等适应障碍。

(2)家庭角色的变更 老年人离退休之后,主要的生活场所在家庭,大多由父母的位置上升为祖父母的位置,担当起照顾第三代的角色。同时,老年阶段又是丧偶的主要阶段,若老伴去世,则家庭角色将会发生重大改变。

(3)角色期望的变更 角色期望是指他人对自己提出符合其身份的期望和角色自身对他人期望的领会与理解。比如:父母要抚养子女,子女要孝顺父母;教师要为人师表,学生要尊重老师等。

2. 角色评估内容 包括个体的文化背景;个人过去职业;退休日期;现在有无工作;个体所承担的角色及个体的角色行为是否恰当;个体对自己所承担的角色是否满意;有无角色适应不良;角色改变对其生活方式、人际关系的影响等。

3. 角色评估的方法 通过开放式提问就以下三个方面进行评估:承担角色情况,角色的感知情况,角色的满意度。

(三)文化与家庭的评估

文化和家庭因素可以直接影响老年人的身心健康和健康促进。

1. 文化评估 目的是了解老年人的文化差异,制订符合其文化背景的,切实可行的护理措施。评估内容包括价值观、信念、宗教信仰、风俗习惯等,这些因素与健康密切相关,决定着人们对健康、疾病、老化和死亡的看法及信念。

2. 家庭评估 目的是了解老年人家庭对其健康的影响,利于制订有益于老年人疾病康复和健康促进的护理措施。家庭评估的内容主要包括家庭成员的基本资料、家庭类型与结构、家庭成员的关系、家庭功能与资源和家庭压力等方面。

常用于家庭评估的量表:①APGAR 家庭功能评估表(表3-7),涵盖了家庭功能的5个重要部分:适应度 A(adaptation)、合作度 P(partnership)、成长度 G(growth)、情感度 A(affection)和亲密度 R(resolve),通过评比能够了解老年人有无家庭功能障碍及其障碍的程度。②Procidano 和 Heller 家长支持量表(表3-8),用于评估老年人的家庭支持情况。

表3-7 APGAR 家庭功能评估

项目	经常	有时	很少
1.当我遇到困难时,可以从家人得到满意的帮助	□	□	□
补充说明			
2.我很满意家人与我讨论各种事情及分担问题的方式	□	□	□
补充说明			
3.当我希望从事新的活动或发展时,家人能接受并给予支持	□	□	□
补充说明			

续表3-7

项目	经常	有时	很少
4.我很满意家人向我表达情感的方式及对我愤怒、悲伤等情绪的反应 补充说明	□	□	□
5.我很满意家人与我共度美好时光的方式 补充说明	□	□	□

注：①"经常"得2分；"有时"得1分；"很少"得0分。②总分在7~10分为家庭功能无障碍；4~6分为家庭功能中度障碍；0~3分为重度家庭功能不足。

表3-8 Procidano和Heller家庭支持量表

项目	是	否
1.我的家庭给予我所需的精神支持		
2.遇到棘手的问题时家人帮我出主意		
3.我的家人愿意倾听我的想法		
4.我的家人给予我情感支持		
5.我和我的家人能开诚布公地交谈		
6.我的家人分享我的爱好和兴趣		
7.我的家人能时时觉察到我的需求		
8.我的家人善于帮助我解决问题		
9.我和我的家人感情深厚		

注：①选择"是"得1分；"否"得0分。②总分在7~9分表示家庭支持良好；4~6分为家庭支持中度障碍；0~3分为家庭支持严重障碍。

第三节 老年人生存质量的评估

人口老龄化是人类社会进步的标志，是世界人口发展的必然趋势。但是，随着年龄的增长，老年人免疫功能失调，容易导致各种慢性疾病乃至残疾。随着健康定义的不断完善，健康不仅意味着身体无疾病，而且还包括良好的心理状态和社会关系，人们越来越把精神状态和主观感受纳入健康促进项目。因此，精神心理健康将是改善老年人生存质量的重要课题。

中国是在经济水平较低的情况下进入老龄化社会的。虽然目前青少年的人口比重持续下降，但不敌老年人口比重迅速上升。能否解决好人口老化面临的各种问题，将取决于中国未来社会经济状况、医疗发展水平及能否对老年人问题尽早做出规划和决策。研究老年人的生存质量，对于这些规划、决策的制订与实施具有非常重要的意义。

（一）生存质量的概念及特点

世界卫生组织对生存质量的定义是：不同文化和价值体系中的个体对与他们的目

标、愿望、标准及所关心的事情有关的生存状况的体验。这是一个内涵广泛的概念,它包含了个体的生理健康、心理状态、独立能力、社会关系、个人信仰和与四周环境的关系。在这个定义之下,生存质量主要指个体的主观评价,这种对自我的评价是植根于所处的文化、社会环境之中的。世界卫生组织的定义不但反映了社会物质条件的发展,而且体现了人本主义精神。

中华老年医学会对老年人生存质量的定义是:60岁及以上或65岁及以上的老年人对自己身体、精神、家庭和社会生活满意度和对生活的全面评价。

综上所述,尽管对生存质量的概念尚未达成共识,但以下几个特点是公认的:①生存质量是一个多维的概念,包括身体功能、心理功能、社会功能等;②生存质量是主观的评价指标,应由被测者自己评价;③生存质量是有文化依靠性的,必须建立在一定的文化价值体系下。

生存质量与生活质量的含义有什么不同?

(二)生存质量的影响因素

生存质量的影响因素较多,且因民族和种族不同而有所差异,常见的有以下方面:

1. **躯体健康方面** 包括躯体的疼痛、疾病的严重程度、疲劳、精力、睡眠、各器官的功能如听力、视力及口腔疾病等。

2. **精神健康方面** 包括日常生活的心态(如积极或压抑的心态)、认知力、思维敏锐力、孤独感、衰老感、无用感,还包括对于疾病的担忧,对死亡的恐惧,个人信仰,应激生活事件等,对于儿女的期望及健康自评等。

3. **独立性方面** 包括个人行动能力、生活自理能力、对药品的依赖性、自我保健意识及再就业等;学者普遍认为老年人的再就业在提高经济收入的同时,不但提高家庭生活满意度,而且提高社会生活满意度。

4. **社会关系方面** 包括老年人在家庭中的地位、家庭和睦程度(如夫妻关系、父母与子女之间的关系、家庭支持等)、是否丧偶、社会交往及有无知心朋友、对于休闲娱乐生活的参与等。有研究表明,家庭和睦对老年人的生存质量影响较大,夫妻关系和父母与子女之间的关系是影响老年人生存质量的重要因素。

5. **医疗卫生方面** 包括医疗卫生的质量和来源、医疗健康教育、医疗费用的承担能力及费用来源。研究表明,医疗费用的承担能力是影响老年人看病就医的主要因素,因此对生存质量有很大的影响。

6. **环境方面** 包括居住环境及安全情况、环境条件(如噪声、污染等)及居住情形(如独居或与儿女一起居住)。研究表明,噪声严重影响城区老年人的生存质量。

7. **其他** 包括个人生活习惯如吸烟、酗酒、做家务及性生活等。研究表明,老年女性一般较男性的生存质量低,且随年龄的增加,生存质量下降。

(三)老年人生存质量测定

老年人生存质量的影响因素广泛,故目前尚无标准的测量,但是大多数的学者认为是可以定义、能够测量的,并能制成老年人生存质量量表,这将是衡量老年人生活状况有效而敏感的工具。这类量表既可以用于广泛的领域,如进行临床试验,也可用于制定地区的生存质量基线得分,用于观察、干预,如老年人健康各项促进项目对生存质量的影响等。目前对于老年人生存质量的评价多数是结合临床疾病,尤其是对慢性退行性疾病评价,全面的经严格考核的生存质量量表并不多见。中华老年医学会流行病学组制定的老年人生活质量量表是比较全面,值得借鉴的。

世界卫生组织的生存质量测定包括6个领域:生理领域、心理领域、独立性领域、社会关系领域、环境领域、精神支柱/宗教/个人信仰领域。每个领域包含一些方面,共24个方面。世界卫生组织据此制定了用于测量与健康有关的生存质量的量表。

第四节 与老年人沟通交流的技巧

在老年人日常照料和健康评估的工作中,人们为了传达彼此思想,交换意见,表达感情,需要运用语言符号来进行沟通。沟通的对象决定着沟通的内容和方法,老人由于智力、学习能力、记忆力与动作逐渐退化,而社会经济快速发展带来新的社会问题和新的生活方式,使老年人的沟通方式与青中年人有所不同。护理人员只有掌握了有效的沟通交流技巧,才能深入了解老年人的心理特点和真正需要,为他们提供高质量的护理服务。

沟通是指两个和(或)两个以上人和(或)群体间,通过语言、动作、姿势、表情或其他信号等方式,互相分享与交换信息、意念、感情与态度,以便使双方能够互相理解。沟通是为了一个设定的目标,把信息、思想和情感在个人或群体间传递,并且达成共同协议的过程。这样就形成了沟通的三大要素:①一个明确的目标;②达成共同的协议;③沟通信息、思想和情感。

沟通的重要意义如下:①传递信息,人们通过沟通,可以提供及传递信息,搜集自己所需的资料。②心理保健,沟通是人们最基本的社会需要,是人们和外界保持联系的重要途径。通过人与人之间的交流和沟通,人们可以诉说自己的喜、怒、哀、乐,促进人与人之间的情感交流,增加个人的安全感,维持正常的精神心理健康。③认识自我,通过沟通可以了解他人对自己的态度及评价,从而认识自己,形成自我形象及概念。④协调关系,人际沟通有利于提供信息,调节情绪,增进团结。人们通过沟通与互相交往,形成一定的社会关系,促进人与人之间的相互了解,建立和协调人际关系。⑤学习知识,沟通能改变每个人的知识结构、态度及能力,通过交流可以迅速地掌握特定社会环境的语言、习俗和文化,了解并获得某些社会知识,开阔视野。

一、与老年人沟通的影响因素

进入老年期后,身体、心理和社会等方面发生很多改变,因此,护理人员如果想更好地与老年人交流沟通,为老年人提供更好的护理,就应该熟悉老年人的这些变化及特点。

(一)老年人的变化

1. 生理变化 老年人主要的改变是生理功能的变化,即身体功能的衰退,如视觉、听觉的老化,运动功能退化等,在生活方面产生很多负面影响,给老年人的生活和活动带来不便。

2. 形态变化 包括老年人的身高缩短、体重增加或减少、脂肪减少、牙齿松动或脱落、皮肤干燥及皱纹的产生、骨骼中钙质的脱失。

老年人健康史的采集需要很强的技巧性,你认为哪些技巧能够帮助你采集到老年人全面的健康史资料?

3. 器官系统变化　主要表现为神经系统脑细胞数量减少、呼吸功能的下降、心血管系统方面表现为心脏功能减退及动脉的硬化、消化及泌尿系统功能下降等。

4. 社会功能变化　包括老年人的适应能力减弱、储备能力下降、机体反应性降低。

5. 老人退休后的情况　家庭和社会角色的变更、经济收入及经济地位的变化、生活圈子和生活目标发生了转移。

6. 老年人常见的疾病　有糖尿病、关节炎、眼疾（白内障、青光眼及老花眼等）、大小便失禁、冠心病、脑血管病（中风）、老年痴呆症及帕金森症等。

（二）衰老对沟通造成的影响

老年人因年老退休和社会角色的变化，其心理也发生了较大的变化，主要表现在以下几个方面：

1. 紧张　是外界刺激引起人体的一种非特异性反应。老年人在生活中，独立应付和处理日常生活事务及重大事件的能力下降，一旦遇到问题往往表现非常紧张，难以稳定自己的情绪，影响交流的进行。

2. 焦虑　指个体在对一个模糊的、非特异性的威胁做出反应时所经历的一种不适感和自主神经系统的激活状态。一般情况下，老年人在不同的时期往往存在不同程度的焦虑，对未来危险的一种预感，在这种心理状态下，人的反应能力迟钝，缺乏信心，甚至不知所措。严重焦虑时还会无法进行正常的沟通。

3. 自卑　是个体对自己评价偏低的一种心理倾向，是一种消极的心理现象。老年人由于社会角色的变化，特别是患有各种慢性疾病的老年人，从承担一定社会角色、具有一定社会地位的人变成了退休养老，甚至因为身患疾病需要别人照顾的人，加上社会上一些不良风气和观念的影响，加重了老年人的自卑感。

4. 孤独　多数老年人在退休后，离开原来的工作岗位，活动空间减小，交往范围受限；由于知识老化，与青年人的交流越来越少；有的老年人丧偶，又与子女分开居住，生活单调寂寞。除此之外，还有社会文化方面、高层居住环境、个体的差异等方面的因素，也不同程度地影响老年人的沟通与交流，护理过程中不应忽视。

（三）常见的沟通障碍

1. 心理因素　缺乏自信心，不敢与人沟通；对人缺乏信心，或抱敌意态度；心存偏见与误解，自视清高或轻视别人；过分保护自己，或以自我为中心。

2. 情绪障碍　伤心、喜乐、悲痛或沮丧等。

3. 环境因素　不理想的环境，如嘈杂、人来人往。

4. 不适合的时间　身体易于疲劳，不适或不便时，过于关注讨论私隐时。

5. 身体因素　视力、听觉衰退，说话能力不足，未能掌握对方的认知能力。

6. 媒介因素　不懂得用合适的语言和态度去表达、言语不通、缺乏技巧。

（四）与老年人交流沟通前的准备工作

1. 了解探访对象的基本资料、居住情况等。

2. 知识上的准备：了解服务老年人的心理、生理特征等。

3. 掌握沟通、交流的技巧等；充分准备好谈话内容、所需资料和用具及时间分配等。

4. 注意衣着、服饰等外观形象。

5. 采用家访或定期探访老人院或医院等养老机构。

二、与老年人沟通的原则与技巧

1. 与老年人沟通的原则 亲切胜于亲热,态度胜于技术,多听胜于多说,了解胜于判断,理解胜于同情,劝解胜于教训,启发胜于代劳。

2. 与老年人沟通的态度与技巧 沟通是一个过程,可使两个人互相了解,通过传达及接收信息,接受或给予对方指示,互相教导,互相学习,是一个双向的过程。沟通不局限于仅仅利用语言,还有通过动作、姿势、目光等来表达出事实、感觉和意念。所以,在与老年人进行沟通时,应做到以下几点:

(1) 尊重 被评估老年人常产生无用感,容易自卑,故应给予尊重和支持,增强老年人的自爱和自尊心,提升其自我形象。

(2) 真挚 用坦诚的态度与对方交流,使他们感受到一种真挚的关心。

(3) 同感 设身处地从被评估老年人的角度去观察、感受事物,并且正确及时地向对方传达自己的想法,使老年人感到被了解和接受,这是给被评估老年人最大的支持力量。

(4) 接纳 服务对象大多缺乏安全感,希望得到别人的接纳和关怀,故应用爱心、体谅接纳他们。

(5) 主动 老年人多处于被动关系,自信心低,对人有戒心,因此要积极主动去接触他们,使他们感受到关心和尊敬。

(6) 耐心 服务对象多有一些不愉快的生活经验,需要耐心地聆听和处理。

(7) 个体化 应该视每一位老年人为一个独立的个体,有不同的特质与需要,除基本态度与技巧外,还要结合实际情况,做出合适的举动,才能与老年人建立良好关系。

三、与老年人沟通交流的方法

老年人因生理上听力和视力的减退,接受信息的能力较差,在进行健康评估和病史采集时,会影响老人与护理人员之间的交流。因此,应注意应用语言和非语言沟通技巧。

(一)语言沟通的类型

1. 口头沟通 以语言为信息传递的工具,是老年人抒发情感,进行社会互动的较好途经,包括交谈、演讲、电话、讨论等形式。为了增强沟通效果,应注意:①安排适宜的沟通环境,减少噪声和干扰。②有效控制自我情绪的反应,态度诚恳自然,以适宜的称谓称呼老人。③给老年人提供充分的时间,老年人未做出完全表达时,应避免给予片面或匆促的回复。当老年人表达出不恰当或不正确的信息时,不可当场辩白使之困窘,也不要刨根问底。④语言简短得体,多主动倾听并鼓励老年人畅所欲言。注意说话音调和速度,既要考虑到老人听力下降、反应较慢等因素,又要避免因提高音量而被误认为生气或躁怒使老人产生不悦感。⑤多运用非语言沟通回答老年人,如点头、微笑表示认同或支持等。

2. 电话访问 可协助护理人员克服时空距离,及时有效了解老年人的状况。适当的采用特别对患有某种疾病、行动不便的老年人效果更佳。若有可视电话,就更能营造良好的交流氛围。交流的双方最好能建立彼此之间习惯性的电话问候与时间表,使老年人产生参与社会活动的喜悦。电话访问时应先了解对方的生活和作息习惯,尽可能避开用餐、睡眠及休息时间。在开始沟通时,应明确介绍自己,说清与老人的关系,介绍此次电话访问的目的。为减少误解的发生,还需以书信形式复述信息。倘若电话访问的老年人有听力障碍、失语症或定向力混乱时,需要特别耐心并采用有效的方法。比如:可以使用计速器提醒自己将语速放慢,尽可能咬字清楚;鼓励听力困难的老人安装电话扩音设备。

3. 书信沟通 随着年龄增长,老年人性格会变得比较内向与退缩,加上听力减退、记忆力下降,会影响沟通的效果。结合书信方式沟通能更好地克服老年人记忆减退,听力减退的状况,起到提醒的作用,也增加了老年人的安全感和对健康教育的遵从性。使用书写方式时要注意:①使用与背景色对比度大的大体字,比如,白纸黑字;②对重要名词,可以使用语言加以辅助说明;③尽可能使用非专业术语;④可结合使用简明的图表、图片来解释必要的过程;⑤写明治疗、护理后注意事项或健康指导;⑥运用核对标签,如用小卡片列出每日健康流程操作,并贴于常见的地方。

(二)非语言沟通的类型

非语言沟通更适合于老年人,特别是对因渐进性的认知障碍而越来越无法表达和理解谈话内容及视听有障碍的老年人显得更为重要。护理人员要达到持续的沟通,了解和判断老年人的思考、需要与感觉,必须强化非语言沟通方式。就要加强非语言沟通。其成功的诀窍在于双方用心地在平等的感觉下进行沟通。常用非语言沟通技巧有面部表情、倾听、触摸和身体姿势。

1. 面部表情 是经常用来表达感受的一种非语言行为。护士可以从老人的面部表情得到许多信息,如疼痛的老人会愁眉苦脸,内心害怕的老人看起来显得畏缩;相反,老人也可以通过观察护士脸上的表情判断护士的内心世界。因此,面对老人时,必须控制有关惊慌、紧张、厌恶及害怕等不良表情,以避免老人将表情与自己病情恶化相连接。要多微笑,护士的微笑是美的象征,是爱心的体现,对老年人的精神安慰甚至胜过良药,在微笑中为老人营造一种愉悦的、安全的、可信赖的气氛。

2. 倾听 要善于听老人讲话,在倾听过程中,要注意力集中,保持双方眼睛在同一水平线及眼神的接触,从而利于双方平等的沟通,使用能表达信息的举动,如点头、微笑等。说话时身体向前倾斜表示对老人的话题有兴趣,适时夸大面部表情以传达各种情绪。用心倾听,不仅表达了对老人的关心,还表达了对话题的兴趣,以鼓励老人继续说下去,并及时做出合适的反应。

3. 触摸 是非语言交流的特殊形式,通过不同形式的触摸,能传递不同的信息,如握手、抚摸身体的适当部位,可使老人感到关怀和慰藉,及时对受到惊吓的老人拍拍肩膀,可以传达陪伴和关爱。有研究证明,触摸是老年人与外界沟通的最佳途径。但是,若使用不当,可能会触犯老年人的尊严。因此,在运用触摸技巧时应注意以下几点:

(1) 尊重老人的尊严与社会文化背景 体格检查涉及老人隐私时,应事先得到允许,要认真细致地了解老人的民族禁忌、风俗习惯和文化背景,避免产生误会。

(2) 观察老人对触摸的反应 老人在触摸后出现面部肌肉紧张、焦虑等表情和反应时,是对触摸的否定。如果老人被触摸后显得舒服或松弛,是触摸被有效接受的表现。

(3)根据不同的情况采取不同的触摸形式　如当老人得知了一个悲痛的消息,及时将手放在老人的肩或臂上可得到好的反应。

(4)选择适当的部位　最易被接受的部位是手,而握手则是最不受威胁的触摸,其他部位有:前臂、上臂、肩。大部分老年人忌讳被触摸头部,护理人员应该慎重考虑。

(5)注意触摸的方式和时机　"轻触"是刺激性的,而温暖有力的触摸才具有保护和安抚的效果。

(6)让老人知道你的存在后方可触摸　许多老人因视力的逐渐丧失,容易受到惊吓,所以,尽量选择从功能良好的健侧肢体接触老人,不要突然从背后或患侧触摸老人。

(7)保护老人的皮肤　老年人的皮肤一般都较干燥和脆弱,要防止拉扯和摩擦力度过大。触摸要轻柔,体现出热情与关爱,但触摸时应尊重老年人的尊严与文化社会背景,注意观察老人对触摸的反应。接触不当也可产生消极效应,因此,要审时度势地进行。

4. 身体姿势　当言语无法清楚地表达内容时,体态语言能适时有效地辅助表达。与认知障碍的老年人沟通前,必须先让老人知道我们的存在。护理人员在口头表达时,要面对老年人以利于他读唇,同时辅以缓和、明显的肢体动作来加以说明。同样的,如果老年人无法清楚地用口头表达时,也可以鼓励他用身体语言表达,并及时给予反馈,以利于双向沟通,如挥手再见或问好、模仿洗脸、刷牙、梳头、吃饭、喝水、搀扶老年人的手臂,或让老年人的手握住护理人员的手臂,协助老人察觉我们要他同行等动作。

老年人的生理、心理变化对沟通的建立和维持产生了一定的影响,护理人员需要掌握必要的沟通交流技巧以达到有效地沟通,有学者提出以下建议。

针对一位耳聋的老年患者如何选择沟通交流的方法?

老年人最大的一个认知特点是:往事历历在目,近景一片模糊。几十年岁月的痕迹深深地烙印在他们的心里,使他们沉浸在遥远的回忆中。过往的苦难与欢乐,是支撑他们生活的一个很重要的精神支柱。而眼前的人和事,他们却大都记不清。由于长期独居,加上过往的一些不愉快的经历可能给老年人留下了心理阴影,很多老年人性格孤僻、古怪。这就需要我们有加倍的热情和耐心,去取得老年人的信任。

(1)态度诚恳自然,保持适度的幽默感。

(2)有效控制自我情绪的反应,并留意自己与老人的面部表情与身体语言。

(3)说话简单得体、多主动倾听并且鼓励老人畅所欲言。

(4)为了解老人而倾听,而非为回答问题而倾听。

(5)要有充分的时间和足够的耐心,老人未完全表达时避免给予片面或匆忙的回复。

(6)不完全了解谈话内容时,应坦言澄清,切勿妄下结论或轻易回答。

(7)沟通过程中,可多运用非语言形式回应老人,如点头或拍拍肩膀以示认同或支持,并能适时吸引老人对沟通者的专注力。

(8)适当运用肢体语言或实物,如日历、报刊等,以强化沟通内容。

(9)安排适宜的沟通环境,以减少干扰。

(10) 不要在老人视线范围内与其他人轻声耳语,防止老人产生错觉。

(11) 要以平等的方式与老人谈话。不要让老人抬起头或远距离跟你说话,那样老人会感觉你高高在上和难以亲近,应该近距离弯下腰去与老人交谈,老人才会觉得与你平等和觉得你重视他。

(12) 以适宜的称谓称呼老人。

(13) 适时自我介绍,说明彼此的关系和其他相关的信息,增强老人对环境的认识。

(14) 沟通时保持面对老人,以利于老人读唇和眼神的接触。

(15) 语句简单、扼要,尽量使用全名或增加相关说明,避免代名词、抽象语句或专业术语。

(16) 降低说话音调,可稍增加音量但不要过大,防止被误认为是生气或躁怒,反而诱发老人的不悦与反感。

(17) 说话吐字清楚且速度稍缓,提供老人足够的时间理解信息和反应。

(18) 沟通过程中,要确认老人传达的情绪内容,如遇极度沮丧,可适当转移注意力。

(19) 当老人表达出不恰当或不正确的信息与意见时,可适当地暂缓信息传达。

(20) 强化老人的认知和回忆能力,适时提示老人回想不起来的话题,若因此而不悦,则应结束或改变话题。

(21) 使用实物和身体语言引导程序性记忆,以强化要其学习的行为(如站在刚洗好衣服的旁边,引导要晾衣服的行为记忆)。

(22) 每次只给一个口令或提示,尽量把动作分解为几个步骤,例如:"咖啡—糖—奶粉—搅拌"。

(23) 同一时间最多给两个选择,既不增加困扰,又可维护自主权。

同时,应注意或尽可能避免以下妨碍沟通的对话方式。①劝告或建议式:"我以为你最好打电话给他"这样容易促成老人依赖他人的决定。②争论式:"事实明摆在眼前,你还……"这样的语句令老人反感或不敢说出自己的主张。③说教式:"明理的老人是不会这样做的",这会令老人感到羞愧、不悦。④分析式:"你就是怕配偶遗弃你",这会令老人不安、愤怒。⑤批判式:"你偷吃,所以血糖才这么高",这会使老人自卑、无望。⑥命令式:"时间到了,快去洗澡",这种命令的口气容易引起老人的抗拒、反感。⑦警告式:"再这样吵,就关掉电视",这会使老人更不合作。⑧责问式:"你怎么可以不按时服药",这会让老人觉得自己无能力、不被信任。⑨转移话题:"没时间了,我要忙别的患者",这会令老人感到自己不被重视。在日常生活中,这些情景可能发生在忙碌或不经意时,所以,有效沟通需要不断地评估和修正。

小　结

老年人健康评估的主要内容是躯体健康评估、心理健康评估、社会健康评估和生存质量的评估,其中躯体健康评估包括健康史采集、身体评估、辅助检查和功能评估;心理健康评估包括焦虑、抑郁、认知评估;社会健康评估包括角色、环境、家庭和文化评估;在对老年人进行健康评估时,通过交谈、沟通和观察等方法,正确地选择语言和非语言沟通技巧,来收集老年人的健康资料,评估健康状况。

问题分析与能力提升

1. 患者,男,70岁,因"头痛、头晕、胸闷、血压升高"而入院,入院后出现焦虑、恐惧、绝望等情绪反应。

   针对此患者提出问题:①该患者的情绪反应提示出现什么问题? ②出现这些情绪反应的原因有哪些? 如何进行指导?

2. 患者,男,68岁,子女均已工作,退休在家。经常感觉无助和无望,食欲明显减退,入睡困难、易早醒,认为自己碌碌无为、一事无成,多次有自杀企图,经多家医院检查,没有明显异常。

   针对此患者提出问题:①怎样对该患者进行健康评估? ②在评估过程中应注意的问题有哪些?

3. 患者,男,70岁,高血压18年,近期出现左手麻木,今晨醒来,左手活动不灵活,左腿无力站立,持续加重,伴口角流涎、语言吐字不清,由家人送往医院治疗。体检:神志清,T 36.5 ℃、P 80次/min、R 18次/min、BP 135/113 mmHg(1 mmHg=0.133 kPa)。左侧面部瘫痪,口角歪斜,舌尖偏向左侧。双侧瞳孔等大等圆,直径3 mm,对光反射灵敏。两肺呼吸音清晰,无干湿啰音。心律齐,无闻及杂音。腹软,无压痛,肝、脾未触及。上下肢肌张力增高、膝反射亢进,巴宾斯基征阳性。CT检查:脑右侧有低密度病变区。老伴刚去世,儿子在外打工。

   针对此患者提出问题:①目前该患者的主要健康问题有哪些? ②患者的主要心理问题有哪些? ③怎样对患者进行健康评估?

同步练习

一、选择题

1. 下列哪项说明了维护老年人心理健康的发展原则的含义 （ ）
   A. 主动调整个人以适应环境　　　　　　B. 主动改变环境以避免不良刺激
   C. 从自然、社会、文化等多个角度解决问题　　D. 将老人看作一个整体的人
   E. 定期组织健康教育

2. 患者,男,69岁,近1个月来感到不明原因紧张不安、心烦意乱、坐卧不安、失眠,有时有不安的预感,注意力难以集中。生活中稍有不如意就心烦意乱,经常与他人发生冲突等。评估时主要的工具是 （ ）
   A. Pfeffer功能活动问卷　　　　　　　B. 汉密尔顿抑郁量表
   C. 汉密尔顿焦虑量表　　　　　　　　D. Lawton功能性日常生活能力量表
   E. Katz日常功能指数评价量表

3. 老年人功能状况的评估中最基本的是什么评定 （ ）
   A. ADL　　　　　　　　　　　　　B. 认知能力
   C. 心理功能　　　　　　　　　　　　D. 社会能力
   E. 感知能力

4. 老年人生活环境中,室温应以多少较为适宜 （ ）
   A. 16～18 ℃　　　　　　　　　　　B. 18～20 ℃
   C. 20～22 ℃　　　　　　　　　　　D. 22～24 ℃
   E. 24～26 ℃

5. 老人健康评估注意事项中下述不正确的是 （ ）
   A. 应尽量保持安静、无干扰　　　　　　B. 应注意刺激强度适当,避免损伤老年人

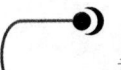

　　C. 应避免一次评估时间过长而引起老年人疲乏　　D. 体检必须准备特殊检查床进行检查

　　E. 体检必须准备棉签、叩诊锤等物品

6. 下面影响老年人情绪的重要因素之一是　　　　　　　　　　　　　　　　　　　（　　）

　　A. 支持系统　　　　　　　　　　　　B. 社会责任

　　C. 经济问题　　　　　　　　　　　　D. 生活方式

　　E. 饮食结构

7. 下列对老年人心理健康影响较大的因素是　　　　　　　　　　　　　　　　　　（　　）

　　A. 传统观念　　　　　　　　　　　　B. 社会角色

　　C. 生活方式　　　　　　　　　　　　D. 家庭问题

　　E. 文化因素

二、名词解释

1. 老年人健康评估　　2. 社会健康　　3. 生存质量　　4. 沟通

三、简答题

1. 老年人功能状态评估的内容有哪些？
2. 老年人心理健康评估的主要内容有哪些？常用评估方法和工具有哪些？
3. 老年人社会健康评估的主要内容有哪些？常用评估方法和工具有哪些？
4. 在与老年人进行沟通和交流的时候有哪些沟通技巧？

（叶　桦）

第四章 老年保健与健康促进

学习目标

1. 熟悉：老年保健的目标和原则；社区健康教育的策略。
2. 了解：如何实现健康老龄化；国外老年保健的发展概况。

我国已进入快速老龄化阶段，面临人口老龄化和人口总数过多的双重压力。面对庞大的老龄群体，如何延缓衰老、如何满足老年人的健康需要，提高老年人的生活质量，使其安度晚年，不仅关系到老年人的健康长寿，还关系到家庭、社会的稳定和发展。

第一节 概 述

保健，指为保护和增进人体健康、防治疾病，医疗机构所采取的综合性措施。

老年保健是指在平等的享用卫生资源的基础上，充分利用现有的人力、物力，以保护和促进老年人健康为目的，发展老年保健事业，使老年人得到基本的医疗、护理、康复、保健等服务。广义的老年保健，其内容还应包括对老年人生活起居、休息睡眠、娱乐活动、饮食营养、体格锻炼、卫生习惯、精神修养等提出积极、有效的建议和指导，积极开展老年健康教育，不断提高老年人的生活质量，使老年人能够继续发挥自己的专长和潜力，为国家和社会做出力所能及的贡献，身心愉快地度过晚年，以实现健康长寿的目标。

世界卫生组织认为，在平等享用卫生资源的基础上，充分利用人力、物力，以维持、促进老年人健康为目的，发展老年保健事业，使老年人得到基本的医疗、康复、保健、护理。

> 老年保健的范畴包括哪些？

老年保健的范畴：建立健康手册、健康教育、健康咨询、健康体检、功能训练。

一、老年保健的目标与原则

（一）老年保健目标

老年保健目标是实现健康的老龄化。当前老年人口迅速增加，老年人器官功能衰退与疾病增加，高龄老年人病残率与护理需求也明显增加，老年人的医疗保健与康复费用剧增，从而对个人、家庭、社会带来严重挑战。针对这一世界性的社会问题，1990年9月世界卫生组织在哥本哈根会议上提出"健康的老龄化"作为解决这一问题的战略目标和方针，后来得到世界各国的支持和关注。人们已经认识到衰老与疾病虽有一定的联系，但衰老并不是一种疾病，衰老是一个渐进的缓慢过程，在生命的晚期，人们仍然可以保持良好的生理功能。健康的老龄化不仅是延长人类的生物学年龄，还应延长人类的心理年龄和社会年龄。健康老龄化是指老年人健康的寿命和独立生活的寿命更长，缩短老年人伤残期与需要依赖他人护理的时期，延长参与社会的年限，缩短与社会隔离及受歧视的年限。

（二）老年保健的基本原则

老年保健原则是开展老年保健工作的行动准则，为今后的老年保健工作提供指导。

1. **全面性原则** 老年人健康包括身体、心理和社会三方面的健康，故老年保健也应该是多维度、多层次的。全面性原则包括：①老年人的躯体、心理及社会适应能力和生活质量等方面的问题；②疾病和功能障碍的治疗、预防、康复及健康促进。

因此，建立一个统一的、全面的老年保健计划是非常有益的。许多国家已经把保健服务和计划纳入不同的保健组织机构，例如身体的、心理的和环境的组织机构中，为了使这些机构能与各种社会服务一起更好地适应老年人不同的健康需求，需要寻找一个更为统一协调的办法。

近二十年来各发达国家更加重视以支持家庭护理为特色的家庭保健计划，这一计划中的医护人员或其他服务人员可以为居家的老年人提供从医疗咨询、诊疗服务、功能锻炼、心理咨询、健康指导到社会服务的一系列支持性服务，受到老年人的欢迎。

2. **区域化原则** 为了使老年人能方便、快捷地获得保健服务，服务提供者能更有效地组织保健服务，所提供的以一定区域为单位的保健，也就是以社区为基础提供的老年保健。社区老年保健的工作重点是针对老年人独特的需要，确保在要求的时间、地点，为真正需要服务的老年人提供社会援助。因此，受过专业培训的人员是非常重要的。疾病的早期预防、早期发现和早期治疗，营养、意外事故、安全和环境问题及精神障碍的识别，全部有赖于医生、社会工作者、健康教育工作者、保健计划设计者所受到的老年学和老年医学方面的训练。另外，还需要有老年病学和精神病学专家在制订必要的老年人保健计划和服务方面给予全面指导。

3. **费用分担原则** 由于日益增长的老年保健需求和紧缺的财政支持，老年保健的费用应采取多渠道筹集社会保障基金的办法，即政府承担一部分、保险公司的保险金补偿一部分、老年人自付一部分。这种"风险共担"的原则越来越为大多数人所接受。

4. **功能分化原则** 老年保健的功能分化是随着老年保健的需求增加，在对老年保健的多层次性有充分认识的基础上，对老年保健的各个层面有足够的重视，在老年保健的计划、组织和实施及评价方面有所体现。例如，由于老年人的疾病有其特征和特殊的发展规律，老年护理院和老年医院的建立就成了功能的最初分化；再如老年人可能会存在特殊的生理、心理和社会问题，因此，不仅要有从事老年医学研究的医护人员，还应当有精神病学家、心理学家和社会工作者参与老年保健，在老年保健的人力配备上也显示明确的功能分化。

5.**防止过分依赖原则** 由于传统文化的影响,社会中大多数人包括老年人本身,认为老年人即弱智,生活中理应得到更多的照顾,而忽视了老年人的主观能动性。因而老年人容易对医护人员或家人产生依赖。实际上,生活中过分的照顾和保护,会影响老年人正常功能和能力的开发,最终导致功能废用。因此,对老年人的保健护理,必须防止其过分依赖,要充分调动老年人的自身主观能动性,依靠自身力量,维护健康,促进康复。

对老年人的保健护理中,防止其过分依赖的措施有哪些?

6.**联合国老年政策原则** 该原则强调老年人的独立、参与、照顾、自我充实和尊严。原则如下:

(1)**独立性原则** ①老年人应能通过提供收入、家庭和社会支持及自助,享有足够的食物、水、住房、衣着和保健;②老年人应享有工作机会或其他创造收入的机会;③老年人应能参与决定退出劳动力队伍的时间;④老年人应享有参加适当的教育和培训的机会;⑤老年人应能生活在安全且适合个人选择和能力变化的环境;⑥老年人应尽可能长期在家居住。

(2)**参与性原则** ①老年人应始终融于社会,积极参与制订和执行直接影响其福祉的政策,并将其知识和技能传给子孙后代;②老年人应能寻求为社会服务的机会,并以志愿工作者身份担任与其兴趣和能力相称的职务;③老年人应能组织老年人运动或协会。

(3)**保健与照顾原则** ①老年人应按照社会的文化价值体系,享有家庭和社区的照顾和保护;②老年人应享有保健服务,帮助他们保持或恢复到身体、智力和情绪的最佳水平并预防或延缓疾病的发生;③老年人应享有各种社会和法律服务,以提高其自主能力并使他们得到更好的保护和照顾;④老年人居住任何住所、安养院或治疗所时,均应享有人权和基本自由,包括充分尊重他们的尊严、信仰、需要和隐私,并尊重他们照顾自己和抉择生活质量的权利。

(4)**自我实现原则** ①老年人应能寻求充分发挥自己潜力的机会;②老年人应能享用社会的教育、文化、精神和文娱资源。

(5)**尊严性原则** ①老年人的生活应有尊严、有保障,且不受剥削和身心损害;②老年人不论其年龄、性别、种族或族裔背景、残疾或其他状况,均应受到社会公平对待,而且不论其经济贡献大小均应受到尊重。

二、老年保健的重点人群

1.**高龄老人** 高龄老年人是指80岁以上的老年人。随着老龄化社会的到来,高龄老年人比例逐步提高。根据联合国预测,1985—2025年中国高龄老年人占65岁以上老年人比例将从10.8%增到14.1%。高龄老年人是体质脆弱的人群,老年群体中60%~70%的人有慢性疾病,常有多种疾病并发。随着年龄的提高,老年人的健康状况不断退化,同时心理健康状况也令人担忧,因此,高龄老年人对医疗、护理、健康保健等方面的需求加大。

2.**独居老人** 随着社会的发展和人口老龄化、高龄化及我国推行计划生育政策所带来的家庭结构变化和子女数的减少,家庭已趋于小型化,只有老年人组成的家庭比例在逐渐增高。特别是我国农村,青年人外出打工的人数越来越多,导致老年人单独生活的现象比城市更加严重。独居老人很难外出看病,对医疗保健的社区服务需求量增加。因此,帮助他们购置生活必需品、定期巡诊、送医送药上门,为老人提供健康咨询或开展社区老人保健具有重要意义。

3. 丧偶老人　丧偶老人随年龄增高而增加,丧偶对老年人的生活影响很大,所带来的心理问题也非常严重。丧偶使多年的夫妻生活,所形成的互相关爱、互相支持的平衡状态突然被打破,夫妻中的一方失去了关爱和照顾,常会使丧偶老人感到生活无望、消极、乏味,甚至积郁成疾。据世界卫生组织报告,丧偶老人的孤独感和心理问题发生率均高于有配偶者,这种现象对老年人的健康是有害的,尤其是近期丧偶者,常导致原有疾病的复发。

4. 患病老年人　老年人患病后,身体状况差、生活自理能力下降,需要经过全面系统的治疗,因而加重了老年人的经济负担。为缓解经济压力,部分老年人会自行购药、服药,而引起对病情的延误诊断和治疗。因此,应做好老年人健康检查、健康教育、保健咨询、配合医生治疗,促进老年人的康复。

5. 新近出院的老年人　近期出院的老年人因疾病尚未完全康复,身体状况较差,常需要继续治疗和及时调整康复治疗护理方案,如遇到经济困难等不利因素,疾病极易复发甚至导致死亡。因此,从事社区医疗护理保健的人员,应掌握本区域内近期每位出院老年病人的情况,并根据具体情况定期随访。

6. 精神障碍的老年人　老年人中的精神障碍者主要是痴呆病人,包括血管性痴呆和老年性痴呆。随着老年人口增多和高龄老年人的增多,痴呆病人也会增加。痴呆使老年人生活失去规律,并且不能自理,常伴有营养障碍,从而加重原有的躯体疾病,使平均寿命缩短。因此,痴呆老年人需要的医疗和护理服务明显高于其他人群,应引起全社会的重视。

老年人对保健服务和福利设施需求的特点:首先,老年人由于老化、疾病和伤残而妨碍了正常社会交往,降低了活动或独立生活能力;其次,老年人实际收入减少,参与社会和经济生活的机会减少,社会地位降低,可能导致情感空虚,出现孤独感、多余感;还有,由于身体状况的变化对住房和环境产生新的需要等。因此,老人们希望社会福利能尽力填补由于社会和经济发展造成的差距,让自己在改进的家庭、社团或其他环境中有所作为,自我实现,尽快从身体和精神上的困境中解脱出来。

三、老年人保健策略

我国是世界上拥有老龄人口最多的国家,也是老龄人口增长最快的国家,人口的老龄化给社会的经济发展和医疗保健等事业带来巨大影响。老年人作为社会的弱势群体,对于生活和生命质量也有着不同层次的需求,因此,社会、单位、家庭与个人不可避免地面对老龄化带来的严峻考验。

我国在现有的经济和法律基础上,建立符合我国国情的老年保健制度和体系是老年保健事业的关键,也关系到我国经济发展和社会稳定,需要引起高度重视。在物质、精神方面进行准备并采取切实可行的对策,将总体部署和具体措施紧密结合。根据老年保健目标,针对老年人的特点和权益,可将我国的老年保健策略归纳为六个"有所",即"老有所医""老有所养""老有所乐""老有所学""老有所为"和"老有所教"。

(一)老有所医——老年人的医疗保健

大多数老年人的健康状况随着年龄的增长而下降,健康问题和疾病逐渐增多。可以说"老有所医"关系到老年人的生活质量。

要改善老年人口的医疗状况,就必须首先解决好医疗保障问题。只有深化医疗保健制度的改革,逐步实现社会化的医疗保险,运用立法的手段和国家、集体、个人合理分担的原则,将大多数的公民纳入这一体系当中,才能改变目前支付医疗费用的被动局面,真正实现"老有所医"。

(二)老有所养——老年人的生活保障

家庭养老仍然是我国老年人养老的主要方式,但是由于家庭养老功能的逐渐弱化,养老必然由家庭转向社会,特别是社会福利保健机构。建立完善的社区老年服务设施和机构,增加养老资金的投入,确保老年人的基本生活和服务保障,将成为老年人安度幸福晚年的重要方面。

(三)老有所乐——老年人的文化生活

归纳我国老年保健策略有哪些?

老年人在离开劳动生产岗位之前,奉献了自己的一生,因此有权继续享受生活的乐趣。国家、集体和社区都有责任为老年人的"所乐"提供条件,积极引导老年人正确和科学地参与社会文化活动,提高身心健康水平和文化素质修养。"老有所乐"的内容十分广泛,如社区内可建立老年活动站,开展琴棋书画、阅读欣赏、体育文娱活动,饲养鱼虫花草、组织观光旅游、参与社会活动等。

(四)老有所学和老有所为——老年人的发展与成就

老年人虽然在体力和精力上不如青年人和中年人,但老年人在人生岁月中积累了丰富的经验和广博的知识,是社会的宝贵财富。因此,老年人仍然存在着一个继续发展的问题。"老有所学"和"老有所为"是两个彼此相关的不同问题,随着社会的发展,老年人的健康水平逐步提高,这两个问题也就越加显得重要。

1.老有所学 自1983年第一所老年大学创立以来,老年大学为老年人提供了一个再学习的机会,也为老年人的社会交往创造了有利的条件。老年人通过一段时间的学习,精神面貌发生了很大改观,生活变得充实而活跃,身体健康状况也有明显改善,因此,受到老年人的欢迎。老年人可根据自己的兴趣爱好,选择学习内容,如医疗保健、少儿教育、绘画、书法、棋艺、舞蹈、烹调、缝纫等,这些知识不仅能陶冶老年人情操、提高老年人的自身修养,又给老有所为创造了一定的条件或有助于潜能的发挥。

2.老有所为 可分为两类:①直接参与社会发展,将自己的知识和经验直接用于社会活动中,如从事各种技术咨询服务、医疗保健服务、人才培养等。②间接参与社会发展,如献计献策、社会公益活动、编史或写回忆录、参加家务劳动、支持子女工作等。在人口老化日益加剧的今天,不少国家开始出现了劳动力缺乏的问题,老有所为将可以在一定程度上缓和这种矛盾;同时,老有所为也为老年人增加了个人收入,对提高老年人在社会和家庭中的地位及进一步改善自身生活质量起到了积极的作用。

(五)老有所教——老年人的教育及精神生活

一般来说,老年群体是相对脆弱的群体,经济脆弱、身体脆弱、心理脆弱。由于经济上分配不公、政治上忽视老人、情感上淡漠老人、观念上歧视老人等都可能造成老年人的心理不平衡,从而不利于代际关系的协调,不利于社会的发展,甚至造成社会的不安定因素。国内外研究表明:科学的、良好的教育和精神文化生活是老年人生活质量和健康状况的前提和根本保证。因此,社会有责任对老年人进行科学的教育,充分利用先进文化武装人、教育人、塑造人、鼓舞人。建立健康的、丰富的、高品位的精神文化生活将会成为21世纪老年人的主要追求。

四、老年保健的新理念

1. **养老的概念** 老龄联合会提出21世纪全球养老新理念：从满足物质需求向满足精神需求方向发展。21世纪，随着物质条件极大改善，养老的精神和文化健康目标会凸显出来，成为老年人的主要需求。

2. **养老的原则** 从经验养生向科学养生发展。

3. **养老的目标** 从追求生活质量向追求生命质量转化，养老的目标是动态的。如果说，长寿是最初、最古老的目标，健康则是现在目标，而尊严则是21世纪老龄化社会的目标。

4. **养老的意义** 从安身立命之本向情感心理依托转变。进入21世纪，养老将彻底摆脱功利色彩，走向情感联络和心理依托的殿堂。

五、老年自我保健

(一) 自我保健的概念和内涵

世界卫生组织提出"自我保健是个人、家庭、邻里、亲友和同事自发的卫生活动"。老年自我保健，是指健康或罹患某些疾病的老年人，利用自己所掌握的医学知识和科学的养生保健方法，简单易行的康复治疗手段，依靠自己和家庭或周围的力量对身体进行自我观察、诊断、预防、治疗和护理等活动。通过不断地调适和恢复生理和心理的平衡，逐步养成良好的生活习惯，建立起一套适合自身健康状况的养生方法，达到增进健康，防病治病，提高生活质量，推迟衰老和延年益寿的目标。

自我保健属于自我保健医学范畴。其内涵为：①自我保健中的"自我"，狭义上是指个人，而广义上还包括家庭、亲友、邻里、同事及社区和管理部门。②自我保健活动，包括个体不断地获得自我保健知识，并形成某种机体内在的自我保健机制，是人们自我防卫的本能之一；以及个体利用学习和掌握的保健知识，根据自身的健康保健需求自觉地、主动地进行自我保健活动。③自我保健强调和重视"自我"在保健中的地位和作用，充分发挥个体在健康维护及疾病预防等活动中的主观能动性，突出自我负责精神。④自我保健需要接受健康教育和指导。

因此，自我保健不仅是自己运用一些医疗保健方法和措施，来维护自身的健康，实际上是将融医疗、预防、康复、保健为一体的综合性保健措施，是人们对健康观念认识的深化所采取的保持健康的重要手段，是在医学机构和社会保健等有关系统的参与、指导和支持下的一种自助的保健活动。

自我保健在三级预防中属第一级预防，侧重于提高个人、家庭的自我调适，提高个体心理素质和社会适应能力，建立身体、心理行为和社会全面健康的意识和健康行为。

(二) 自我保健的内容

1. **对环境的适应** 包括对自然环境和社会环境的适应，与人类健康相关的自然环境受社会的影响。人类在一开始作用于自然环境时是社会劳动，而不是个人行为，因此，个人不但要适应自然环境，也必须适应社会环境。自我保健强调个人在健康中的主导作用,对不断变化的环境,应发挥能动作用,采取积极措施,保护有利于健康的环境因素,改造不利于健康的环境因素,使自我与环境相适应。

2. 健康知识学习　由于人们对于疾病的认识存在着差异,不良的卫生习惯、行为和卫生知识水平都阻碍着自我保健的实施,因此,加强健康知识的学习,可大大促进自我保健,健康学习是自我保健的重要环节。

3. 保持和增进健康的行为习惯　健康行为是指个体和群体表现出的,在客观上有利于自身和他人健康的行为。它包括许多内容,主要表现在日常的行为规范上,如情绪乐观、不吸烟、不酗酒、平衡膳食、合理营养、坚持锻炼、生活有规律等。健康的行为习惯能使人们在身体、心理和社会交往诸方面均处于良好的状态。

4. 提高自我预防、诊断、治疗的能力　居民应运用各种措施增强自身体质、保持和改善健康状况,预防或延缓疾病的发生;对自身疾病有一定的判断能力,能做定期健康检查以便早期发现疾病;疾病发生后,能运用各种有效的措施来配合医生治疗,提高疗效,以阻止疾病发展,促进康复;掌握常用药的使用方法,对常见病、多发病、小病小伤能自行用药与治疗。

5. 参与社区保健活动　每个老年人都应积极参加社区的各种预防保健活动,如健康教育、健康检查、康复护理、预防接种、改善环境卫生等活动,从而不断提高自我保健意识和能力,增进机体健康。

（三）自我保健的原则

1. 自我观察　就是通过"看""听""嗅""摸"等方法观察自身的健康状况,目的在于了解自己的身体健康状况,及时发现异常或危险信号,做到早期发现疾病,及时治疗。自我观察内容包括:观察与生命活动有关的重要生理指标;观察疼痛的部位和特征;观察身体结构和功能的变化等。通过自我观察,掌握自身的健康状况及身体的薄弱环节,多加注意,以便进行有针对性的自我调理。因此,每位中、老年人都应学习并学会观察自己的健康状况,随时注意自己的身体所发生的变化,以便及时寻求相应的医疗保健服务。

2. 自我判断　根据自我观察所记录的症状和体征,并结合化验单等资料,对自己的疾病能够做出初步的判断。但要注意很好地掌握自我诊断的尺度,重视偶发的异常症状或体征,及早就医,以免耽误诊断和治疗。

3. 自我治疗　是指对轻微伤症和慢性疾病病人的自我治疗。有时病情比较单纯、症状轻微或小的外伤,能够自行处理,就无须到医院就诊,而使用家庭中所能提供的药品、器械,以及采用饮食、运动锻炼或生活调理等手段进行自我治疗。这样,可以使小伤小病得到及时的治疗,而不致积累为大病。常用的手段包括服药、注射、灌肠、氧气吸入等,如常见慢性疾病的自我服药、患有心肺疾病的老年人可在家中用氧气袋、小氧气瓶吸氧等,但应在护理人员的指导下进行。

4. 自我康复　主要针对慢性病或急性病的康复期,采用非药物疗法进行调理和功能性锻炼,以增强体质,提高生活质量,促进机体早日康复。

5. 自我护理　自我护理是增强生活自理能力,进行自我健康维护的一种方法。根据自己的病情,运用护理知识进行自我照顾、自我调节、自我参与及自我保护。

6. 自我预防　自我预防就是要求人们建立健康的生活方式,养成良好的卫生习惯;保持最佳的心理状态,是延缓衰老的重要精神支柱;合理的膳食结构,保持全面均衡的营养;坚持适度运动、锻炼,持之以恒;定期健康体检。老年人应懂得怎样预防疾病,以减少或杜绝疾病的发生,尤其对于一些存在如肥胖症、高脂血症、高尿酸血症等高危因素的老年人,预防就更为重要。

7. 自我急救　在某些危急的情况下,患者及周围的人具有一定的急救常识,才能最大限度地挽救患者生命,提高治疗效果。包括:①熟知急救电话;②外出时随身携带急救卡(写明姓名、家属或亲友的联系电话、血型、定点医院、主要疾病、病历号等);③患有心绞痛的老年人应随身携带急救药盒;④患有糖尿病的老年人应随身携带一些糖果或点心;⑤患有心肺疾患的老年人家中常备氧气装置。

说一说你所知道的急救常识。

8. 自我监护及自我检测　自我监护及自我检测应从以下几方面入手。①建立家庭健康档案:中老年人对自己的身体健康要做到心中有数,应将过去看病的病历、各种检查报告单、检验报告单、健康体检报告等医疗文件保存好,建立一个家庭健康档案,有助于动态观察各项身体功能指标的变化,了解疾病发展程度,以便早期诊断和治疗。②身体各器官为重要检查项目。

9. 定期健康体检　定期健康体检的主要目的有两个:①预防新疾病的发生;②对已患疾病进行随访,预防复发。

(四)自我保健常用的方法

适合本人的方法,就是最好的方法,例如:①精神心理卫生自我保健法;②膳食营养自我保健法;③运动自我保健法;④传统医学自我保健法;⑤物理自我保健法;⑥生活调理自我保健法;⑦药物自我保健法。

老年人要注重提高自我保健意识和能力的方法,如:①思想上要重视;②学习一定的医学科普和养生保健知识;③善于总结自己的经验;④认真研究总结古今中外长寿老人的经验;⑤辩证地对待健康和疾病,药物和非药物疗法,自我保健和社会保健的关系,充分发挥各部分的功能;⑥必要的物质条件;⑦持之以恒。

(五)自我保健中应注意的问题

1. 老年人要根据自身身体状况及保健的目的来选用适当的自我保健方法。

2. 自我保健中应采用非药物疗法和药物疗法相结合,以非药物疗法为主的方法,但急性传染病、慢性病的发病期或感染性疾病等,应以药物疗法为主,而老年人的一些慢性病以非药物疗法如生活调理、营养、运动、物理、心理治疗等为主,效果不明显时再采用药物疗法进行治疗。

3. 体弱多病的老年人,在自我保健时常需采用上述的综合性保健措施,但要分清主次,合理调配,起到协同作用,提高自我保健效果。

4. 使用药物自我保健法时应慎重,应根据自身的健康状况、个体的耐受性及肝、肾功能情况合理使用,以非处方药为主,如需治疗用药,应根据医嘱用药。并注意掌握适应证、禁忌证、剂量、用法和疗程,以免产生不良反应。

每个人都希望自己健康或长期保持健康,并为之努力,如建立健康的生活方式、良好的行为习惯、合理均衡的营养、保持最佳心理状态等,充分依靠自我的能动性,挖掘所有的健康资源,贯彻预防为主的原则,有病时治病,无病时防病,这是自我保健的核心和特点。许多情况表明,老年常见病的预防应该从青少年,甚至婴幼儿及优生优育做起。

第二节 健康老年人与健康老龄化

世界卫生组织制定的健康标准是躯体没有疾病,并符合以下条件:有充沛的精力,能从容不迫地应对日常生活和工作压力,不感到过分紧张;处事乐观,态度积极,乐于承担责任,事无巨细不挑剔。

(一)健康老年人

1982年中华医学会老年医学分会制定了我国健康老年人的标准,1996年依据医学模式从生物医学模式向社会-心理-生物医学模式转变的要求,又对这一标准进行了补充修订。具体标准如下:①躯体无明显畸形,无明显驼背等。②无偏瘫、老年性痴呆及其他神经系统疾病,神经系统检查基本正常。③心脏基本正常,无高血压、冠心病(心绞痛、冠状动脉供血不足、陈旧性心肌梗死)及其他器质性心脏病。④无慢性肺部疾病,无明显肺功能不全。⑤无肝肾疾病、内分泌代谢疾病、恶性肿瘤及影响生活功能的严重器质性疾病。⑥有一定的视听功能。⑦无精神障碍,性格健全,情绪稳定。⑧能恰当地对待家庭和社会人际关系。⑨能适应环境,具有一定的社会交往能力。⑩具有一定的学习、记忆能力。

(二)健康老龄化

1. 概念　健康老龄化是当今国际社会关注热点。世界卫生组织1990年9月在哥本哈根会议上第一次提出《健康的老龄化》的概念。健康老龄化不仅仅是延长人类的生物学年龄,还应延长人类的心理和社会年龄;也并非指老年人长寿不生病,而是指使老年人健康和独立生活的寿命更长;尽可能缩短老年人伤残期与需要依赖他人护理的时间;延长参与社会的年限,缩短与社会隔绝与受歧视的年限,延长老年人的健康预期寿命,提高老年人的生活质量,促进老年人的身体健康、心理健康和社会参与能力。

Rowe等从生物心理社会医学模式,提出健康老龄化的标准,包括三方面内容:①低患病率及疾病相关残疾率;②高水平认知功能和躯体功能;③积极参与社会活动。

Jorm等将健康老龄化具体定义为:①生活在社区的老人;②自我健康评价良好;③日常生活能力评价(activities of daily living, ADL)无损害;④简易智能状态检查(Mini-mental status examination, MMSE)分数28分以上。

1995年10月,中国老龄委、中国老年学学会、中华人民共和国卫生部医政司在北京召开了全国老年医疗保健研讨会。期间,我国人口学与老年学家、中国老年学会会长邬沧萍教授做了《健康老龄化的科学含义和社会意义》的会议主题报告。邬教授在报告中指出:"可以看出健康老龄化这一词组与我国传统上使用的'健康长寿'近似,但寓意更深、内容更加丰富。"他进一步指出:"要全面、科学地理解'健康老龄化',必须明确六个要点。"这六个要点如下。

第一点:健康老龄化的目标是老年人口群体的大多数人健康长寿,体现在健康的预期寿命的提高。

第二点:健康老龄化不仅体现为寿命长度,更重要的是寿命质量的提高,老年人口健康寿命的质量是有客观标准的,也是可以量化的。

第三点:人类年龄结构向老龄化转变,一方面要求有相应的"健康转变"(health transition)来适应;另一方面,要求把健康的概念引申到社会、经济和文化诸方面。

第四点:人口老龄化是一个过程,要从个体和群体增龄的过程中认识老年人群的健康状况的前因后果、来龙去脉及发展趋势;把老年群体健康看作是进入老年前的婴幼儿、青少年和成年后各阶段所有制约健康因素的最综合、最集中和最终的表现,历史地、全面地认识老年人的健康,它同所有人的福利都有紧密的联系。

第五点:健康老龄化是人类面对人口老龄化的挑战提出的一项战略目标和对策,它是建筑在科学认识的基础上的。

第六点:健康老龄化是同各个年龄段的人口,同各行各业都有关系的一项全民性保健的社会系统工程,需要全党全民长期不懈的努力才能逐步实现。

2. 实现健康老龄化的主要途径　健康老龄化是以延长人口的健康预期寿命为标志的新的奋斗目标。为了实现健康老龄化,必须从个体、家庭、社区、社会等多个层面共同努力,采取相应的对策,使广大老年人保持生活自理能力,广泛参与社会活动,其主要对策如下。

(1)针对致死、致残疾病的共同危险因素,进行广泛、深入的健康教育,从青少年起就培养人们科学的生活方式和卫生习惯。

(2)预防重于治疗。老年人应建立健康的生活方式,养成良好的卫生习惯、保持最佳的心理状态、合理的膳食结构、坚持适度运动锻炼,增强自我保健意识,预防或延缓疾病的发生。不要把健康的希望完全寄托在医疗服务上,而应主要依靠自我保健保持健康。

(3)为使人人享有卫生保健,必须普及全科医疗和社区护理,推广康复医学,不断提高老年人社区医疗服务质量。

(4)重视和发展老年医学教育和科研,加强对心脑血管病、恶性肿瘤、糖尿病、骨质疏松症和老年痴呆等老年多发病的防治研究,制定和实施有效的防治对策。

(5)发动社会力量兴办老年医疗福利事业,如老年福利院、老年公寓、老年护理医院、临终关怀医院、老年精神卫生指导所等,共同促进老年人健康。

(6)家庭应主动承担养老责任,在生活、精神和经济上给予支持;同时应加强老年人的社会保障,积极发展老年医疗保险制度,重视老年人的精神文化生活,营造健康老龄化的环境。

(7)改善老年人居住条件,保护环境,保持生态平衡。

(8)开展健康老年人的研究。

(9)充分发挥老年群体的力量,积极开发健康老年人力资源,达到自我管理,自我服务的目的。

3. 影响健康老龄化的因素

(1)卫生及社会服务体系　需要有生命全程的观点,老年期是人类的一个正常生命过程,在促进健康、预防疾病方面人人享有平等的、有质量的初级保健和长期保健的权力。

(2)个人自身因素　个人的不良行为生活方式如吸烟、酗酒、缺乏运动、营养不均衡、不良的从医行为等;个人的文化程度、性别等则决定着个人的社会地位、经济地位和危险因素的暴露程度;个人的遗传因素与心理因素等。

(3) 居住环境 饮用水、空气、食品质量等。

(4) 社会环境 周围人群的文化程度很大程度上决定一个特定社会如何看待老年人和老龄化过程;社会支持不足使老年人老无所医、老无所养,增加各种疾病的死亡率、发病率。

(5) 经济收入和经济环境 老年人的收入普遍偏低、没有工作和社会保障的不完善等。

第三节 老年人的健康行为与健康促进

世界卫生组织研究证明,影响人群健康和疾病的因素是行为和生活方式、环境因素、生物遗传因素和医疗卫生服务,其中行为与生活方式占60%。许多人不是死于疾病而是死于自己不健康的生活方式。多种不健康行为同时存在且相互作用可使危害性增加。

一、健康行为

健康行为是指个人为维持或提高健康水平,达到自我实现和满足而采取的一种自发性的、多层面的行为。它包括很多内容,主要表现在日常的行为规范上,如不吸烟、不酗酒、合理营养、平衡膳食、坚持锻炼、生活有规律、情绪乐观等。从行为科学的观点来看,健康行为是指认为自己健康的人为了预防疾病或维护自身的健康所表现出来的一切行为。

大量研究表明,良好的健康行为可减少或延缓伴随老龄化而来的疾病和失能,并避免早发性的死亡,能减轻慢性病患者的症状,增强身体功能,以及限制疾病的恶化和缓和心理问题,提高生活质量。

二、健康相关行为

健康相关行为(health related behavior)是指人类个体和群体与健康和疾病有关的行为。按照行为者对自身和他人健康状况的影响,可分为促进健康行为和危害健康行为两大类。

(一)促进健康行为

促进健康行为是指个人或群体表现出的、客观上有利于自身和他人健康的一组行为。

1. 基本特征

(1) 有利性 行为表现有益于自己、他人和全社会,如不吸烟、不酗酒等。

(2) 规律性 行为表现有恒常的规律,如定时、定量进餐,定期运动等。

(3) 和谐性 个体的行为表现既有自己的鲜明个性,又能根据整体环境随时调整自身的行为,使个体或团体行为有益于他人的、自身的健康。

(4) 一致性 外显的表现和内在思维动机与能力的协调一致。

(5) 适宜性 行为强度有理性控制,个体行为能表现出忍耐和适应,无明显冲突表现,而且该强度对健康是有利的。

2. 分类

(1) 基本健康行为 指日常生活中一系列有益于健康的基本行为。例如,适当休息与适量睡眠、合理营养与平衡膳食、适度的运动锻炼等。

(2) 预警行为 指防止事故发生及事故发生后正确处置的一类行为。例如,乘坐飞机、汽车时先系安全带,发生车祸或紧急情况能及时自救和救护他人。

(3) 保健行为 指正确、合理应用卫生保健服务,以维护自身健康的行为,如定期体格检查、预防接种,发现患病后及时就诊、咨询、遵从医嘱、配合治疗、积极康复等。

(4) 避开有害环境行为 环境危害是广义的,既可指环境污染,也可指引起人们心理应激的紧张生活事件。积极的应付方式或积极应对即属此类,如离开污染的环境、采取措施减轻环境污染、调适心情等。

(5) 戒除不良嗜好 不良嗜好是指日常生活中对健康有危害的个人偏好,如吸烟、酗酒与滥用药品等。

(二) 危害健康行为

危害健康行为是指个体或群体偏离了个人、他人、社会的期望,客观上不利于健康的一组行为。

1. 主要特点 ①该行为对人、对己、对整个社会的健康有直接或间接、明显或潜在的危害作用。②该行为对健康的危害有相对的稳定性,即对健康的影响具有一定作用强度和持续时间。③该行为是个体在后天生活经历中习得,故又被称为"自我创造的危险因素"。

2. 分类

(1) 不良生活方式与习惯 不良生活方式是一组习以为常的、对健康有害的行为习惯,如吸烟、酗酒、高脂饮食、缺乏运动等。不良生活方式与肥胖、心血管系统疾病、癌症等慢性非传染性疾病的发生有密切关系。

(2) 致病性行为模式 是指导致特异性疾病发生的行为模式。目前研究较多的有 A 型行为和 C 型行为。

A 型行为又叫"冠心病易发性行为"。A 型行为者表现为有竞争性,有时间紧迫感,为能成功而努力奋斗,在对待挫折情境时更容易产生攻击性和敌意。现有证据表明,在 A 型行为中有害的心理因素是"愤怒"和"敌对"。存在这两种心理因素的人,其冠心病的发病率比正常人高出 2~4 倍。随着现代社会的竞争加快,A 型行为模式的人群有所上升,据国内有关资料标明,A 型行为模式者占冠心病人数的 70.9%。

C 型行为又称"肿瘤易发性行为",其表现为情绪压抑、爱生闷气、自我克制、表面上处处顺从谦和忍让,但内心却强压怒火。研究标明,C 型行为者胃癌、结肠癌、宫颈癌、肝癌、恶性黑色素瘤的发生率比其他人高 3 倍左右。

(3) 不良疾病行为 指病人从感知自身有病到疾病完全康复全过程所表现出来的一系列行为。常见的不良疾病行为有恐惧行为、瞒病行为、自暴自弃行为、角色行为缺如、角色行为超前、求神拜佛迷信行为等。

(4) 违反社会法律、道德的危害健康行为 例如吸毒、性乱等,这些行为既直接危害行为者个人的健康,又严重影响社会健康与正常的社会秩序。

(5) 其他 不良用药行为。

(三)不良生活方式影响健康的特点

1. 潜伏期长 不良生活方式形成以后,一般要经过相当长的时间才能对健康产生影响,出现明显的致病作用。例如,肺癌患者的吸烟史大多长达10年甚至10年以上。不良生活方式与疾病的关系不易确定,人们一般容易放松警惕,不会产生足够的重视,因而要改变它就显得十分困难;另一方面由于需要相当长的时间才能发生致病作用,从而为及时采取积极有效的干预措施、阻断其危害作用提供了机会。

2. 特异性差 不良生活方式与疾病之间没有明确的对应关系,也就是说,一种行为可能与多种健康问题有关,如吸烟可能与肺癌、高血压、冠心病、慢性阻塞性肺疾病等有关系;一种疾病也可能与多种行为有关,如高血压与吸烟、高盐饮食、缺乏运动锻炼等多种不良生活方式有关。

3. 协同作用强 多种不良行为同时存在,各因素对身体的影响会互相增强,这种协同作用最终产生的危害将大于每一因素单独作用之和。不良生活方式中的诸多因素联合作用可使其致病作用大增。如饮食中动物脂肪含量过多可发生高脂血症,而高脂血症是冠心病发病和恶化的必要条件;烟草中的有害物质亦可使血管内膜损伤,并使血流中氧含量降低,增加心脏的负担;生活紧张刺激可使血压升高,进而引起血管内膜损伤,促进脂质在血管内膜的沉积。这些因素的联合作用,使冠心病的发病危险性变得更大。

4. 变异作用大 相同的不良生活方式对个体产生危害的程度和强度、发生时间早晚不同,有个体差异性。例如,有的人吸烟会发生肺癌,有的人也同样有此不良习惯却没有得肺癌,对个体而言,往往表现为有或无现象,而没有明确的剂量反应关系。

5. 广泛存在性 不良生活方式广泛存在于日常生活中,且具有这样或那样不良生活方式的人为数较多,其对健康的危害深而广泛。

三、老年人的健康促进

(一)健康促进的概念

健康促进(health promotion)一词早在20世纪20年代已见于公共卫生文献,近10年来受到广泛重视。

美国健康教育学家格林指出:"健康促进是指一切能促使行为和生活条件向有益于健康改变的教育与环境支持的综合体。"其中环境包括社会环境和自然环境,而支持即指政策、立法、财政、组织、社会开发等各个系统。1995年世界卫生组织西太平洋地区办事处发表《健康新地平线》重要文献,指出"健康促进是指个人与其家庭、社区和国家一起采取措施,鼓励健康的行为,增强人们改进和处理自身健康问题的能力的活动"。

(二)健康促进的策略

健康促进的基本内涵包含个人行为改变、政府行为(社会环境)改变两个方面,并重视发挥个人、家庭、社会的健康潜能。《渥太华宪章》明确指出健康促进的"五大策略":建立促进健康的公共政策、创造健康支持环境、加强社区行动、发展个人技能和调整卫生服务方向。

1. 在制定健康的公共政策时必须强调考虑老年人的需求 健康促进超越了保健

范畴,它把健康问题提到了各个部门、各级领导的议事日程上,使他们了解他们的决策对健康后果的影响并承担健康的责任。健康促进的政策由多样而互补的各方面综合而成,它包括立法、财政措施、税收和组织改变。这种协调行动使健康、收入和社会政策更趋平等。联合行动的目的是保证更安全、更健康的商品供应和服务、更健康的公共服务和更清洁、更愉悦的环境。健康促进政策需要确定在非卫生部门中采纳健康的公共政策的障碍及克服的方法。应使决策者了解我国的老龄化现状及特点,使他们在做出决定的时候能考虑到老年人的需求。政策制定及其实施中必须强调伦理学问题,包括不同性别与年龄段的人都能平等地获得保健和服务及平等分配资源。

2. 创造能促进健康老龄化的支持环境 人类与其生存的环境是密不可分的,健康不可能与其他目标分开。生活、工作和休闲模式的改变对老年人的健康有重要影响。健康促进在于创造一种适合生命各阶段人群的安全、舒适、满意、愉悦的生活和工作条件。系统地评估环境的迅速改变对健康的影响,并且通过健康促进活动以保证对公众的健康产生积极有利的影响。任何健康促进策略都应有一个共同的目标,即创造良好的自然环境与社会环境,使之更有利于人类的生存与健康,有利于健康老龄化。

3. 强化社区行动,促进健康老龄化 健康促进工作是通过具体和有效的社区行动,包括确立优先、做出决策、设计策略及其执行,以达到更健康的目标。在这一过程中,核心问题是赋予社区以当家做主、积极参与和主宰自己命运的权力。为促进健康老龄化,行动计划必须有利于促进家庭的团结和家庭内几代人之间的相互支持,以使老年人获得更好的家庭照顾。开发在于利用社区现有的人力、物力资源在各级水平上和各种人群中开展针对老年问题的教育和培训,包括教育高龄人群增强自我保护和互相帮助的能力。对专职、兼职的保健和社会服务人员进行老年医学方面的培训和继续教育。

4. 发展个人技能,促进健康老龄化 健康促进通过提供信息、健康教育和提高生活技能以支持个人和社会的发展。通过健康促进使群众更有效地维护自身的健康和他们生存的环境并做出有利于健康的选择。促成群众终生学习,了解人生各个阶段特点,培养处理慢性疾病与伤害的能力,培养良好的生活方式,使老年人懂得自我保健,使家庭其他成员懂得如何照顾老年人。

5. 调整卫生服务方向,促进健康老龄化 健康促进在卫生服务中的责任是要求个人、社区组织、卫生专业人员、卫生服务机构和政府共同承担。卫生部门的作用不仅仅是提供临床与治疗服务而是必须坚持健康促进的方向。调整卫生服务方向也要求更重视卫生研究及专业教育与培训的转变。这就要求卫生服务部门态度和组织的转变,并立足于把一个完整的人的总需求作为服务对象。为评估和确定老年人的需求,必须增强研究能力,包括发展评价、干预模式,传播最好的实践经验和政策。还有训练利用现有信息和建立新的数据库能力。要优先考虑建立纵向的动态数据库以利于监测和结局评价,在科学研究中应注重定量、定性的研究方法和行动的参与程度,并应强调应用性的研究。

(三)健康促进的措施

1. 预防性健康保护 以政策、立法等社会措施保护个体免受环境因素伤害的措施,如加强促进安全带使用的立法,落实公共场所控烟政策。

2. 预防性卫生服务 提供预防疾病保护健康的各种支持和服务,如计划免疫、

3. 健康教育 如健康观念的教育、健康知识的教育、常见病预防教育等。

第四节 社区老年保健的服务需求

一、社区老年保健的服务需求

1. 社区是老年保健实施的最主要场所 1992年,联合国第47次大会通过的《2001年全球解决人口老龄化问题方面的奋斗目标》中有八项目标,其中第三项是:"支持以社区为单位,为老年人提供必要的照顾,并组织由老年人参加的活动。"老年人的主要生活场所是社区。由于老年人常患有不同的疾病,需要长期的医疗、预防、保健、康复等照顾,且多数老年人愿意留在家庭中,不愿住进老年保健机构,所以社区成为老年保健实施主要的场所。

2. 依托社区服务的家庭养护是老年人保健的主要方式 为满足老年人的医疗保健需求,解决老年人就医不便的困难,家庭将成为社会最基本的卫生保健"结构"单位。家庭老年保健的职能拓展不仅可降低社会对医疗的负担,而且有利于满足老年人不脱离熟悉的社区及家庭环境的心理要求。一些发达国家正在摒弃大量建造养老院的做法,转向重视和鼓励老年人在家养老。依托在社区服务基础上的家庭养护是解决老年人保健和养护最主要、最具有可操作性的形式。

3. 社区老年保健的主要需求 老年保健的目标是使老年人的躯体、心理、社会三方面经常处于最佳状态。其内容包括:健康和保健的需求、预防和医疗需求、护理需求、康复需求、心理健康服务需求。可在社区实施的,并能满足这些需求的方式多种多样。

二、社区老年保健的措施

(一)建立健全各类老年医疗保健体系

社区医护人员要与社区内卫生或非卫生部门通力协作,建立健全老年社区保健网,除卫生部门外,还包括行政机构老龄委员会及老龄工作办事处机构和负责管理社区老年人福利事业的机构。

(二)定期为老年人进行健康体检

1947年美国医药协会首次提出了"健康体检"的概念,并郑重建议:35岁以上的健康人,应每年做一次全面的体格检查。现在健康体检已经成为医疗系统严禁分支的新行业。健康体检作为预防疾病最有效的手段,是人们自发地通过医学手段在未出现症状前对身体进行的定期全面检查,以准确了解自身健康状况,达到对疾病早发现、早诊断、早治疗的目的。特别是随着年龄的增长,人体全身各系统、各器官的功能和结构都会发生退行性改变,而许多特定疾病的危害性及死亡率也随着年龄的增长而上升。医学统计发现,随着年龄的增长,成年人身心轻度失调呈缓慢上升趋势,40岁以后潜在疾病状态的比例陡然升高,55岁前后有明显症状的疾病越来越多,疾病侵扰越来越频发。比如骨质增生、心脑血管疾病、肿瘤等疾病就普遍发生在衰老个体中,高血压、糖尿病等的发病率也随着年龄增长而呈进行性升高趋势。人到中年后,亚健康状态越来越明朗化,近年来全国曾出现多起过劳及意外英年早逝的现象。最应该引起注意的是,许多疾病初发时并没有明显症状,这样往往使得很多老年人自以为身体健康,错过了最佳的疾病诊断治疗期。因此,定期健康体检可使许多老年疾病在无症状期内被发现,促使老年人了解、关心自身健康;增强遵医行为,提高治疗效果,改善疾病的预后。但老年人体检要考虑衰老变化,需特别注意检查的项目有生命体征、外貌和行为、视听功能、心血管系统、神经精神改变等。

(三)对老年人实施健康管理

随着人口老龄化的到来和人类疾病谱的改变,越来越多的学者支持将健康管理纳入社会医疗保险的支付范围。通过开展老年人健康管理工作,对老年人进行健康危险因素调查和一般体格检查,提供疾病预防、自我保健及伤害预防、自救等健康指导,减少主要健康危险因素,有效预防和控制慢性病及伤害,逐步使老年人享有均等化的基本公共卫生服务。

健康管理是对个体或群体的健康进行全面监测、分析、评估、提供健康咨询和指导以及对健康危险因素进行干预的全过程,是运用管理学的思维理念和方法对人类健康相关的信息和资源进行计划、组织、指挥、协调和控制的系统过程。美国有研究表明,依靠有针对性的健康指导和干预,可更有效地保持或改变人群的健康状态,使人群维持低水平的健康消费。

1. 老年健康管理　①收集老年人健康信息;②进行健康及疾病风险性评估;③进行健康干预。

2. 老年健康管理的服务流程　①为老年人健康管理体检建立健康档案;②为老年人进行健康评估;③为老年人提供健康管理咨询;④为老年人提供健康管理后续服务;⑤为老年人提供专项的健康及疾病管理服务。

3. 健康管理的模式　目前国内健康管理采用的模式主要有:①医院相关科室的慢性病管理;②社区为基础的健康管理;③体检中心为基础的健康管理。医院相关科室的慢性病管理主要是对慢性病的症状控制、用药管理和出院指导。社区为基础的健康管理主要针对老年人群,主要工作是收集健康信息、评估、建立档案、跟踪干预。体检中心为基础的健康管理是在提高体检、发现健康危险因素效率的基础上,对患者和高危对象进行有计划的健康管理。

(四)开展社区老年人健康教育,进行老年人家庭访视

健康教育是通过信息传播和行为干预,帮助个人和人群掌握卫生保健知识,树立正确的健康观念,自愿采取有利于健康的行为和生活方式的教育活动与过程。

通过开展健康教育,使老年人获得相关的健康知识和技能,建立健康的生活方式,增强自我保健和自我照顾能力,提高生活和生命质量。必须根据老年人的生理、心理特点和经济、文化等状况,进行健康教育,坚持易懂、易记、易做,进行具体的指导,突出可操作性。社区健康教育是指在社区中利用社区资源针对不同人群开展的健康教育活动与过程。

1. 开展社区老年人健康教育的目的

(1)宣传社区卫生服务,提高社区卫生服务机构的知名度。应该通过健康教育让

老年人了解社区卫生服务的有关政策、目的、方式、优越性、对老年人的作用等。

（2）转变社区老年人的健康观念。如果不彻底改变社区老年人的健康观念，社区卫生服务的发展就缺乏群众基础。

（3）普及自我保健知识。无知是社区老年人患病或发生意外的重要原因，应该通过各种途径宣传、普及自我保健知识，使老年人了解一些基本的保健知识，提高自我保健能力。

（4）激励社区老年人为自己的健康负责，改变不良行为和生活习惯。通过身心激励，使社区老年人深刻认识到不良行为和生活习惯的危害，并自觉改变不良行为和生活习惯，在社区内提倡健康的生活方式，促进社区老年人的健康。

（5）在社区内开展丰富多彩的健康教育和健康促进活动，丰富社区老年人的生活，营造有利于健康的社区环境和社区意识，激发社区老年人对卫生服务的需求，鼓励社区老年人积极参与健康教育和健康促进活动。

2. 开展社区老年人健康教育的步骤

（1）了解社区老年人对健康教育的需要和需求　首先通过社区调查了解社区疾病谱、死因谱和主要健康问题排序，并分析导致各种问题的主要原因及通过健康教育进行干预的可能性和有效性，按照普遍性、严重性、可干预性、有效性、经济性、可接受性等原则，针对社区老年人对健康教育的客观需要进行分析和排序。然后，了解社区老年人对健康教育的主观需求，分析其普遍性、重要性、迫切性、可干预性、可接受性、有效性等要素，并对健康教育的需求进行排序。最后，结合需要和需求的排序情况，列出需要优先开展健康教育的问题（疾病）及其相应的、可干预的危险因素或原因。

（2）对选定的问题进行深入的分析　健康教育主要是针对社区老年人的观念、知识、技能、行为及环境等因素而开展的，因此，要分析每一种问题与以上因素的相关性，找出每一种问题的教育和干预重点，并根据各因素的特点分析健康教育的策略和方法。

（3）制订和实施健康教育计划　①明确目标——在多长时间内，在什么地方，由谁来组织，针对哪些人，采用什么方法或手段，通过什么途径，达到什么指标。确定主要活动和时间进度——在什么时间开展什么活动，主题是什么，多长时间，由谁负责，哪些人参与，场地、设备和经费如何解决。②组织协调——涉及哪些部门和人，由谁出面组织和协调，是否需要成立一个领导小组，可以利用哪些社会资源和社会支持，需要落实什么政策、履行什么职责、采取什么形式。明确街道、居委会、社会团体、组织、社区领袖人物、全科医生及健康教育机构和专家的作用。在社区中有影响的志愿者参与组织和协调将更有成效，要把健康教育活动办成社区老年人自发组织的活动，而不是社区卫生服务机构一厢情愿组织的活动。③质量控制——分析影响健康教育质量的各种因素，针对每一种因素，制定应对策略。影响健康教育质量的因素通常包括宣传发动的力度、内容的吸引力、方式方法的生动性、老年人的参与程度、组织管理的严密性、教育者的个人素质和魅力等。

（4）效果和效益评估　首先要评估目标是否达到或达成的程度怎样。效果评价包括观念转变的程度、有关知识的知晓率、有关技能的掌握率、不良行为改变率、环境改变程度、有关危险性降低的比例、问题发生率的改变、问题严重性的改变等。效益评价包括社会效益和经济效益，社会效益包括老年人的参与率、满意度、生活质量改变等,经济效益包括老年人相对节省的费用、社区卫生服务机构的经济效益、政府得到的经济效益、医疗保险部门得到的经济效益等。

(5)信息反馈和进一步激励　应该把健康教育效果和效益评价的结果及时反馈给有关的机构和人员,如社区老年人、街道和居委会、卫生行政部门、医疗保险部门等,让他们充分认识健康教育的重要性,并不断增加投入,积极参与,充分合作。

3.社区健康教育的策略

(1)宣传和动员　要让社区老年人充分认识到:健康是人生最宝贵的财富,每个人都应该掌握自我保健的知识和方法,应该为自己的健康负责,应该为自己的健康进行合理投资,接受健康教育是维护和促进健康的最基本途径。开展社区宣传和动员时可采取以下策略:①在门诊服务中各个击破,患病的人最容易被打动,来一个人就要宣传一个、教育一个、交上一个朋友、打动一个"顾客"、联系一个对象,通过日积月累,形成一个个服务群体。②让病人成为最佳的宣传员,通过已经成为朋友和固定服务对象的病人动员更多相关的居民积极参与健康教育活动。③与街道、居委会的工作紧密结合,通过各种途径,进行宣传和动员。④抓住有利时机,及时利用典型事例,说服社区老年人。⑤从少到多,从小到大,从小范围扩大到全社区,充分利用少数"积极分子"或志愿者的积极性,由少数社区老年人动员大多数社区老年人。⑥"铺天盖地"与"细水长流"相结合,在关键时期一定要加大宣传力度,每一年都要设计几个宣传高峰,同时,把健康教育的宣传与动员作为常规性工作来抓,保持其连续性。⑦利用适时的家访进行宣传和动员。⑧深入分析影响社区老年人参与健康教育活动的各种因素,寻找有效动员社区老年人的方式和方法。

怎样促进社区健康教育开展?

(2)认真研究健康教育的内容　一是要切中要害,确实为老年人迫切所需或为关注焦点;二是必须科普化,用老年人能理解的语言,尽量不用术语,多用比喻,尽可能形象化;三是多讲故事,包括有启发作用的寓言故事、发生在居民身边的现实故事、社会上广泛流传的故事、新闻媒体宣传的故事、教育者的亲身经历等;四是多教口诀,总结精华,朗朗上口,记得住,用得上,越想越有理,如洪昭光教授总结的健康四大基石:合理膳食,适量运动,戒烟限酒,心理平衡;五是多用数据、证据和依据,多用形象直观的图片和图形,以理服人,以事实打动人,用效果和效益吸引人;六是多收集各方面的资料,从各个不同的角度去说明问题;七是既有科学性又有艺术性,既有知识性又有趣味性,既是学习又是享受。

(3)采用生动、活泼的方式和方法　①声情并茂的演讲,好的演讲最能直接打动人,全科医生应该专门接受演讲训练,以便为实施健康教育打下良好的基础。演讲的技能:安排一个能突出主题和演讲者个性的背景环境,用一个故事开头吸引听众的注意力,在故事之后提出一个鲜明的论点,巧妙地安排各种证据来说明和强化论点,要注意自己的脸部表情、身体动作、语音、语速,要注意观察听众的反应,随时调整内容和进度,快与慢、紧张与舒缓要及时变换,要有强调、重复和总结,最后用一个故事结束,应该在高潮时结束,让听众觉得意犹未尽。②生动活泼的宣传栏,要认真设计宣传栏的内容,及时更换,多采用漫画和照片,每一期都留一个悬念,让社区老年人期望尽快看到下一期。③让老年人爱不释手的宣传资料,把宣传资料做成精品,并且设计一些日常生活必备的功能,如配上日历、记事栏、营养配方、标准体重测算公式等。④深有体会的现身说法,组织社区中比较典型的个案,除了让当事人谈体会和感想外,还可以进行讨论,相互交流经验,全科医生最后进行总结。⑤丰富多彩的健康教育和健康促进活动,如在社区中组织减肥运动项目、糖尿病患者烹饪比赛、高血压患者松静训练、更年期妇女体育活动等。

(4) 人群教育与个别辅导相结合　虽然社区健康教育主要是针对特殊人群的,但每个人都有自己的特殊情况,因此,在开展社区健康教育时,一定要分别了解每个对象的具体情况,最好对每个人进行一次全面的健康评估,并建立个人健康档案,以便进行个别辅导。在进行人群健康教育之后再进行个别辅导,其效果将更加突出。

4. 社区健康教育的类型　①以疾病或问题为中心的健康教育。如针对高血压、高血脂、糖尿病、冠心病、哮喘、癌症、艾滋病、传染性非典型性肺炎、精神问题等开展的社区健康教育。②以人为中心的健康教育。如针对更年期、老年人等特殊人群开展的社区健康教育。③以社区卫生问题为中心的健康教育。如针对环境卫生、食品卫生、饮用水安全、职业卫生、家庭健康等社区卫生问题开展的社区健康教育。④以健康促进为目的的健康教育和行为干预。如针对合理营养、控制体重、加强锻炼、应付紧张、改善睡眠、戒烟、限盐、限酒、控制药物依赖、戒毒、控制性行为、预防意外伤害、树立正确的人生观和人生目标、精神卫生等开展的社区健康教育。

5. 提供社区保健与护理　通过社会保健与护理使社区老人能得到如下的照顾。

(1) 一般护理　包括个人卫生、营养指导、舒适的休息与睡眠环境、安全服药等护理。

> 控制体重属于哪种社区健康教育类型?

(2) 慢性疾病的预防与治疗　通过多方面的措施如健康的生活方式、良好的生活环境等预防慢性疾病的发生或延缓其发生的时间;由社区专业卫生人员执行或指导家庭成员和老年人学会在自己能力范围内可实施的护理技术,如患糖尿病病人自行或在家人帮助下注射胰岛素。

(3) 特殊需求的护理服务　主要是康复护理。通过提供康复技术,保持健康老人机体功能,延缓衰退,促进病残机体功能的恢复。

(4) 心理护理　主要目的是保持老人最佳心理健康状态,减少不良因素对心理健康的损害。通过开设心理咨询门诊或配合社区活动进行心理健康教育,使其认识心理健康和身体健康的关系及保持良好心态的重要性,使老人和家庭成员对疾病有正确的认识,尽可能减少因疾病带来的各种心理、精神障碍。帮助老年人正确对待丧偶、体弱多病等事件,接受事实,积极应对。社区护士应了解老年人的心理变化和心理需求,给予支持、理解和指导。帮助老年人科学地安排生活,培养新兴趣,学习新知识,以充实老年期的生活。鼓励老年人积极参加社会公益活动,多与人沟通交往,创造和睦的家庭和人际关系。

三、社区老年保健的四级预防原则

1. 预防是社区老年保健的重要内容　慢性病仍然将成为21世纪老年人的主要死因。通过健康咨询和教育,建立健康的生活方式可以有效地阻止慢性病的发生,及时筛选出无症状的病人,能及时阻止慢性病的进程,从而大大提高慢性病的诊治效果和逆转由慢性病导致的功能残疾和生活能力的下降。

2. 老年保健的四级预防原则　与成人保健不同,老年期卫生保健大大突破了原有的三级预防的原则和界限,起源于中青年时期的老年期主要疾病如心脑血管病已失去了一级预防(病因预防)的机会,而二级(早期诊断、早期治疗和控制发展)和三级预防(防止残疾)也变得模糊起来,因而要重视规范和充实适合老年的四级预防保健。

（1）一级预防　又称为病因预防,主要目的是切断各种健康危险因素和病因作用的途径,同时针对机体采取一些增进健康的措施。对未患病老年人要做好健康宣传教育及健康促进工作。首先要增强老年人对有害健康的生活方式或物质、不良行为与疾病发生关系的认识,改变对膳食、不良卫生行为的态度,继而采取一些干预措施,防止不良因素加速老化。老年中的特殊问题还有预防错误和大量用药,指导使用辅助工具,改善环境预防意外(如跌倒)等。

（2）二级预防　即在疾病发生以后,通过早期发现、早期诊断、早期治疗等措施使疾病得到及时有效的控制,减少其危害。

早期诊断是几级预防?

（3）三级预防　主要是在疾病后期采取各种康复手段预防并发症,防止病残,使之早日康复。

（4）四级(终极)预防　到了需要他人帮助的时候,老年人进入长期照料期。按照世界卫生组织的定义,长期照料是指由非正式照料者(家庭、朋友和邻居)、正式照料者(卫生、社会和其他工作者)及志愿者为因健康问题长期需要照料者提供的卫生和社会生活的服务。尽可能地减轻工作伤害感觉,减缓心理压力,实施适宜的特殊安养方案,善终其最后的人生岁月。

第五节　国外老年保健的发展概况

老年保健最初起源于英国,在欧洲、美洲和亚洲的日本等经济发达的国家,近些年来为老年人不断扩大保健设施及福利设施,如老人公寓、老人院、日间护理中心、老年人社会活动站和老人日托门诊等,老年人患病的家庭护理也由本地区医护人员负责。

一、美国的老年保健

美国老年保健的实施经历了较长时间的发展,在美国,大约有20%的老年人至少每年接受一次社区保健服务,这种服务的优点是能提供包括保健、住房和营养在内的广泛的服务,服务的机构主要有护理之家、日间护理院、家庭保健、老人养护院等。老年健康保险计划和穷人健康保险计划能够支付大部分费用。这种服务是适应缩短住院日的要求而产生的,目前形式更加多种多样,对于有一定的生活自理能力,愿意和家人生活在一起的老人,这种服务除了能够提供治疗护理服务和心理咨询服务外,还能对老年人进行法律、经济、社会等各方面的帮助,甚至可以帮助老年人做家务。有研究表明,发展家庭保健是降低医疗费用的有效途径。

人口老龄化促使美国政府从20世纪60年代起开始关注中老年人群的健康保健问题。

1965年通过的《美国老年人法案》将老年人的医疗保险、医疗服务和社会服务计划作为主要内容纳入法案。由于这个法案所包括的计划顾及老年人群的多方面需求并且覆盖率极高,它在提高美国老年人身体健康方面起到了非常积极的作用,从20世纪60年代到20世纪末,美国65岁老年人口平均寿命提高了2.5年。

(一)老年公共医疗保险

首先,美国政府主要通过两项正在运行的公共保险计划为老年人提供医疗保健资金,即社会保障法权利第十八项(医疗照顾 medicare)和第十九项(医疗援助 medicaid)。这两个项目是在 20 世纪 60 年代中期制定实施的。当时的意图是为全国的穷人和老年人提供医疗资金。多年来,为了应对项目面临的压力、质量和使用方面的问题及各种政治因素,这两个项目已被修订了许多次。

医疗照顾是联邦政府负责的项目,它有两个组成部分:符合医疗照顾部分 A 和部分 B 条件的人一般包括 65 岁以上的人、永久和完全残疾的人及患有晚期肾疾病者。部分 A 是强制性的,是主要针对住院治疗进行的保险,所以又被称之为住院保险,是由雇主和雇员共同出资组成的医疗保健委托基金提供资金的。部分 B 是自愿性的,由参保者每月支付的保险金和联邦总基金资助,主要是针对门诊、日常医疗、诊断检查、手术换药、流动服务、家庭健康保健及农村医疗诊室服务进行的保险,因而也被称之为补充医疗保险。

简述美国老年公共保险的组成。

医疗照顾部分 A 以服务计划为基础,即根据以往的成本费用,向医院提供补偿。1986 年这一补偿方式被改为预先支付。所有的诊断和病状,根据住院护理所需资源被归类成近 470 个诊断相关系统。医院根据病人所属诊断相关系统的分类,收到一笔事先决定了的固定款项作为这个病人的医疗费用。如果医院能够以少于这笔款项的代价向病人提供所需的治疗护理,余额则为医院所有。如果治疗这个病人需要超出这笔款项的数额,医院就需要在没有额外补偿的情况下提供同样的治疗和护理,极特殊的情况或有理由额外护理的特殊情况除外。

医疗照顾部分 A 的资金有一部分是来自于受保者。根据 1997 年的统计,作为医疗照顾项目的受保者,老年病人连续住院 60 d,期间需交纳 760 美元作为全部医疗费用中个人所承担的部分。如果需继续住院,在 60~90 d 这段时间内个人需承担的费用是每天 190 美元。如果需要更长期的治疗,超过 90 d 后每天个人所支付的费用是 380 美元。住院至少 3 d 后如需医疗护理,但病情严重程度不足以继续住院治疗者可以转到延续护理设施 ECF(extended care facility)接受保健服务,并在 20 d 之内无须个人交费,但在 20 d 后,100 d 以内每天个人需承担 95 美元的护理费。以上费用根据医疗费上涨每年有所调整。

医疗照顾部分 B 最初是根据一定比例的通常习惯和流行收费标准来补偿医生的,就像理赔计划那样。这个制度意在增加对从事基础保健医生的资金回报,同时减少对手术医生的回报,也意在反映治疗病人所需的实际资金,而不仅是历史收费额。参加医疗照顾部分 B 保险的人每月要交 43.8 美元的保险费。另外,患者每次看病个人所承担的部分 B 费用是全部费用的 20%。

由于项目的现金支付,扣除合作保险和保险费等规定,医疗照顾只支付符合条件人员全部医疗费用的 50%,另外的 50% 则由个人承担。此外,这个项目对护理之家保健,也就是许多老年人需要的长期护理,只提供最低补偿保证,只有 4% 的医疗照顾开支是被用于支付长期护理费用的,这是一个严重困扰老年人群的问题。医疗费用的上涨使越来越多的老年患者无法承担医疗照顾项目的个人所承担部分,在这种情况下,可以求助于另一个公共医疗项目——医疗援助。

医疗援助项目不是针对老年人,而是针对穷人的政府保险项目。20 世纪 80 年代初期,2 150万医疗援助受益者中18.8%是65岁以上的老年人,然而医疗援助项目总支付的37.4%是用在了对老年人的医疗服务上。事实上,医疗援助项目的开支中相当的比例用在对老年人的护理上,大部分流向了护理之家。

医疗援助是联邦和州政府联合负责的项目。州政府直接管理医疗援助项目,与联邦政府联合为此项目提供资金,并且同意为受助者提供一套最低限度服务以换取联邦政府的拨款。这些最基本的服务包括住院和门诊保健、医生诊所保健、化验室服务、X射线透视服务、家庭计划服务、心理卫生服务、早期的定期诊断检查和治疗服务。

(二)老年卫生保健服务

有了公共资金的支持,针对老年人口的卫生保健项目随之建立了起来。20世纪70年代以来,一批老年身体和精神保健项目逐渐得到发展。这些项目主要包括老年病诊所、健康促进活动、身体锻炼活动、口腔保健、用药指导、社区精神卫生中心等。

1. 老年病诊所 大型医学中心多设有老年病诊所,一方面可以比较充分地利用已有的优越设施,另一方面保证了老年人的医疗需求可以得到适宜的关注。一般情况下,老年病诊所会和其他社区卫生设施相结合,以避免把社区老年人排除在外。老年病诊所通常帮助患者与医生建立联系,同时诊所还把本诊所无法医治的特殊病症推荐给其他可能医治的机构。来老年病诊所就医的患者通常经过社区社会工作者的推荐。在诊所,要进行医疗历史的审查、体检和化验。根据体检和化验结果,诊所的医务人员决定是否进行治疗或向患者推荐其他医疗服务。诊所还向没有固定家庭医生的患者推荐门诊部门或地方医院,有些患者则干脆留在老年病诊所接受治疗。

2. 健康促进活动 为了使老年人了解有关营养、慢性疾病护理、正确服用药物及其他医疗问题,许多地方都有基本预防计划,对老年人进行经常性的卫生常识教育。老年活动中心、营养基地和老年日间托管中心往往是进行这类教育的场地。通过小型讲座、放教育节目录像提醒老年人潜在的健康问题和适当的治疗方法。许多地方还举办健康咨询活动,向老年人提供各种疾病的知识及治疗途径,并且当场提供测量血压、视力、听力等基本身体检测。

3. 身体锻炼活动 由于越来越多的证据表明日常有规律的身体运动是预防疾病的重要因素,越来越多的老年设施,如老年活动中心、托老中心等已开始为所服务的老年人开办各种身体锻炼课程和活动。有的地方坚持每天定时组织老年人进行身体锻炼活动,或提供每周三天一期或周末的锻炼日程安排。组织老年人锻炼的人员均受过正规的训练,以保证老年人身体锻炼过程中的安全。老年人锻炼的方式是灵活多样的,可以个人单独活动,也可以小组集体活动。锻炼所使用的技术和方式也是多样的,包括行走、打坐静思、瑜伽、按摩、完形疗法等。

4. 口腔保健 口腔疾病随着年龄的增长而增加。据统计,在1985—1986年年间,37%的美国65~74岁的老年人完全依靠假牙进食。医疗照顾保险项目不支付口腔保健费用,全美只有8个州通过医疗援助项目帮助患者支付口腔保健费用。为了使老年人有能力支付定期的口腔保健费用,在一些州,有些牙医社团开始与社区老年活动中心或地方老年管理部门联合,以低于市场的价格向老年人提供口腔保健服务。除了有些牙医诊所直接为老年人提供低价服务外,一些老年活动中心也开设牙医诊室,为到中心活动的老年人服务。

5. 用药指导 作为药品的主要消费者,老年人所面临的问题是药费问题。尽管有医疗照顾和医疗援助这样的公共保险计划的帮助,长期患病的老人在支付药费方面仍然感到困难。许多州采取了使用一般药品以取代名牌药品的做法来帮助老人降低药费支出。除了以低价格向老年人提供药品外,有条件的地方还组织教育老年人正确服用药品的方法,以避免潜在的药物危险。比如组织医学院的学生或退休的药剂师深入社区老年活动中心或老年人居住区对老年人进行直接的用药指导教育。此外,越来越多的药剂师保存着详细的老年消费者用药记录,从而使这些药剂师能够帮助老年消费者避免用药过量或多种药物相互作用的危险。

6. 社区精神卫生中心　美国社区精神卫生项目始于20世纪60年代。社区精神卫生中心一般提供12项服务,其中一项就是专门针对老年人的服务。这主要是因为老年人精神疾病的发病率要高于其他年龄段的人们。社区老人中抑郁症发病率为4%,住院老人中抑郁症发病率为10%,而住在护理之家的老人中抑郁症的发病率则高达20%~25%。因此,对老年人群精神疾病的防治是极为必要的。精神卫生中心为老年患者提供治疗和护理、咨询、教育,并在居住和生活上帮助患者做出安排。在预防精神疾病方面,许多社区老年设施都配备专业心理工作者,随时对设施中的老人进行心理咨询。有些地方设有专门针对失去配偶的鳏寡老人的咨询计划,帮助他们与志愿服务者结成对子,使他们能够在失去亲人的时候得到及时的感情支持,并在安排今后生活的时候得到必要的帮助。

(三)美国老年保健服务的启示

美国老年医疗保健有以下几个特点值得我们在建设社区医疗网络时借鉴。

首先,美国老年医疗保健项目的发展得到了联邦政府的资助。美国是发达国家中为数不多的没有全民医疗保险的国家之一。即使在这样一个医疗服务高度商品化的社会中,政府仍然承担了大部分老年医疗服务的支出。原因在于老年人收入来源的减少和他们医疗费用开支的增加极大地限制了他们的支付能力。正是由于有了明确的立法,有了联邦、州和地方政府的资金支持,才使美国老年医疗保健项目得到发展。这说明,发展老年医疗服务项目,政府有着不可推卸的责任。

美国老年医疗保健的另一个特点是服务的多样化。老年人的需求是多样的,满足他们需求的服务也必然应该是多样的。从治疗到预防,从教育到愈后跟踪护理,美国的老年医疗保健服务超出了对疾病和伤痛的治疗。即便如此,美国人仍认为在需求与服务之间还存在需要弥补的差距。的确,老年人是一个比较特殊的群体,他们对医疗服务的需求绝不限于治疗服务。

美国老年医疗保健服务的第三个特点是重视预防,无论是身体疾病还是精神疾病,"防患于未然"是许多服务项目的目标。对疾病和伤痛的预防不但减少了老年人的痛苦,而且可以十分有效地降低医疗费用的开支。美国人对预防的重视是从最近一二十年才开始的,医疗费用的飞速上涨使得这个世界上最富有的社会也感到了压力,他们开始认识到从长远的角度来看,预防比治疗更省钱,更能有效地促进健康。我国在预防医疗服务方面有着丰富的经验,在社区医疗服务中应该充分运用这些经验。

社会服务作为医疗保健服务的延伸是美国老年医疗保健服务的又一个特点。正如前面谈到的,老年人的身体和精神状况是和其生活环境密切相关的。医疗保健的目标是改善他们的身体功能状况,防止身体功能的下降,减少他们生活中的困难,使他们不但寿命长,而且生活得有质量。而老年人容易患慢性和难以痊愈的疾病,单靠治疗和护理是难以达到上述目标的,只有在多种社会服务的配合之下,才能使他们的身体功能得以维持和改善。这也提醒我们在设计社区卫生服务体系时应避免单纯的医疗模式,注意引进社会模式或整体模式。

(四)美国老年人保健措施

美国老年保健对健康老年人提供哪些服务?

1. 为居家的体弱老年人和高龄老年人提供的服务 家政服务、家庭保健、送饭上门、定期探望、电话确认、紧急呼救系统等服务。

(1)家政服务 通常是由受过训练的妇女来做的。

(2)家庭保健服务 由全科医生、社区护士提供的专业医疗护理服务(相当于我国的居家护理)。

(3)送餐上门 这种服务是提供一顿热午餐给住在家里的老年人或不能买菜做饭及需要此类帮助的人。

(4)定期探望 也可以称作组织起来的邻居线。

(5)电话确认服务 很多独居老年人害怕自己在家病了或伤了没有人知道。通过每天定时给独居在家的老年人打电话,确认老人安然无恙,从而帮助减轻老年人的焦虑和及时发现问题。

(6)应急系统 老年人可以通过报警和应急系统寻求帮助。

2. 为健康老年人提供的服务和计划 绝大多数社区的老年中心能提供一系列服务和项目给那些相对健康及能自己旅行的老年人。在这样的中心里,老年人可以经常得到各种个人和集体的服务。

(1)交通和陪伴服务 美国很多社区都开发了这样的项目来满足老人交通的需求。

(2)老年食堂 符合美国老年人条例的美国联邦营养工程,每年为上百万60岁以上的老年人提供饭菜。

(3)法律服务 老年人所需求的房屋出租、消费者权益保护、准备遗嘱等法律服务与日俱增。

(4)就业服务 一些非盈利志愿者就业机构是专门用来帮助老人确保全日制和半日制工作的。

3. 专门服务

(1)老年人日托中心 如果有的老年人不能在家独立居住,但又不愿意去养老机构,可以去日托中心。

(2)咨询服务 通常要求这种服务的是老年人的亲属。

(3)保护服务 这一服务通常是由法律服务中心或公共机构来提供,用来保证老年人的合法权益。

二、日本的老年保健

于20世纪80年代进入老龄化社会的日本,在老人保健立法、制度的确立和建立老年人保健设施方面,形成了一套较为完善的医疗保健服务体系。在维护、增进健康及疾病的预防方面,老年保健设施的设立,社区服务类型等方面都有成熟的做法。我国已进入高龄化社会,如何使老年人增进健康、延缓衰老、减少或减轻疾病的发生成为我们社区护理工作的重要任务。现就日本在老年保健方面的做法做一简要介绍,以期为我们开展这方面的工作提供某些启迪。人口老龄化是当前世界面临的共同问题。日本的男女平均寿命位居世界第一,已于1970年进入高龄社会。现今对日本健康威胁最大的疾病已不是传染病、肿瘤等疾病,而是被称为成人病、生活习惯病的慢性退化性疾病。医学技术的发展和人们更加注重生存质量使得这类疾病能够早期发现,这意味着会有更多病人需要给予比以往更长时间的医疗和护理。随着经济的变化,医疗费用的增长超过了工资的增长率,老年人的医疗费用负担不断增大,特别是终末期医疗住院费快速增长。同时,医学上的专业化使医疗收费成为家庭、社会的负担。从20世纪60年代初起日本相继通过了"地域保健法""老人保健法""医疗保险法"等相关的法规,建立了以政府资助为主,利用社会资金、资源、人才,汇集各方面力量的老年保健体系。

日本的老年保健起步较晚,但发展较快。日本的老年人口增长的速度快,老年人口系数从7%增加到14%只用了24年时间,居世界第一。1975年,日本开始着手老年保健的立法,一系列保健措施,如老年健康检查制度、卧床老人的功能康复、家庭护理和访问指导基本形成一个体系,出现了不少老年示范市、镇、村。1982年,日本老年保健法成立,日本的家庭居住条件和家庭组成的特殊性,使得不少患病老年人长期住院直到完全康复并能正常生活。因此,日本的综合医院平均住院日在1989年为40 d,政府通过建立家庭保健组织和慢性医疗机构来缩短平均住院日,并于1989年12月,由厚生省、大藏省和自治省签署了"老年人保健福利十年发展计划",目标就是要提高老年人的生活质量,使之尽可能在家中生活。该计划把基础服务作为重要内容,并在1999年建成1万个家庭照料支援中心。日本的老年保健事业对不同老年人有不同的对策。

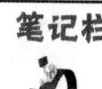
世界上第一长寿国是哪个国家?

1. 健康老人　①建立"生气勃勃"推进中心:以促进老年人"自立、参与、自护、自我充实、尊严"为原则,为老年人提供信息和咨询,如法律、退休金、医疗、心理社会等方面的问题;②建立"银色人才"中心:为老年人再就业提供机会;③提供专用"银色交通工具":鼓励老年人的社会参与等。

2. 独居、虚弱老人　①建立完善的急救情报系统:为这些老年人配戴按钮式无线发讯器(安全铃),在疾病或意外发生时只要轻轻一按就能得到及时救助。②建立市、镇、村老人福利推进事业中心:服务内容包括确保老年人的安全、解除老年人孤独、帮助老年人的日常生活、促进老年人健康等,如生活有困难的老人只要给中心拨电话,此中心就会按时派遣经过专门训练的家庭服务员,根据老年人的需要,提供相应的服务。

3. 长期卧床老人
(1)设置老人服务总站　提供老年人的保健、医疗、福利相联合的综合性服务,可以通过咨询,做出适合每个老年人的个体化保健护理计划,并一一实施。

(2)建立家庭护理支持中心　接受并帮助解答来自老人照顾者的各种咨询和问题;为其提供最适当的保健、医疗、福利等综合信息;代为申请利用公共保健福利服务;负责介绍和指导护理器械的具体使用方法等。

(3)建立老人家庭服务中心　在中心开展功能康复训练、咨询等各种有意义的活动,提供饮食服务、沐浴服务等,训练并根据老人的需要派遣家庭服务员,可以是小组方式或24 h巡回方式。

(4) 设置访问护理站　在有医嘱的基础上,主要由保健护士或一般护士为老人提供治疗护理、疗养上的照料、健康指导等。

(5) 设置福利器械综合中心　为了促进老人的自立和社会参与、减轻家庭及照顾者的负担,免费提供或租借日常生活必需用具和福利器械,并负责各种用具使用方法的咨询、指导、训练等。

日本的老年保健对长期卧床老人有什么策略?

4. 痴呆老人

(1) 设置痴呆老人日间护理站　对那些白天家庭照顾有困难的痴呆老人提供饮食服务、沐浴服务等日间照顾。

(2) 建立痴呆老人小组之家　让痴呆老人们生活在一个大家庭里,由专业人员提供个体化的护理,以延缓痴呆进程,并让老人有安定的生活。

(3) 建立痴呆老人综合护理联合体系　及早发现并收治、护理痴呆老人,发现并保护走失的身份不明的痴呆老人,并与老人医院、老人保健设施联合,提供以咨询、诊断、治疗、护理、照顾为一体的服务。

5. 老人医院或中间设施　①老人照顾医院适合于各种有疾病需要住院治疗的老人;②特别养护老人之家主要适合于家庭照顾有困难的长期卧床或痴呆老年人的疗养;③老人保健设施以促进老年人的自立和家庭复归为目的,提供康复训练、护理、照顾等医疗护理和日常生活护理。

6. 建立协力员小组,为老人排忧解难　社区每个需要帮助的老人周围培养训练三个协力员,由热心为他人服务的志愿者担任。协力员如同老年人家庭成员,持有老年人家的钥匙,根据老年人需要及时为老年人服务。

三、英国养老改革强化社会关怀

"养老金""老龄化""对老年人的关怀",这些字眼已经成为英国媒体频频出现的词汇,这些话题也成了英国政坛和全社会关注的问题。

近年来,英国政府推行了养老金领取者的最低收入保障,将其从1997年的每周68.80英镑提高到如今的每周114英镑。此外,养老金领取者的收入也持续增长。2002年英国还推出国家二级养老金,为没有纳入国家养老金体系的低收入者等提供养老计划。

养老金改革一直处于英国政府的政策议程之上。目前的一项养老金改革草案通过将个人收入与养老金挂钩,以及改进国家二级养老金体制,确保今后有更多的钱用在养老金领取者身上。

养老金改革的一个重要方面是确保公众得到足够的相关信息和建议。英国政府于今年1月公布了一项长期战略,宣布进行一项设立全国服务系统的可行性研究,该服务系统将针对个人的具体情况提供银行、保险公司和财经顾问之外的理财咨询。

为了让公众更广泛地了解养老金情况,为自己的退休做准备,政府设立了养老金教育基金,提供给工会、行业协会等非营利机构、慈善组织和志愿者机构,由这些机构通过自己的创新形式针对目标人群开展教育活动。

老龄人中的贫困人口是英国政府关注的主要目标人群之一。政府通过提供与个人经济状况挂钩的福利,通过为有60岁以上老人的家庭提供冬季取暖费,为有75岁以上老人的家庭提供免费电视收视执照等方式帮助贫困人群。60岁以上老人可以享受的与经济状况挂钩的主要福利是养老金信用、市政福利和住房福利。此外,需要照顾的残疾老人还可以享受补贴。

四、瑞士养老保险三大支柱面临挑战

瑞士的养老保险制度建立在由国家、企业和个人共同分担、互为补充的三支柱模式上。长期以来,这种制度以其健全、完善和覆盖面广的特点成为瑞士社会稳定的重要保障。但是近年来,随着瑞士人口出生率降低、老龄化趋势不断加剧,养老金短缺问题日益引起人们的关注。

瑞士养老保险制度的第一支柱是由国家提供的基本养老保险,其全称为"养老、遗属和伤残保险"。这是一种强制性保险,旨在保证退休老人、遗属和残疾人的基本生活费用。

> 瑞士养老保险的三大支柱是什么?

按照瑞士相关保险法的规定,在职人员从17岁生日后的第一个1月1日起开始支付养老、遗属和伤残保险金。支付方式是由雇主和雇员各支付50%,雇员所承担的50%(税前收入的5.05%)将直接从薪水中扣除并和雇主支付的部分一起存入雇员所属的保险基金。瑞士退休人员可在法定退休年龄后的下个月的第一天开始领取养老金。目前瑞士法定退休年龄为男性65岁、女性64岁。

瑞士养老保险制度的第二支柱是由企业提供的"职业养老保险"。这种保险是对第一支柱中的"养老、遗属和伤残保险"的有力配合。第二支柱和第一支柱所提供的养老金总和可达到投保者退休前全部薪水的60%左右,足以使退休老人保持较高的生活水平。

瑞士养老保险制度的第三支柱是各种形式的个人养老保险,这是对第一和第二支柱的补充,以满足个人的特殊需要。所有在瑞士居住的人都可以自愿加入个人养老保险,政府还通过税收优惠政策鼓励个人投保。个人养老保险的投保方式比较灵活,可向保险公司投保,也可在银行开户。

五、我国老年保健的概况

中国政府对老年工作十分关注,为了加速发展我国的老年医疗保健事业,国家颁布和实施了一系列的法律法规和政策,从我国的基本国情出发,建立有中国特色的老年社会保障制度和社会互助制度,建立以家庭养老为基础、社区服务为依托、社会养老为补充的,比较完善的以老年福利、生活照料、医疗保健、体育健身、文化教育和法律服务为主要内容的老年服务体系和老年保健模式。

我国老年人口的规模不仅居世界第一,而且老年人口的增长速度也是世界少见的。为了加速发展我国的老年医疗保健事业,我们正在借鉴发达国家的经验、积极探索具有中国特色的老年保健模式。

1. 老年医疗保健纳入三级预防保健网的工作任务之中 城市、农村的三级医疗预防保健网已把老年医疗保健纳入工作任务之中;省、市二三级医院对社区老年医疗保健工作进行技术指导。有条件的医院还创建了老年病科(组)、老年咨询门诊、老年人门诊和老年人家庭病床。有些省、市对70岁以上的老人就医,凭老年人优待证,可优先挂号就诊、交费、取药,如需住院,优先安排床位等,采取了方便老人就医的措施。

2. 医疗单位与社会福利机构密切结合　医务人员走出医院,到社会福利机构中指导并直接开展老年人健康教育和防病治病。举办健康讲座,为老年人进行健康查体等。

3. 开展老年人家庭医疗护理　各级医院开展了方便老年人的举措,送医送药上门,开展家庭医疗护理和社区康复工作。

4. 举办各种院外或中间保健设施与服务项目　有些城市开办了老年日间医院、临终关怀医院或病房等,为社会、家庭排忧解难。全国已开设家庭病床65万多张,其中较大数量是为老年病人服务的。我国的老年社区和家庭医疗保健正在逐步发展,敬老院、养老院、福利院、老年公寓、托老所、老年活动站、社区服务中心等中间保健设施可以为老年人提供一般医疗保健服务。

(1) 敬老院　主要由乡政府建立,收纳的是孤寡老人。敬老院对老人实行保住、保吃、保穿、保医、保葬,不收取任何费用,多数敬老院环境优美、院落宽敞,房屋布局合理,文化娱乐、医疗设备齐全。

(2) 养老院　养老院是我国城市开办的集中供养老人的福利机构,属于国家举办的社会保障事业。收养的对象为无依无靠、无家可归、无经济来源的城市孤寡和残疾人。养老院的生活服务设施比较齐全,有文化娱乐室、康复治疗室、洗衣房、浴室等。

(3) 社会福利院　社会福利院是民政部门在城镇举办的综合性社会福利事业单位。收养对象主要是城镇中无亲属子女赡养、无生活来源,基本丧失劳动能力的社会孤寡和孤儿、残疾人,既管吃住,又管医疗,福利院中生活、医疗设备齐全,有些还有家用电器,生活比较方便。

(4) 老年公寓　老年公寓是专供老年人居住的民用住宅,既有公办的,又有私人办的。帮助缺少住房、无子女或子女不在身边及不与子女同住的老年人解决居住和生活上的困难。房间成套,设备较全,条件较好,配有少量管理人员,为老年人提供服务。老人们集居在一起日常生活有人管,小病不出门,较好地解决了老人晚年生活起居,营养保健、体弱生病需人照料等问题。费用完全自理。

(5) 托老所　托老所为社区老年服务项目之一,有日托、全托和临时托三种形式。白天家中无人照料,生活不便的老人可以日托;子女临时出差的老人可办临时托;无子女或子女不在身边的老人可以全托。方式灵活多样,使老人和子女都感到很方便。一般费用自理。

(6) 大力开展老年健康教育　广泛开展以老年自我保健、疾病防治知识为主的老年健康教育,使广大老年人掌握基本的保健知识。

(7) 多活动　鼓励老年人参加各种形式的文化体育活动、健身活动,以减少疾病,增强体质,延缓衰老。

(8) 对慢性病的防治　一些大中城市开展了对老年人常见病、慢性病、多发病的研究及群防群治,如北京、上海、天津开展了对高血压、冠心病、中风和恶性肿瘤等研究。

(9) 加强对老年医学的研究　全国已建立不同规模的老年医学研究所(室)40多个,开展了一些有价值的调查研究。

(10) 其他　离退休医护人员为老年医疗服务网络义务服务;加强对老年医学人才的培训,医学院校设老年医学和老年护理等专业课程。

5. 中国养老保险制度发展趋势

(1) 全面推进多层次养老制度体系建设　建立多层次养老制度体系,是我国的文化传统和现代社会保险机制的要求,应全面覆盖无力缴费的贫困人口的社会救济、社会基本养老、企业年金、商业寿险、家庭保障等多层次养老保障制度模式。

第一层次:加大基本养老保险的执行力度。由政府、企业和个人三方供款的模式,即企业和个人为主,政府提供补贴,实行现收现付筹资方式。通过提高企业和个人的参保意识、加大执法力度等措施,不断提高参保率。由国家行政部门管理,执行保障和再分配功能。推行激励机制,对于多缴费者可以多领取相应的养老金。

第二层次:鼓励企业为员工建立企业年金保障。由政府提供优惠政策,实行劳动权利与义务相结合的原则,以企业为主,个人为辅供款,实行积累制筹资方式。对象为企业职工,执行保障和储蓄功能。实行激励机制,保证缴费者退休后有更高的生活水平和更为充分的保障。

第三层次:积极发展商业寿险保障。采用自愿性,由政府提供政策,个人具有经济能力和偏好选择,实行积累制筹资方式。对象为高收入人群,是在具有了基础保障之上的更高层次的保障,执行保障和储蓄功能。政府可视经济发展需要,给予政策扶持。

第四层次:传承家庭养老保障。家庭成员对老人的赡养是互惠互利关系的体现。年轻一代对父母提供照顾,也为自己将来获得子女照顾创造了道德基础,这种供养与反哺的循环使家庭养老能够延续。

(2)扩大非缴费型和基本养老覆盖范围 扩大覆盖范围,是基本社会养老制度的一个基本目标。目前扩大覆盖范围的政策是出于制度内的资金不平衡的需求,缺少统筹机制。这种以扩大覆盖面为手段来缓解养老保险基金压力的政策背景,使非国有企业产生了其缴费将被用作于退休人员较多的国有企业,进行实质上是现收现付性质的收入转移支付的预期,而与此同时,国家又没有对非国有企业及其缴费相对应的养老金承诺做出制度化的、具有法律效力的保证。制度漏洞是造成覆盖率不足的一个重要原因。很多国有、集体企业使用农村、外来劳动力临时工,非公有制企业职工、城镇个体工商户及其雇工、城镇自由职业者、农民工,大部分没有纳入养老保险覆盖范围。因为,其中的很多制度规定是很难执行的,存在很多不确定因素。例如,国家规定个体户按上年社会平均工资的18%~20%缴费,其中的10%~11%记入个人账户,8%~9%记作社会统筹部分。个体户的雇工也是这个总比例,只是个人缴8%~9%,其余由雇主缴纳。自由职业者按这个总比例,全部由个人缴纳。由于操作很麻烦,而且很难得到这些人的理解和信任。更重要的是,规定中有一些不合理之处,例如个体户和自由职业者本来是个人全部缴纳的,但是进入社会统筹部分其所有权则不再属于他们自己的了,如果他们中途出现意外,继承人只能继承记入个人账户的那部分,很难吸引他们入保,这种规定不被理解。这是非国有经济不愿意参加目前的养老金计划的背景原因,也是扩大覆盖面工作难以推进的原因。

(3)重新界定政府在养老保险体制中的职能 造成当前我国养老保险体制出现"所有者缺位"的现象,很大程度上是政府直接管理过度的结果。当前个人账户中的养老基金完全是由政府的社会保障管理部门管理的,政府既是监管者,同时又是账户的直接管理者。在这种情形下,个人账户中积累的基金难以得到有效的运作。因此,应当将政府的管理职能限制在社会统筹这一大块,即现收现付部分;而个人账户中的基金部分,则可考虑借鉴国外管理养老基金的成功经验,成立养老基金会组织来管理个人账户中的基金,基金会组织应当是专业化的基金管理公司。并且,为了保证养老基金的管理效率,这样的基金会应当是竞争性的,即成立多个基金会组织,职工可自主地选择决定加入哪一个基金会,也可自由地退出。政府间接作用的增强则表现在加强监管职能方面。政府的社会保障部门应对基金管理公司进行严格的监督,定期考核其绩效和风险管理水平。

(4)建立城乡有别的养老保障模式　我国的社会养老保障制度体系由非缴费普惠性养老模式、缴费性基本养老保险模式、企业年金及个人保险储蓄性养老模式和家庭养老等多层次构成。其中缴费性基本养老保险和商业寿险产品的目标主要是城镇从业人员,是养老保障发展的主体。企业和个人寿险储蓄安排的养老保障将成为城镇退休人员晚年生活的补充性质资金来源,也是提高退休生活质量的重要保障。非缴费普惠性养老保障目标是贫困老人,利于消除贫困。非缴费型养老保障在经济欠发达的农村地区是主体。同时,家庭养老和土地养老均是有效的养老模式,在有条件的地方亦可发展社区养老。

小　结

我国是世界上老年人口最多的国家,养老机构服务种类较为单一,且老年护理教育起步晚,老年护理人才不足;而我国人口老龄化又日趋严重。因此,在开展社区卫生服务中,将老年人的保健、护理、照料作为一项重点工作,完善老年保健制度,发展多元化的社区及家庭养老,加快开展多层次的老年护理教育,满足老年保健人才匮乏的需求,是今后中国老年工作的基本方向和对策。

问题分析与能力提升

刘爷爷,72岁,患糖尿病8年,长期口服二甲双胍等降糖药治疗。一周前在公园运动时突然感到头晕、饥饿、出冷汗,张爷爷赶快吃了随身携带的糖果,并拨打了120急救电话求助。

请思考以下问题:①张爷爷的行为遵从了哪些自我保健原则?②护士指导张爷爷自我保健中应该注意哪些问题?

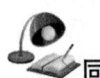
同步练习

一、选择题

1. 老年保健的重点人群不包括　　　　　　　　　　　　　　　　　　　　　　(　)
   A. 高龄老年人　　　　　　　　　　B. 独居老年人
   C. 丧偶老年人　　　　　　　　　　D. 住院老年人
   E. 精神障碍老年人

2. 健康老龄化的对象是　　　　　　　　　　　　　　　　　　　　　　　　　(　)
   A. 婴幼儿　　　　　　　　　　　　B. 青少年
   C. 老年人　　　　　　　　　　　　D. 成年人
   E. 所有人

3. 根据特定的国情和传统文化,我国主要的养老模式应为　　　　　　　　　　(　)
   A. 居家养老　　　　　　　　　　　B. 老年公寓养老

C. 养老院养老 D. 日间护理院养老
E. 老年病医院

4. 下列适用于生活不能自理老年人的养护机构是 （　　）
   A. 老年公寓 B. 日间护理院
   C. 养老院 D. 临时托老所
   E. 老年病专科医院

5. 养护机构的基本工作人员配备中不包括 （　　）
   A. 护士 B. 物理治疗师
   C. 职业治疗师 D. 医师
   E. 卫生员

6. 老年保健的重点人群不包括 （　　）
   A. 高龄老年人 B. 独居老年人
   C. 丧偶老年人 D. 住院的老年人
   E. 新近出院的老年人

7. 以下哪项不是老年人的患病特点 （　　）
   A. 患病率高 B. 不能全面正确提供病史
   C. 疾病的并存性 D. 发病缓慢,临床症状不典型
   E. 疾病容易被发现

8. 适合老年人健身的项目不包括下列哪项 （　　）
   A. 踢球 B. 散步
   C. 慢跑 D. 打太极拳
   E. 跳舞

9. 国外老年人保健措施中错误的地方是 （　　）
   A. 由受过训练的妇女来做家务和陪伴老人
   B. 接受老年人和家属的各种咨询,为其提供适宜保健、医疗、福利等综合信息
   C. 老人在日托中心能社交,进行健康锻炼、娱乐活动等
   D. 有事向110报警-急救系统求救
   E. 社区培训协力员,帮助老年人排忧解难

10. 老年保健起源于 （　　）
    A. 英国 B. 中国
    C. 美国 D. 日本
    E. 法国

11. 李爷爷,70岁,患有冠心病5年,经常随身携带"速效救心丸",该行为属于 （　　）
    A. 自我观察 B. 自我预防
    C. 自我康复 D. 自我护理
    E. 自我急救

二、名词解释
1. 老年保健 2. 健康老龄化 3. 居家养老 4. 机构养老 5. 老人自我保健

三、思考题
1. 试述老年人如何进行自我保健。
2. 简述联合国老年保健政策原则。
3. 简述我国老年保健的基本原则。

（平顶山学院　陈　晨）

第五章 老年人的日常生活护理

> **学习目标**
> 1. 掌握：日常生活护理的注意事项、对老年人环境的调整及安排；老年人皮肤的特点；老年人的饮食与营养；老年人的休息和活动。
> 2. 熟悉：老年人的排泄。
> 3. 了解：老年人性需求和性生活卫生。

第一节 饮食与营养

饮食与营养是维持生命的基本需要，是维持、恢复、促进健康的基本手段。合理的膳食、平衡的营养可以延缓衰老。人体对营养摄取不足或过度均可造成体内免疫功能障碍，并诱发一些常见的老年病。同时，在相对单调的老年生活中，饮食的制作和摄入过程对老年人来说还可带来精神上的满足和享受。因此，改善饮食营养以防止衰弱和老年多发病，维护老年人的健康，也是日常生活护理中的一个重要课题。

（一）影响老年人饮食的因素

1. 生理因素　老年人味觉功能下降，特别是甜、咸、酸、苦觉功能有明显下降，同时又多伴有嗅觉功能的降低，不能或很难嗅到食物的香味，所以老年人嗜好味道浓厚的菜肴，并因此增加了糖、食盐和食用油的摄入量；多数老年人握力下降，同时还伴有关节的病变与肢体的麻痹与震颤，加重了老年人自行进食的困难；老年人吞咽反射能力下降，食物容易误咽而引起肺炎，甚至发生窒息死亡；对食物的消化吸收下降，导致老年人所摄取的食物不能有效地被机体利用，特别是当摄入大量的蛋白质和脂肪时，容易引起腹泻；老年人易发生便秘，而便秘又可引起腹部饱胀感，导致食欲不振等，从而影响食物的摄入。在营养的摄入过程中，老年人消化系统的退行性改变对营养的消化和吸收关系最为密切。

2. 心理因素　厌世或孤独者、入住养老院或医院而感到不适应者、精神状态异常者、排泄功能异常而又不能自理的老年人，常常出现饮食摄入异常；有时部分老人考虑到照顾者的需求,往往自己控制饮食的摄入量。对于痴呆老年人,如果照顾者不控制其饮食摄入量将会导致过食。有时痴呆的老年人还可出现吃泥土、铁钉等异常饮食的现象。

3. 社会因素　老年人的社会地位、经济实力、生活环境及价值观等对其饮食影响很大。生活困难可导致选择的饮食种类、数量的减少;而营养知识的欠缺可导致营养失衡;独居和高龄的老人,即使没有经济方面的困难,在食物的采购和烹饪上也会出现食物的单一和膳食的不平衡的问题;价值观对饮食的影响也同样重要,有些老人认为自己不能为社会创造价值,再过多的摄入营养丰富的食物是一种浪费,而因此刻意地限制自己的饮食,在某些方面也影响着老年人对营养的摄入,从而影响身体的健康。

(二)老年人的营养

营养是维持、恢复和促进健康的基本手段。在营养摄入的同时还会给老年人的精神上带来满足和享受。改善饮食营养以减少衰弱和预防老年多发病,维护老年人的健康,在日常生活护理中占有重要的地位。

1. 碳水化合物　随着年龄增加、体力活动和代谢活动会逐渐减低,对热能的消耗也逐渐减少。一般来说,60岁以后热能的供应应该较年轻时减少20%,70岁以后减少30%,以免过剩的热能导致肥胖,并诱发一些常见的老年病。老年人摄入的糖类以多糖(谷物和薯类含有丰富的多糖)为好,而尽量减少单、双糖(如蔗糖)的摄入,以免诱发龋齿、心血管疾病与糖尿病的发生。

> 平衡膳食对老年人健康的影响有哪些?

2. 蛋白质　优质而少量的摄入是老年人摄入蛋白质的原则。老年人的体内代谢过程以分解代谢为主,需要较为丰富的蛋白质来补充蛋白质的消耗,但由于衰老导致老年人体内的胃胰蛋白酶分泌减少,过多的摄入蛋白质可加重老年人消化系统和肾的负担。因此每天的蛋白质摄入不宜过多,蛋白质摄入量应占总热量的15%,其中优质蛋白应占摄取蛋白质总量的50%以上。

3. 脂肪　老年人肝功能低下,胆汁酸的分泌减少,脂酶活性降低,对脂肪的消化、吸收功能下降,且老年人体内脂肪组织随年龄增加而逐渐增加,因此膳食中过多的脂肪不利于心血管系统、消化系统;但若进食脂肪过少,又将导致必需脂肪酸缺乏而发生皮肤疾病,并影响脂溶性维生素的吸收,因此脂肪的适当摄入也十分重要。总的原则是:由脂肪供给能量应占总热能的20%~30%,并应尽量选用含不饱和脂肪酸较多的植物油,而减少膳食中饱和脂肪酸和胆固醇的摄入,如多吃一些花生油、豆油、菜油、玉米油等,而尽量避免动物性脂肪的摄入。

4. 无机盐

(1)钙　老年人容易发生钙代谢的负平衡,特别是绝经后的女性,由于内分泌功能的衰减,骨质疏松的发生将进一步增加。应强调适当增加含钙质的食物摄入,并增加户外活动以帮助钙的吸收。由于老年人体内胃酸较少,且消化功能减退,因此应选择容易吸收的钙质,如摄入奶制品、豆制品和坚果等食物。

(2)铁　铁参与氧的运输与交换,缺乏可引起贫血,应尽量选择含铁丰富的食物,如瘦肉、动物肝及黑木耳等,同时增加维生素C的摄入,以促进人体对铁的吸收。

(3)钾　味觉的减退导致老年人往往喜好偏咸的食物,过多的摄入食盐会导致钾不足,钾缺乏可使肌力下降而导致老年人有倦怠感。

(4)钠(食盐)　过多的食用食盐可使水分在体内存储过多,加重心脏负担。钠的摄入与高血压成正相关,因此健康的老年人每日的摄入量应≤6 g;高血压、冠心病的老人每日摄入量应不超过5 g。

5.维生素　维生素在维持身体健康、调节生理功能、延迟衰老过程中起着极其重要的作用。特别是B族维生素能增加老年人的食欲。蔬菜、水果和薯类中含有丰富的维生素的同时还含有丰富的膳食纤维,老年人每天在获得维生素的同时还能起到改善便秘的作用。

6.膳食纤维　主要存在于谷、薯、豆、蔬菜和水果等食物中。膳食纤维虽然不被人体所吸收,但在帮助通便、吸附由细菌分解胆酸等生成的致癌和促癌物质、促进胆固醇的代谢、防止心血管疾病、降低餐后血糖和防止热能摄入过多方面,起着独到的作用。老年人的摄入量以每天30 g为宜。

7.水分　失水10%就会影响机体功能,失水20%即可威胁人的生命。如果水分不足再加上老年人生理功能的减退(老年人结肠、直肠的肌肉萎缩,肠道中黏液分泌的减少)很容易发生便秘,严重时还可发生电解质失衡、脱水等。但过多饮水又会增加心、肾功能的负担,因此老年人每日饮水量一般为1 500 mL左右为宜。

(三)老年人的饮食原则

1.平衡膳食　老年人易患消化系统疾病、心血管系统疾病及各种运动系统疾病,往往与不良饮食有关。因此,保持营养的平衡,应适当限制热量的摄入,保证足够的优质蛋白、低脂肪、低糖、低盐、高维生素和适量的含钙、铁食物的摄入。

2.饮食易于消化吸收　老年人由于消化功能减弱,咀嚼能力也因为牙齿松动和脱落而受到一定的影响,因此要求食物应细、软、松,既给牙齿咀嚼的机会,又便于消化。

3.食物温度适宜　老年人消化道对食物的温度较为敏感,饮食宜温偏热,两餐之间或入睡前可加用热饮料,以解除疲劳,增加温暖。

4.良好的饮食习惯　依据老年人的生理特点,老年人在饮食上应少吃多餐,避免暴饮暴食或过饥过饱;膳食内容的改变也不宜过快,要照顾到个人爱好;由于老年人肝中存储肝糖原的能力较差,对低血糖的耐受能力不强,容易饥饿,可在两餐之间适当增加点心;晚餐不宜过饱,因为夜间的热能消耗较少,如果摄入了热能高而又较难消化的蛋白质和脂肪会影响睡眠和导致体重增加。

5.增加食物对感官的刺激　由于衰老会带来感觉(视觉、听觉、味觉、嗅觉)的减退,从而影响老人对食品的摄入,因此,在烹饪时应不断尝试各种新食品的制作,花样翻新,并力争做到食品色、香、味、形俱佳,以增加老年人的食欲,从而增加营养的摄入。

(四)特殊人群的饮食护理

1.吞咽功能低下者的饮食护理　吞咽功能低下者很容易将食物误咽入气管,进餐时老人的体位很重要,尽量保持坐位或半卧位,瘫痪的老人可采取健侧卧位,并在进餐过程中提醒老人集中注意力。吞咽功能低下者主要是对清水或固体块状食物发生吞咽困难,可在清水中加入藕粉或少量的面粉,使清水变的黏稠,也可将固体块状食物碾碎后食用。进餐过程中应有专人观察、照料,以防发生意外。

2.咀嚼、消化功能低下者的饮食护理　咀嚼、消化功能低下的老人,在食物烹饪时要尽量采取"煮"或"炖"的方法。但由于易咀嚼的食物对肠道的刺激作用减少,很容易引起便秘,因此应督促老人多食用含膳食纤维比较丰富的蔬菜、水果和薯类。考虑到老人咀嚼、消化功能低的特点,可采取榨汁的方法,用榨汁机将蔬菜和水果榨碎,供老人食用。

3. 上肢障碍者的饮食护理　老年人患有麻痹、挛缩、变形、肌力低下、震颤等上肢障碍时,自己摄入食物易出现困难,可以将普通勺把用纱布缠上变粗后以利于握持;对于使用筷子的老人,为防止滑脱可用绳子将两根筷子连在一起,以便于老人使用。

4. 视力障碍者的饮食护理　对于视力障碍的老人首先要向老人说明餐桌上食物的种类和位置,并帮助其用手触摸以便确认。要保证安全,热汤、茶水等易引起烫伤的食物要提醒注意,鱼刺等要剔除干净。视力障碍的老人因看不清食物而引起食欲减退,因此,食物的香味和口感更加重要。视力障碍的老人家人最好能与老人一起进餐,制造良好的进餐氛围以增加食欲。对于不能与家人进餐的老人,为了保证老人有足够的营养摄入,应做好单独进餐的护理。

5. 味觉、嗅觉等感觉功能低下者的护理　味觉、嗅觉等感觉功能低下的老人喜好味道浓厚的饮食,而因此过多的摄入盐、糖和食用油从而影响健康。为改善老人的这种不良饮食习惯,可在烹饪食物时使用醋、姜、蒜来刺激食欲。

第二节　环境与安全

老年人的健康和安全与其生活的环境存在关联。老年人生活环境方面,要注意尽量去除妨碍生活行为的因素,充分考虑生活功能的提高,避免意外的发生。调整环境使其能补偿机体缺损的功能,使老人生活得更安全、更舒适。

(一)老年人生活环境的调整与安排

1. 室内环境

(1)一般要求　要注意室内温度、湿度、采光、通风等方面,让人感受到安全与舒适。老年人的体温调节能力降低,应保持室温夏季23～27 ℃,冬季18～22 ℃,湿度50%±10%较为适宜;老年人视力下降,尤其是老年人的暗适应力低下,因此应注意室内有充足的采光,并保持适当的夜间照明,如保证走廊和厕所的灯光,在不妨碍睡眠的情况下安装地灯等,以免老人发生安全问题;老年人对色彩感觉的残留较强,可在墙上用各种颜色画线以指示厨房、厕所等的方位;楼梯设置扶手,台阶上下分明,高度不超过15 cm;居室要经常通风以保证室内空气新鲜,特别是在室内排便或有大小便失禁时,应注意及时清理排泄物及被污染的衣物,并打开门窗通风。

(2)老年人的私人空间　日常生活中部分生活行为需要在私人空间中开展,如排泄、沐浴、性生活等。为保证老年人的隐私和快乐舒适的生活,有必要为其提供一个独立的空间。但在现实生活中,由于老年人的身体状况、生活方式、价值观、经济情况等有个体差异,很难对此做出统一的规定。理想状况下老年人能有其独立的房间,且要与家人的卧室、厕所相连以方便联系;窗帘最好为两层,薄的纱层既可透光又可遮挡屋内情况,而厚的则可遮住阳光以利于睡眠。如不能满足上述条件,也可因地制宜地采取一些措施,如在多人房间里应用拉帘或屏风为老年人建立一个独立的私人空间。

2. 室内设备　老年人居室内的陈设不可太多。如果屋内家具杂乱,容易磕碰、绊倒老年人,而且也会污染室内空气,一般有床、柜、桌、椅即可。且家具的转角处应尽量

如何创造一个适宜老年人生活的空间?

用弧形,以免碰伤老年人。

对卧床老年人进行各项护理活动时,较高的床较适合。而对于一些能离床活动的老年人来说,床的高度应便于老年人上下床活动,其高度应是老人坐在床沿时两脚足底全部着地,膝关节呈直角为宜。这也是老年人的座椅应选择的高度。床上方应设有床头灯和呼唤铃,床的两边均应有活动的护栏或利用房间环境减少床档等保护具的应用,如床靠墙放置等,可减轻老人因过多限制而带来的不适感。

室内应有冷暖设备,并注意这些设备的正确使用与否会影响老年人的健康。冬季取暖设备的种类应慎重考虑。若使用煤炉,由于老年人嗅觉降低,易发生煤气中毒的同时还易造成空气污染和火灾;使用电暖炉不易使室内全部温暖,也使老年人不愿活动;若使用热水袋,由于老年人皮肤感觉下降易引起烫伤;使用电热毯的时间过长易引起脱水;使用有暖气的房间较舒适,但容易造成空气干燥和空气质量下降。夏天使用空调时应注意开窗通风,并注意避免冷风直吹身上及室温降得过低而影响健康。

3. 厕所、浴室与厨房　厕所、浴室与厨房是老年人使用频率较高而又容易发生意外的地方,因此其设计一定要注意安全。

(1)厕所　由于老年人泌尿系统的退行性改变,易产生尿急、尿频和夜尿增多等症状。厕所应设在卧室附近,从卧室至厕所之间的地面不要有台阶和障碍物,并应设扶手以防跌倒。若是使用轮椅的老年人,还应将厕所改造成适合其个体需要的样式。

(2)浴室　老年人身体的平衡感下降,浴室周围应设有扶手,地面铺防滑砖。如使用浴盆,应带有扶手或放置浴板,浴盆底部还应放置橡皮垫,以免老人在使用浴盆时发生意外;对于不能站立的老年人也可用淋浴椅。沐浴时浴室温度应保持在24～26 ℃,水温40 ℃,并设排风扇以便将蒸汽排出,防止湿度过高而影响老年人的呼吸。

(3)厨房　厨房地面也应注意防滑;水池与操作台的高度适合老年人的身高;厨房中所有设备的操作应尽可能做到简便易于操作,以方便老人的使用。

(二)影响老年人安全的因素

1. 生理因素　随着年龄增长,老年人的视觉、本体感觉和前庭感觉功能减退,中枢神经系统和周围神经系统的控制能力下降,下肢肌力减弱,而易发生跌倒。

2. 病理因素　能导致老年人步态不稳、平衡功能失调、眩晕、视觉或意识障碍的急慢性疾病(如心血管系统疾病、神经系统疾病、骨关节系统疾病、感官系统疾病及糖尿病等),均可对老年人的安全造成隐患。

3. 药物因素　由于老年人药物代谢动力学的改变,老年人对药物的敏感性和耐受性发生改变,增加了老年人体位性低血压的发生率。特别是老年人服用镇静催眠药、麻醉药、抗焦虑药、抗抑郁药、降压药、降糖药物、利尿剂、血管扩张剂等药物时,极易发生意外。

4. 心理因素　下列心理因素影响着老年人的安全。一是不服老;二是怕麻烦别人;三是老年人焦虑、恐惧、抑郁或服药有认知障碍时,发生意外的危险性会显著增加。

5. 环境因素　老年人机体各系统发生了退行性改变,当机体功能与所处室内的环境及设施不相适应时如地面过滑、地毯松脱、室内光线不足、座椅过高或过低、拐杖辅助工具不合适等,也会造成老人的不安全。

6. 活动状态　老年人的活动状态与安全密切相关。如老年人发生的跌倒,大多数发生于行走或变换体位时;噎呛则发生在注意力不集中时。

7. 其他　老年人衣裤过长或穿不合适的鞋(如高龄的老人穿着拖鞋、鞋底不防滑或鞋过大时)、饮酒、营养不良等也会危及老年人的安全。

(三)老年人日常生活安全

老化导致的生理性和病理性改变所造成的不安全因素,严重地威胁着老年人的健康,甚至生命。在日常生活中要高度重视老年人的安全。老年人常见的安全问题有:跌倒、坠床、服错药、交叉感染、走失等。

1. 防跌倒　参见本章第三节活动。

2. 防坠床　意识障碍的老年人应加床档;睡眠中翻身幅度较大或身材高大的老年人,应在床旁用椅子护挡;如果发现老年人靠近床边缘时,要及时护挡,必要时把老年人推向床中央,以防坠床摔伤。

3. 防服错药　对于服药能力尚好的老人,应督促其按时按量服药;对于服药有困难或自理能力差的老人,应提前配好一日各时段所用的药,并分别放于不同颜色的药袋中,以便我们发现漏服时段;将老年人服药行为与日常生活习惯联系起来,如将药物放在固定、易见处,使用闹铃、电话或小卡片等方法提醒老人按时按量服药,防止药物错服的现象发生;尽量减少用药的种类、次数,缩短疗程,选用适合老年人服用的药物剂型,以通俗易懂的语言向老人解释药物的用量、用法、疗程、副作用和注意事项等,并附以书面说明。同时,在药物标签上以醒目的颜色和大字标明药物的名称、剂量和用法。

4. 防交叉感染　老年人免疫功能低下,对疾病的抵抗力弱,应注意预防感染,如进行预防接种,呼吸道感染高发时不到人群密集的区域去,高龄、体弱的老人不过多会客等。

5. 防走失　对于有智力及认知功能减退和行为人格改变的老人(如患有阿尔茨海默病、血管性痴呆、外伤等疾病)存在着走失的可能。老人外出或散步时应有家人陪同,以防迷路或走失。并在老人衣兜里装上或衣服上缝上写有老人及其保护人姓名、家庭住址、电话号码的卡片或布条,方便老人在走失时与家人联络;老人单独活动的范围应在保护者的视野范围之内。

第三节　活　动

活动对健康有着积极的促进和维护作用,合理的活动在延缓生理功能的衰退、提高免疫力、加快机体的新陈代谢的同时,还缓解和消除了老年人不良的心理。在日常生活活动中,指导老年人坚持合理的活动,是老年人健康长寿的关键。老年人的活动能力与其生活空间的扩展程度、社交范围与社交能力密切相关,进而可影响其生活质量。

(一)影响老年人活动的因素

1. 心血管系统

(1)心脏　①心排血量:老年人心肌收缩的速度与强度降低;静脉壁弹性减少,导致回心血量减少;加上老年人心室壁顺应性降低,心排血量减少,故在最大活动同时,会导致心排血量无法上升到预期值。②心率:随着增龄,老年人的静息心率轻度减少,最大运动心率明显减慢。

(2)血管 由于硬化与纤维化,老年人血管失去弹性,钙盐沉积,管腔狭窄,发生动脉粥样硬化的可能性增加。毛细血管变薄、变硬,阻碍了组织营养物质和氧气的交换。由于血管弹性消失、皮肤变薄及皮下脂肪减少,老年人头、颈部及四肢的血管显得格外突出。

(3)血压 由于老化均可致动脉管壁增厚、变硬,弹性减弱。尤其是大动脉的弹性储备作用大大减弱,使心室收缩产生的压力几乎不变地传至主动脉,导致收缩压升高。而舒张期主动脉又无明显的回缩,舒张压升高不明显,使脉压增大。因此,老年人高血压以收缩压升高为主。同时由于外周静脉滞留量增加,外周血管阻力加大,也会引起部分老年人出现舒张压升高。另外,长期高血压的代偿,使压力感受器敏感性降低,老年人易发生体位性低血压。

2.肌肉骨骼系统

(1)骨骼 人到中老年,骨的大小和外形变化不明显,但骨骼中的有机物质如骨胶原、黏多糖蛋白含量明显减少,使骨的弹性和韧性减弱。同时骨的内部结构也出现明显的变化,如骨皮质变薄,骨小梁减少变细,引起骨密度减少,导致骨质疏松。随着骨总量的减少,骨骼力学性能明显减退,甚至不能承受正常的生理负荷,骨骼容易发生变性和骨折。

(2)关节 ①关节软骨:老年人关节软骨的改变最为明显。随着增龄,关节软骨的含水量、亲水性的黏多糖、硫酸软骨素A减少,胶原含量增加,导致关节软骨钙化及纤维化而失去弹性,使关节软骨对外界机械力减弱。由于长期的磨损导致关节软骨面变薄,软骨粗糙、破裂,完整性受损,软骨剥离形成游离体,即"关节鼠",可使老年人行走时关节疼痛;由于关节软骨变性,使连接与支持骨和关节的韧带、腱膜、关节囊因纤维化和钙化而僵硬,关节活动受限;有时可因关节软骨全部退化,使老年人活动时关节两端的骨面直接接触而引起疼痛。此外,在退化的关节软骨边缘出现骨质增生形成骨刺,导致关节活动障碍更加明显。②滑膜:老年人滑膜细胞的细胞质减少,引起循环障碍。促使关节软骨变性导致软骨损伤。③关节软骨的营养和代谢:关节软骨的营养供给可因关节受压、营养的减少等受到影响,使软骨进一步老化。

(3)骨骼肌 老年期骨骼肌总量可减少到仅占体重的25%。肌力也减退,易出现肌疲劳。加上老年人脊髓和大脑功能的衰退,活动减少,导致骨骼肌动作反应迟钝,故老年人一般动作迟缓、运动幅度降低、很难完成复杂动作。

老化使老年人肌细胞减少的同时肌张力也出现下降,导致老年人骨骼的支撑力下降,活动时容易发生跌倒;老化对骨骼系统的张力、弹性、反应时间及执行功能都有负面的影响,这是造成老年人活动量减少的主要原因之一。

3.呼吸系统

(1)胸廓及呼吸肌 老年人胸廓的前后径增大,胸廓由扁圆形变为桶状。肋软骨钙化及肋骨关节韧带的硬化等,使胸廓活动度受到限制。老年人呼吸肌萎缩,深吸气时膈肌活动度减少,肌力减弱,使呼吸效能降低。因此,老年人的肺功能降低,呼吸容量减少。

(2)呼吸道 老年人气管、支气管黏膜上皮萎缩,黏膜下腺体和平滑肌萎缩,弹性组织减少,部分纤毛倒伏,软骨钙化或骨化。因此气管及支气管内径增大。但小气道杯状细胞数量增多,分泌亢进,黏液潴留,可导致管腔狭窄,增加气道内在阻力,尤其是呼气阻力增加而容易发生呼气性呼吸困难。

(3) 肺 老年人的肺组织萎缩,体积变小,重量减轻;肺泡壁断裂,肺泡互相融合,使肺泡数量减少而肺泡腔变大,肺泡面积减少,气体交换面积由 30 岁时的 75 m^2 减至 70 岁时的 60 m^2;肺泡壁弹性纤维减少,甚至消失;加之变性,胶原蛋白的交联增多,致肺硬度增加,肺泡的回缩力减弱。导致老年人呼气末肺残气量增加,肺活量减少,最大呼气量也减少;肺泡隔中毛细血管数量和管内的血流量均减少,肺泡与血液气体交换能力降低,老年人动脉血氧分压水平随增龄而下降。

4. 神经系统 神经系统的老化改变多种多样,但影响老人休息和活动的神经因素因人而异。老年人下丘脑松果体的萎缩及其分泌功能的减弱,使睡眠的生理时相发生变化,老年人经常白天坐着打盹,夜间又睡不着,总睡眠时间减少,睡眠质量差,使老年人的休息和活动受到影响。老年人因前庭器官过分敏感,会导致对姿势改变的耐受力下降致平衡感缺失,因此要强调老年人活动的安全性。老化使脑组织的血流量和耗氧量下降,大脑的兴奋和抑制过程的转换较慢,脑的生理功能低下,导致老年人对事情的反应时间或反射时间延长,表现为老年人运动的协调性和灵活性较差,行为迟缓。

5. 疾病因素 疾病会影响老年人的活动。老年人常患慢性疾病,使活动的耐力下降(如患帕金森疾病);活动能力受限(如患骨质疏松症);药物的副作用(如体位性低血压)和疼痛也会影响老年人的活动。

6. 心理因素 老年人的心理问题影响老年人的活动。孤独、抑郁的老人存在着不思活动;曾经因为活动发生过意外(如跌倒)的老人,因为惧怕再一次发生意外而不愿意活动。

7. 社会因素 由于科学技术的发展,人们活动的机会越来越少,如以车代步、电梯的使用、活动空间的减少、电视和网络数字技术的普及等减少了老人活动的机会。

(二)活动对老年人的重要性

影响老年人活动安全的因素有哪些?

1. 神经系统 可通过肌肉活动的刺激,协调大脑皮质兴奋和抑制过程,促进细胞的供氧能力。特别是对脑力工作者,活动可以促进智能的发挥,有助于休息和睡眠,同时解除大脑疲劳。

2. 心血管系统 活动可促进血液循环,使血流速度加快、心输出量增加、心肌收缩能力增强,改善心肌缺氧状况,促进冠状动脉侧支循环,增加血管弹性。另外,活动可以降低血胆固醇含量,促进脂肪代谢,加强肌肉发育。因此活动可预防和延缓老年心血管疾病的发生和发展。

3. 呼吸系统 老年人肺活量减少,呼吸功能减退,易患肺部疾病。活动可提高胸廓活动度,改善肺功能,使更多的氧进入机体与组织交换,保证脏器和组织的需氧量。

4. 消化系统 活动可促进胃肠蠕动,消化液分泌增强,有利于消化和吸收,促进机体新陈代谢,改善肝、肾功能。

5. 肌肉骨骼系统 活动可使老年人骨质密度增厚,韧性及弹性增加,延缓骨质疏松,加固关节,增加关节灵活性,预防和减少老年性关节炎的发生。运动又可使肌肉纤维变粗,坚韧有力,增加肌肉活动耐力和灵活性。

6. 其他 活动可以增强机体的免疫功能,提高对疾病的抵抗能力。对于患糖尿病的老年人来说,活动是维持正常血糖的必要条件。另外,活动还可以调动积极的情绪,提高工作和学习的效率。

总之,活动对机体各个系统的功能都有促进作用,有利于智能和体能的维持和促进,并能预防心身疾病的发生。

(三)活动能力的评估

老年人活动前要针对老年个体的活动能力进行评估,为老年人合理、安全的活动提供依据。老年人活动能力的评估,主要评估:①老年人现存的活动能力;②基本的体格检查,包括心血管系统、骨骼系统、神经系统,尤其是老年人的协调情况及步态,并评估对活动产生的影响;③老年人目前用药情况,作为活动后用药的参考;④了解老年人的活动史,包括目前的活动程度、过去的活动习惯、对活动的态度及有关知识等;⑤评估老年人目前活动耐受力,与老年人共同制订活动目标,如恢复自我照顾能力或增加对活动的耐受性;⑥了解老年人活动前后的情况,如活动前做热身运动,活动后是否缓慢停止等;⑦每次给予新的活动内容时,都应评估老年人对该项活动的耐受性,是否出现间歇性跛行、异常心率、疲惫不堪、呼吸急促等情况;⑧评估老年人活动的环境是否便利、安全。

(四)适宜老年人的活动量和活动种类

老年人的活动量与活动种类应根据个人能力及身体状况选择。特别是患有心血管疾病、呼吸系统疾病、神经系统疾病、运动系统疾病和其他慢性疾病的老人,更应注意在活动时选择合适的运动量和运动项目,以既能保证安全又能满足运动强度为原则。

1. 老年人的活动量　每个老年人应根据自身的身体状况选择合适的运动量。运动量过大可能会对机体造成损伤,尤其是长期大量的损伤会加速衰老,甚至导致死亡;运动量过小起不到强身健体和预防疾病的作用。只有运动量合理才对老年人的健康长寿和延长生活自理的年限,提高老年人的生命质量有着积极的意义。一般认为,老年人每天活动所消耗的能量在 4 180 kJ(1 000 kcal)以上,即可达到锻炼的目的。

2. 老年人活动的种类　老年人活动的种类可分为五种:日常生活活动、家务活动、娱乐活动、职业活动和体育运动。其中日常生活活动和家务活动是最基本的活动,这些活动可以增进老年人身体各系统的良好功能,提高老年人的自信心和自我认同感;娱乐活动则可以促进身心健康;职业活动是在发展自己潜能的同时增加经济收入的有益活动,应鼓励老人参与社会、经济活动。

老年人在选择运动的项目时,应根据自身的生理特点在保证安全的前提下,选择动作缓慢柔和、能使全身得到活动、简单易学的有氧运动项目,如散步、慢跑、做健身操、打太极拳等。其中散步,以简单、安全不受场地的太多限制为大多数老年人所接受,散步时切忌过分追求散步的速度、距离,活动以能达到"汗出而气不喘"为度。

(五)老年人活动的原则

1. 正确选择　根据老年人的年龄、身体的状况、活动场地选择适当的运动项目和运动量。活动内容应符合老年人的兴趣和爱好。

2. 循序渐进　运动强度应由小到大;动作应由慢到快,由简到繁,不宜做强度过大、速度过快的剧烈活动。

3. 持之以恒　锻炼是一个逐步积累的过程,只有坚持经常性、系统性才能达到增强体质、防病治病的目的。

4. 运动时间　运动的时间以每天 1~2 次,每次半小时左右,一天运动总时间不超过 2 h 为宜。若清晨锻炼,运动的时间选在天亮后 1~2 h 后进行为宜;从人体生理学的角度看,傍晚锻炼更有益健康,无论是体力的发挥还是身体的适应力和敏感性均以下午和黄昏时为佳,特别是老年人在选择运动量较大的活动时,应尽量选择在16:00~19:00 进行较为适宜。为了避免锻炼后过度兴奋而影响睡眠,应在临睡前 2 h 左右结束锻炼。饭后则不宜立即运动,因为运动可减少对消化系统的血液供应及兴奋交感神经而抑制消化功能,从而影响消化吸收,甚至导致消化系统疾病。

5. 强度适合　活动强度适宜而又安全的锻炼对老年人的身体健康最为有益,老年人的活动强度应根据个人的能力及身体的状态来选择,活动时的最高心率可反映机体的最大吸氧力,而吸氧力又是机体对运动量负荷耐受程度的一个指标,因而可通过心率情况来控制运动量。最简单方便的检测方法是以运动后心率作为衡量标准。

运动后最适宜的心率 = 170 - 年龄。
身体健壮者运动后最适宜的心率 = 180 - 年龄

观察运动后的心率应采用运动后 10 s × 6,不能直接用 1 min 来测量,以免影响其准确性。

观察活动强度是否合适应该是以运动后心率,结合自我感觉作为判断标准。运动后达到最适宜心率,在 3~5 min 之内恢复到运动前的心率,同时运动时全身有热感或微微出汗,运动后精力充沛,睡眠好,食欲佳,表明运动量适宜;若运动后心率在 3 min 内恢复到运动前的心率,运动时身体不发热或无汗,则表明运动量不足;而结束运动后心率在 10 min 以上才能恢复者,表明运动强度过大,应减少活动量。

以上检测方法还要结合自我感觉综合判断。当运动后感到疲乏、头晕、胸闷、气促、心悸、食欲减退、睡眠不良,应降低运动强度;当患有急性疾病、精神受刺激、情绪激动、悲伤时,应暂停运动;当运动时出现胸闷、气喘、心绞痛、心律失常、心率减慢等,应立即停止运动,并及时就医。

6. 运动场所与气候　运动场地尽可能选择空气清新、环境幽静、地面平坦的场所。老年人对气候的适应调节能力较差,夏季要防中暑,冬季要防感冒,遇到气温变化剧烈、空气清洁度差时,应减少户外活动,尽量选择在家中进行。

7. 防跌倒　老年人活动时要防跌倒。老年人跌倒是内因和外因共同作用的结果。跌倒易造成下肢骨折,其不仅要遭受手术治疗和骨折的痛苦,更重要的是很多老人被迫长期卧床,发生压疮、坠积性肺炎、肌萎缩、下肢静脉血栓等并发症,甚至因此而死亡。

(六) 患病老年人的活动

老年人常因疾病困扰而导致活动障碍,特别是卧床不起的病人,如果长期不活动很容易导致失用性萎缩等并发症。因此,必须帮助各种患病老年人进行活动,以维持和增强其日常生活的自理能力。

1. 瘫痪老年人　对这类老年人要借助助行器等辅助器具进行训练。一般来说,手杖适用于偏瘫或单侧下肢瘫痪患者,前臂杖和腋杖适用于截瘫患者。步行器的支持面积较大,较腋杖的稳定性高,多在室内使用,选择的原则是:两上肢肌力差,不能充分支撑体重时,应选用腋窝支持型步行器;上肢肌力较差,提起步行器有困难者,可选用前方有轮型步行器;上肢肌力正常,平衡能力差的截瘫病人可选用交互型步行器。

2. 为治疗而采取制动状态的老年人　制动状态很容易导致肌力下降、肌肉萎缩等并发症,因此应确定尽可能小范围的制动或安静状态,在不影响治疗的同时,尽可能地做肢体的被动运动或按摩等,争取早期解除制动状态。

3. 不愿甚至害怕活动的老年人　担心病情恶化而不愿活动的老年人为数不少,对这类老年人要耐心说明活动的重要性及对疾病的影响,让其理解"生命在于运动"的道理,并可鼓励一起参与活动计划的制订,尽量提高其满意度而愿意自己去做。

4. 痴呆老年人　人们常期望痴呆老年人在一个固定的范围内活动,因而对其采取了许多限制的方法,其实这种活动范围的限制,只能加重病情。护理人员应该认识到,促进痴呆老年人的活动能力,增加他们与社会的接触机会,可以延缓病情的发展。

第四节　生活节律与休息

生命的过程中要保持健康需要建立规律的生活,《黄帝内经》记载:"饮食有节,起居有常,不妄作劳,固能形与神俱,而尽其天年,度百岁而去。"良好的生活节律对健康长寿有着深远的影响。

一、生活节律

(一)老年人生活节律与健康

老年人离、退休后,脱离原有的紧张而又有节律的以社会为主的工作环境,面临的是一种松弛而又不规律的以家庭为主的生活环境。合理安排好离、退休的生活,建立规律的生活习惯,按时作息,有利于提高机体的生理功能,延缓衰老的进程,对维护和促进老年人的健康,提高老年人的生活质量有着不容忽视的作用。

(二)影响老年人生活节律的因素

建立有规律的生活,安排好娱乐、活动和休息对老年人的健康长寿有着重要的意义。老年人离、退休后,以往几十年养成的紧张、规律的工作生活节律被打破,面临的是清闲、单调、寂寞家庭生活为主的生活方式,另外伴随老化出现的退行性机体变化,对老年人生活节律也造成影响。影响老年人生活节律的主要因素有以下方面。

1. 生活习惯　老年人在漫长的一生中,形成了自己的生活习惯,这些固定的习惯对老年人来讲是很难改变的,如离、退休前老人的生活节律是以工作-家庭生活为主,离、退休后则要以家庭生活为主。

2. 生理、心理老化的程度　随着年龄的增长,老年人的生理、心理功能逐渐衰退,特别是活动和感觉功能的衰退,日常生活动作和行动变慢,行动和反应的速度变缓,均影响老年人的生活节律。

3. 健康状况　老年人大多患有慢性疾病,这些疾病影响老年人正常节律的维持,如老年人存在智力下降、认知功能下降、人格改变、长期卧床等情况时,正常生活的节律将不能得以维持。

4.居住环境　老年人居住方式(与家人同住、夫妻共同居住或丧偶等形式的居住方式)影响老年人的生活节律。如老年人离、退休后与家人生活在一起时,其家人的生活习惯影响和改变着老年人的生活节律;另外,老年人居住的周围环境、房屋结构、个人空间等也影响着老年人的生活节律。

5.社交活动　老年人是否继续工作,是否参加娱乐、集体活动,以及交友的多少和程度都会影响着老年人的生活节律。

二、建立良好的生活节律

建立良好的生活节律,需要调整好活动与休息的关系。在考虑到老年人爱好和兴趣的基础上安排好老年人活动的同时,还应注意根据老人的健康状况和活动耐受性安排好老人的休息。休息方式多种多样,其中睡眠是最根本也是最重要的休息方式,通过睡眠可使日间机体过度消耗等得到修复和补充,也是一种恢复、积累能量的过程。活动对机体各个系统有着促进作用,可调机体处于平稳、平衡状态。加强锻炼,对预防身心疾病的发生和发展有着重要的意义。

(一)合理的休息

休息是指一段时间内相对地减少活动,使身体各部分放松,处于良好的心理状态,以恢复精力和体力的过程。休息并不意味着不活动,有时变换一种活动方式也是休息,如长时间做家务后,可站立活动一下或散散步等。老年人相对需要较多的休息,并应注意以下几点:①休息要注意质量,有效的休息应满足三个基本条件,即充足的睡眠、心理的放松、生理的舒适。因此,简单地用卧床限制活动并不能保证老年人处于休息状态,有时这种限制甚至会使其感到厌烦而妨碍了休息的效果。②卧床时间过久会导致运动系统功能障碍,以及出现压疮、静脉血栓、坠积性肺炎等并发症,因此应尽可能对老年人的休息方式进行适当调整,尤其是长期卧床者。③老年人在改变体位时,要注意预防体位性低血压或跌倒等意外的发生,如早上醒来时,不应立即起床,而应在床上休息片刻,伸展肢体,再准备起床。④看书和看电视是一种休息,但不宜时间过长,应适时举目远眺或闭目养神来调节一下视力。看电视不应过近,避免光线的刺激引起眼睛的疲劳,看电视的角度也要合适,不宜过低或过高。

(二)适量的体力活动

参见本章第三节活动。

总之,适度而规律的活动对睡眠有促进作用,合理的休息又可以促进有规律的活动。老年人要注意劳逸结合,掌握休息与活动的节律,促进生理和心理的健康。

(三)适度的脑力活动

适度的脑力活动是减缓衰老的重要因素。脑神经的健旺与否,直接影响机体的一切活动,大脑直接或间接地调节身体各个系统和器官的功能活动,使其密切合作、协调一致,从而延缓全身各系统、器官的衰老。因此,保持大脑功能的强盛是人体健康的前提。从生理学角度讲,随着年龄的增长,大脑会逐渐萎缩,适度的脑力劳动,可延缓脑细胞老化进程。头脑灵活,功能协调,可延缓全身器官的衰老。同时,要注意劳逸结合,不要过度用脑。兴奋和抑制是神经活动的基本过程。劳逸结合可有效调节流经大脑的血量,改善脑营养代谢,促进脑能源物质的合成,消除脑疲劳。劳逸结合的主要方式有:学习与文体活动交替;学习与睡眠相互调节;学习方式和内容方面的变换;脑力活动与体力活动相济等。

三、老年人失眠的护理

人的睡眠是一种正常的生理反应,是大脑神经活动的一部分。睡觉时,四肢停止了运动,全身肌肉放松,心跳减慢,呼吸深而长,全身都能够得到充分的放松和休息,只有睡眠充足才能保证第二天精力充沛。睡眠障碍对老年人的身心健康会造成严重的危害。

失眠对老年人的危害主要包括以下方面。①导致老年痴呆:老年痴呆在我们的日常生活中属于很普遍的疾病,患有失眠的老年人更多容易导致老年痴呆的发病。②破坏消化系统:患者出现失眠之后,其消化系统也会受到一定的伤害,会出现一系列的疾病,这主要是因为老年人的体质比较特殊,本来由于消化系统退化就很容易出现消化不良,现在出现失眠,就会更加加重该症状。老年人失眠还会增大胃炎、十二指肠溃疡、溃疡性结肠炎等疾病的发生概率。③记忆力下降:老年人长期失眠,其记忆力会不断地下降,最终导致健忘症的发生。④易患糖尿病:有研究证明,失眠的老人不但胰岛素分泌明显减少,而且对胰岛素的敏感度也降低,使老人糖尿病的发病率增高。⑤影响免疫功能:长期失眠患者,其免疫力严重下降,感染病毒、罹患肿瘤概率有所提高。⑥易患高血压:心血管疾病与睡眠障碍有关。长期睡眠障碍导致大脑皮质功能紊乱,引起皮质下血管舒缩中枢功能失调和内分泌紊乱,可能会促进高血压的发生。⑦促进衰老:男性50岁后随年龄增长,慢波睡眠或深度睡眠时间占全部睡眠时间的比例下降,生长激素的分泌也相应减少。

睡眠障碍的常见症状:失眠、睡眠过多、睡眠-觉醒节律障碍。其中失眠是老年人常见的症状,失眠是指长时间内对睡眠的质和量不满意的状态,包括睡眠时间和深度不足,体力恢复不够等。

(一)影响因素

1. 情绪变化　情绪的变化对老年人的睡眠影响很大。如老年人白天与人发生争执或遇到问题百思不得其解时,会影响老年人的睡眠。

2. 疾病因素　老化导致老年人患疾病的概率增加,老年人可能会出现抑郁、焦虑、疼痛、呼吸困难等,这些疾病因素影响着老年人的睡眠。

3. 环境因素　老年人更换环境或居住周围声音嘈杂、光线过亮、卧具不洁时也会影响睡眠。

4. 药物因素　由于老年人存在着睡眠障碍,一些老年人因入睡困难长期服用药物来帮助睡眠,当助眠药突然停用,可引起反射性失眠。

5. 其他　夜尿频繁、临睡前剧烈运动、饮茶或咖啡等,也会引起失眠。

(二)护理措施

睡眠质量的好坏直接影响机体的状况,失眠会出现烦躁、精神萎靡、食欲减退、疲乏无力,甚至导致疾病的发生,做好失眠的护理,可使老年人的精神和体力得到恢复。具体的措施如下:

1. 对老年人进行全面评估　寻找失眠的原因,去除病因。

2. 提供舒适的睡眠环境 调节卧室的光线和温度,保持床褥的干净整洁,并设法维持环境的安静。

3. 帮助老年人养成良好的睡眠习惯 老年人的睡眠存在个体差异,为了保证白天的正常活动和社交,使其生活符合人体生物节律,应提倡早睡早起、午睡的习惯。对于已养成的特殊睡眠习惯,不能强迫其立即纠正,需要多解释并进行诱导,使其睡眠时间尽量正常化。限制白天睡眠时间在 1 h 左右,同时注意缩短卧床时间,以保证夜间睡眠质量。入睡前热水泡脚,饮热牛奶等。

4. 晚餐应避免吃得过饱 睡前避免过饱,避免进食较难消化的蛋白质和脂肪,不饮用咖啡、浓茶、酒或大量水分,并提醒老年人于入睡前如厕,以免夜尿增多而干扰睡眠。

5. 保持睡前情绪稳定 情绪对老年人的睡眠影响很大,由于老年人思考问题比较专一,又比较固执,遇到问题会反复考虑而影响睡眠,尤其是内向型的老年人。所以调整老年人的睡眠,首先要调整其情绪,有些可能造成情绪波动的问题和事情不宜晚间告诉老年人。指导并督促老人睡前不要看易引起情绪波动的电影、电视、报纸、小说等。

6. 注意劳逸结合 向老年人宣传规律锻炼对减少应激和促进睡眠的重要性,指导其坚持参加力所能及的日间活动。

7. 必要时遵医嘱服药 镇静剂可帮助睡眠,但也有许多副作用,如抑制机体功能、降低血压、影响胃肠道蠕动和意识活动等,因此应尽量避免选用药物帮助入睡,并教育老人不可无医嘱擅自使用助眠药,必要时可在医生指导下根据具体情况选择合适的药物。

第五节 皮肤护理与衣着

皮肤是人体最大的器官,有着特殊的生理功能。老化导致皮肤的功能和抵抗力降低,皮肤疾病增多,做好皮肤护理,尤其是做好长期卧床老人的皮肤护理,保持皮肤清洁和指导老人正确的着衣是日常生活护理必不可少的内容之一。

一、皮肤的清洁

皮肤是人体最大的器官,有着特殊的生理功能,进入老年期后,老年皮肤的生理功能和抵抗力降低,皮肤疾病逐渐增多,做好皮肤护理,保持皮肤清洁,增强皮肤抵抗力对提高老年人的生活质量具有重要意义。

(一)老年人皮肤的特点

老年人的皮肤出现皱纹、松弛和变薄,下眼睑出现"眼袋";皮肤干燥、多屑和粗糙;皮脂腺组织萎缩,功能减弱;皮肤触觉、痛觉、温度觉的浅感觉功能减弱;皮肤表面的反应性减低,对不良刺激的防御能力减弱,免疫系统的损害也往往伴随老化而来,以致皮肤抵抗力全面降低。老年人因皮肤的老化性改变和全身、局部的疾病影响及情绪的波动,常会带来皮肤干燥、瘙痒、皲裂、疼痛等问题,给老年人生活带来经常性的痛苦和烦恼。

(二)皮肤的护理

1. 一般护理

(1) 清洁　沐浴可清除污垢,保持毛孔通畅,促进皮肤的血液循环,改善新陈代谢和预防皮肤疾病。老年人在日常生活中进行皮肤清洁时,应特别注意皱褶部位,如腋下、肛门、外阴等处。一般来说,建议冬季每周沐浴1~2次,夏季每天温水洗浴。水温以40℃为宜。在沐浴时要注意沐浴的时间不可过长,应控制在10~15 min内,否则易发生胸闷、晕厥等意外。

(2) 洗涤剂的选择　皮肤的pH值在5.5左右,宜选择弱酸性的硼酸皂、羊脂香皂,避免碱性肥皂的刺激,以防损伤皮肤。

(3) 其他　沐浴用的毛巾应柔软,沐浴时应轻擦皮肤,忌用粗糙的浴巾用力揉搓皮肤,以防损伤角质层;沐浴后可涂抹护肤品,在增加皮肤的舒适度的同时可缓解皮肤的瘙痒。

2. 皮肤瘙痒的护理　瘙痒是老年人常见的主诉。瘙痒干扰了老年人正常的睡眠,并造成焦虑及其他严重的心理问题,瘙痒如未得到及时处理,引起老年人搔抓后,导致局部皮肤损伤,损伤后又引起瘙痒,如此恶性循环,最终成为顽疾或使皮肤发生继发感染。

(1) 常见的病因　①局部皮肤病变:皮肤干燥是最常见的原因,在老年瘙痒中占40%~80%,通常由于温度变化,衣物的刺激或用碱性沐浴液洗澡后引起。除此之外还可见于皮疹、皮炎及皮肤感染等疾病。②全身性疾病:如慢性肾衰竭引起的尿素及其他代谢产物的体内蓄积,可刺激皮内感觉神经末梢,引起瘙痒;肝胆疾病造成的肝内外胆汁淤积,使血液内的胆酸潴留刺激;甲状腺功能低下、糖尿病、某些恶性肿瘤及药物过敏均可引起全身瘙痒。③中枢神经系统兴奋:如情绪激动、精神紧张、焦虑、抑郁均可加重和发生瘙痒。④其他:气候干燥、风吹日晒、使用药物、病原体感染、食用辛辣或刺激食物、沐浴过频、水温过高等。

(2) 护理措施　①一般护理:停止过频洗澡,忌用碱性肥皂,适当使用护肤用品,特别是在干燥的季节可于浴后皮肤潮湿时涂抹护肤油,以使皮肤保留水分;在瘙痒时禁忌用力地搔抓皮肤,造成皮肤的完整性受损,瘙痒难忍时,可轻拍患处来减缓瘙痒。②去除病因:根据瘙痒的病因,逐个检查筛排,并做出对应治疗。③药物治疗:使用低浓度类固醇霜剂擦皮肤,应用抗组胺类药物及温和的镇静剂可减轻瘙痒,防止皮肤继发性伤害。④心理护理:找出可能的心理原因加以疏导,或针对瘙痒引起的心理异常,进行心理护理。

3. 皮肤皲裂的护理　预防性的在晚间用热水浸泡皲裂的手或足后,用磨石板去除过厚的角化层,再涂上护肤霜避免皲裂。老年人有手足皲裂时,可在晚间用热水泡手足后,涂上护肤霜,再戴上棉质手套或穿上袜子,穿戴一晚或1 h,可有效改善皲裂状况。

二、老年人的衣着

老年人的衣着首先要考虑到实用性,既要符合老年人的机体健康,又要便于老年人的穿脱。其次,还应照顾到老年人对美的追求。

老年人体温中枢调节功能降低,尤其对寒冷的抵抗力和适应力降低,因此在寒冷时节要特别注意衣着的保暖功效。另外,还要考虑衣着布料及衣服上脱落表皮分解产物对皮肤的刺激等方面的因素。有些衣料如毛织品、化纤织品,穿起来轻松、柔软、舒适,一向受到老年人的喜爱。然而,它们对皮肤有一定的刺激性,如果用来制作贴身穿着的内衣,就有可能引起瘙痒、疼痛、红肿或水疱。尤其是化纤织物,其原料是从煤、石油、天然气等高分子化合物或含氮化合物中提取出来的,其中有些成分很可能成为变应原,一旦接触皮肤,容易引起过敏性皮炎,且这类织物带有静电,容易吸附空气中的灰尘,引起支气管哮喘。因此,在选料时要慎重考虑,尤其是内衣,应以透气性和吸湿性较高的纯棉织品为好。

衣服便于穿脱对于老年人来说是非常重要的,即使是自理能力有损的老年人,也要尽量鼓励与指导老年人参与衣服的穿脱过程,以尽可能最大限度地保持和发挥其残存功能,因此服装的设计上要注意便于穿脱,如上衣和拉链上应留有指环,便于老年人拉动;衣服纽扣不宜过小,方便系扣;尽量选择前开门式上装便于老年人穿脱等。

此外,老年人衣服款式的选择还应考虑安全舒适及时尚。老年人的平衡感降低,应避免穿过长的裙子或裤子以免绊倒;做饭时的衣服应避免袖口过宽,否则易着火;衣服要舒适合身,不能过紧,更不要压迫胸部;同时也要注意关心老年人衣着的社会性,在尊重其原有生活习惯的基础上,注意衣服的款式要适合其个性及社会活动,衣着色彩要注意选择柔和、不褪色、容易观察是否洁净的色调;条件允许时应鼓励老年人的服饰打扮可适当考虑流行时尚,如选择有朝气的色调、大方别致的款式及饰物等。

第六节　排泄护理

排泄过程是维持健康和生命的必要条件,而排泄行为的自理是保持尊严和自立的重要条件。但老年人随着年龄的不断增加,机体功能的逐渐减弱,其疾病因素和自理能力的下降均可导致老人出现排泄问题。

一、便秘

便秘是指排便困难、排便次数减少(每周少于 3 次)且粪便干硬,便后无舒畅感。便秘可导致腹部不适,食欲降低及恶心。全身症状有头晕、头痛、乏力、焦虑、坐卧不安等。便秘是老年人的常见症状,约 1/3 的老年人出现便秘,以功能性多见。生理、心理、社会等多种因素均会影响正常的排便。老年人便秘的主要并发症是粪便嵌塞,这会导致肠梗阻、结肠溃疡、溢出性大便失禁或矛盾性腹泻。

【护理评估】

1.危险因素

(1)生理因素　感觉减退和肌力减弱。随着增龄,老年人对一些内脏的感觉有减退的趋势,常未能察觉每天结肠发出数次的蠕动信号,错过了排便的时机。而各部分的肌群,包括横膈、腹壁、盆底横纹肌和结肠平滑肌的收缩力均减弱,增加了排便的难度。

(2) 饮食因素　过于精细的饮食、热能摄入过少和饮水量不足。

(3) 活动减少　久病卧床或活动量过少,使肠壁肌间神经丛兴奋性低下,肠壁张力减弱,肠内容物通过迟缓,粪便的水分吸收过度。

(4) 精神、心理因素　精神抑郁可使条件反射障碍或高级中枢对副交感神经抑制加强,使分布在肠壁的交感神经作用加强,抑制排便。

(5) 社会文化因素　排便的个体在需他人协助时,可能会压抑便意,形成便秘。

(6) 药物因素　服用了易导致便秘的药物如止痛剂(非类固醇抗炎药、阿片类)、麻醉药、抗酸药、抗胆碱能药、抗抑郁药、抗组胺药、抗精神病药、解痉药、抗惊厥药、抗高血压药(钙通道阻滞剂、可乐定)、抗帕金森病药、钙剂、利尿剂、铁剂、单胺氧化酶抑制剂、吩噻嗪。

(7) 疾病因素　结肠、直肠阻塞性疾病,如直肠肿瘤、憩室炎、肠缺血;神经性疾病,如脊髓病变、帕金森病、脑血管意外、痴呆症;内分泌疾病如甲状腺功能减退。

(8) 其他因素　外出旅游、住院等环境变化时,可能影响老人的排便习惯。

2. 健康史　询问便秘开始的时间,大便的频率、性状、用药情况,有无伴随症状,日常饮食活动。同时存在哪些疾病和用药情况。

3. 身体状况　直肠指检以排除直肠、肛门的疾患。

4. 辅助检查　结直肠镜或钡剂灌肠,以排除结、直肠病变及肛门狭窄。

【常见护理诊断/医护合作性问题】

1. 便秘　与肠蠕动减少有关。继发于饮食中纤维素过少、水分不足、不能活动或缺乏锻炼、排便感觉降低、排便相关肌力减弱、精神抑郁、缺乏排便时的独处环境等。

2. 便秘　与药物的副作用有关。

【护理措施】

老年人便秘的治疗,应针对引起便秘的因素,调整饮食结构,适度的活动锻炼。对顽固便秘,要采用药物治疗和灌肠以解除症状。

1. 调整饮食结构　饮食调整是治疗便秘的基础。保证每天的饮水量在 1 500 ~ 2 000 mL。食用富含膳食纤维的食品。

2. 调整行为　改变静止的生活方式,每天有 30 ~ 60 min 活动和锻炼。在促进肠蠕动的同时,也改善了情绪。在固定时间(早晨或饭后)排便,重建良好的排便习惯。卧床或坐轮椅的老人可通过转动身体,挥动手臂等方式进行锻炼。

3. 满足老年人私人空间需求　房间内居住两人以上者,可在床单位间设置屏风或窗帘,便于老人的排泄等需要。照顾老年人排泄时,只协助其无力完成部分,不要一直在旁守候,以免老人紧张而影响排便。更不要催促,令老人精神紧张,不愿麻烦照顾者而憋便,导致便秘或失禁。

4. 腹部自我按摩　在清晨和晚间排空膀胱后取卧位用双手示、中、无名指相叠,沿结肠走向,自右下腹向上到右上腹,横行至左上腹,再向下至左下腹,沿耻骨上回到右下腹做腹部按摩,促进肠蠕动。轻重速度以自觉舒适为宜,开始每次 10 圈,以后可逐步增加,在按摩同时可做肛门收缩动作。

5. 开塞露通便法　详见《基础护理学》。

6. 人工取便法　详见《基础护理学》。

7.灌肠通便　粪便嵌顿可用生理盐水灌肠。采用边灌边更换卧位法。肛管插入长度约10 cm,液体量500 mL。嘱老人先采取左侧卧位,灌入100 mL液体后改为平卧,继续灌入100 mL,再右侧卧位灌入200 mL,最后是左侧卧位灌入100 mL。嘱其忍受数分钟再排便,如未排清可再行一次。

8.药物治疗　饮食与行为调整无效的慢性便秘,应用药物治疗。温和的渗透性泻药有乳果糖、山梨醇。通过阻止肠腔水分吸收,使肠内容物体积增大,促进肠蠕动。容积性泻药如甲基纤维素适用于饮食过于精细者,在通便的同时还起到控制血糖、血脂,减低结直肠癌和乳腺癌发生的作用。润滑性泻药液状石蜡又称大便软化剂,主要起润滑作用,适宜于心肌梗死或肛周手术后的病人。

【健康教育】

如何避免老年人发生便秘?

1.恰当选用有助于润肠通便的食物　晨起空腹饮一杯温开水、蜂蜜水或淡盐水,以助通便。增加富含膳食纤维的食物及富含油脂又有利健康的坚果摄入量。

2.重建良好的排便习惯　让老人懂得保持大便通畅的重要性,制订时间表,安排足够的时间排便,避免他人干扰。防止意识性地抑制便意,有便意时及时排便。

3.保证有良好的排便环境　便器应清洁而温暖。体质虚弱的老人可使用便器椅,或在老人面前放置椅背。提供排便坐姿的依托,减轻排便不适感,保证安全。指导老人在坐位时把脚踩在小凳子上,身体前倾;心情放松,先深呼吸,后闭住声门,向肛门部位用力解便。

4.通便药物使用指导　有些药物服用后在细菌作用下发酵产生气体,引起腹胀等不适感,服用一段时间后会逐步适应。容积性泻药服药的同时需饮水250 mL。润滑性泻药长期服用会影响脂溶性维生素的吸收。温和的口服泻药多在6~10 h后发挥作用,宜在睡前1 h服用,多在晨起后排便。通便药物对人体有一定的副作用,不宜长期服用。个体对药物的敏感程度不同,不要因短时间内未排便而追加剂量,引起腹泻和药物的不良反应增加。

5.避免药物副作用性便秘　长期使用通便药物时,药物的副作用会导致便秘,应及时就诊,请医生调整药物。尽量使用非药物方法改善便秘。

二、大便失禁

大便失禁是指粪便随时呈液态流出,自己不能控制,常同时存在便秘和尿失禁。多见于65岁以上的老年人,女性多于男性,多产老年妇女发生率最高,老年人常因此而入住养老院。这是一种损害自尊的身体功能减退,常造成焦虑、惧怕、尴尬、隐居,严重影响了老年人的活动与社会交往。

【护理评估】

1.危险因素

(1)生理因素　节制排便需要直肠和肛门能感觉到直肠充盈及辨别其中的气体、粪便;直肠和远端结肠储存粪便的能力各年龄段有所不同,肛门内外括约肌的协同作用可防止不必要的排便。盆底肌尤其是耻骨直肠肌通过机械方式延缓排便而达到节制排便。维持节制排便的动机亦起到重要作用。随着增龄,老年人直肠感觉减退,难以辨别其中的气体、液体和粪便;盆底肌的收缩强度、直肠弹性及肛门内外括约肌压力都可能减退。少量的容量扩张就会导致便急和抑制肛门括约肌张力,粪便嵌顿可造成大便失禁。

(2)神经、精神因素 中枢神经系统病变,如脑血管意外、老年痴呆症和脊髓病变,影响了排便反射弧的建立,使支配肛门、直肠的神经功能发生障碍。

(3)肛门、直肠因素 手术或外伤造成肛管直肠环和括约肌损伤;肛门直肠脱垂引起肛门松弛和直肠下部感觉减退。

2. 健康史 仔细询问以下内容:①有无便意、每日的排便次数、饮食与排便间的关系;②排便的自控能力;③有无手术、产伤、外伤史、病程及治疗经过;④自我护理的条件;⑤有无排尿异常,智力、神智、精神状况及家属对老人的关爱和理解程度。

3. 身体状况 大便失禁可表现为不同程度的排便和排气失控,轻症者对排气和液体性粪便难以控制,其内裤偶尔弄脏;重症者对固体性粪便亦无控制能力,表现为频繁地排出粪便。

肛门视诊时,观察肛周有无粪便污染、溃疡、湿疹、皮肤瘢痕、黏膜突出、肛门扩张等。直肠指检时,应注意肛门括约肌收缩力、肛门直肠环张力。

4. 辅助检查 ①直肠镜检:观察黏膜的颜色,有无溃疡、炎症、出血、肿瘤、狭窄;②肛门测压:肛门测压计可检出肛门压力异常低下和括约肌缺陷者;③排便造影:检测耻骨直肠肌和盆底肌张力;④肛门部超声:检测肌厚度,评价肛门内外括约肌的完整性。

【常见护理诊断/医护合作性问题】

1. 排便失禁 与粪便嵌顿或慢性便秘引起的直肠过度扩张有关。
2. 排便失禁 继发于肛门直肠手术或中枢神经外伤、脊髓受损。
3. 自我形象紊乱 与大便失禁引起的不良气味有关。
4. 皮肤完整性受损 与粪便长期刺激局部皮肤及缺乏自我照料能力有关。

【护理措施】

大便失禁老年人的治疗与护理应重视个体化原则。

1. 重建良好的排便习惯 在固定时间解便,防止粪便干结,有粪便嵌顿时手工解除。对固体性大便失禁者,每天餐后甘油灌肠并鼓励老人增加活动时间。

2. 调整饮食 对存便能力降低的老人,应限制富含纤维素的食物的摄入,避免进食产气食物如牛奶、白薯等,避免有腹泻作用的食物。

3. 局部护理 观察会阴局部有无红肿和破溃。每次便后温水清洁皮肤,涂用膏药,保护皮肤完整无损。

4. 应用止泻剂 对全结肠切除术后或腹泻者,给予阿片类止泻剂等。

5. 针灸 对末梢神经损伤所致的大便失禁,可行针灸治疗。

6. 提供家庭护理训练 对在排便问题上能自理的老人,提供家庭护理的训练。

7. 生物反馈治疗 对因直肠括约肌异常所致的大便失禁通常有效。对有意愿、能理解指导和尚有直肠感觉者,疗效较满意。

【健康教育】

1. 盆底肌锻炼 收缩肛门,每次10 s,放松间歇10 s,连续15~30 min,每日数次,坚持4~6周可明显改善大便失禁。

2. 其他 指导老人常换衣裤和卧具,保持会阴的清洁、干燥、透气。

三、尿失禁

尿失禁是指尿液不受主观控制而自尿道口溢出或流出。尿失禁可发生于各个年龄组的病人,但它是老年人中最为常见的疾病。女性的发病率高于男性。许多老年人认为尿失禁是人体正常老化的结果,尤其是一些女性羞于就医,故就诊率远低于发病率。虽然衰老影响下尿路的功能,但尿失禁更多是各种疾病的结果。尿失禁对大多数老年人的生命无直接影响,但可造成皮肤糜烂,身体异味,反复尿路感染,是老年人孤僻、抑郁的原因之一。

【护理评估】

1. 危险因素 ①尿路梗阻:前列腺增生、下尿路结石阻塞、尿道狭窄、粪便嵌顿。②雌激素水平下降:绝经后雌激素水平降低,引起阴道壁和盆底肌张力减退,当腹压增高时,膀胱内压超过膀胱出口和尿道阻力,导致尿液外漏。分娩造成的骨底肌群松弛,更容易导致尿失禁。③神经精神疾病:脑卒中、痴呆影响了控制排尿机制的神经中枢;精神因素也影响对排尿的控制。④逼尿肌或括约肌功能失调:急性尿路感染使逼尿肌反射亢进,直肠、前列腺手术损伤尿道括约肌。⑤药物作用:利尿剂、镇静安眠药、抗胆碱能药物等。⑥综合因素:机体的老化、用厕的条件等。

2. 健康史 在问诊和体格检查中,应特别注意维护老年人的尊严和保持私密性。问诊中应重点注意诱发尿失禁的原因(如咳嗽、打喷嚏等),与尿失禁发生的因果关系,失禁时流出的尿量及失禁时有无尿意等;追问既往分娩史,有无阴道、尿道手术史及外伤史,与尿失禁的关系。

了解有无老年性痴呆、脑卒中、脊髓损伤和其他中枢或外周神经系统疾病等与尿失禁相关体征,了解有无心力衰竭、四肢水肿等。

3. 排尿日记 尿失禁病史复杂,还会受其他因素的影响,故老年人很难准确表述其症状的特点和严重程度。排尿日记能客观记录老人规定时间内的排尿情况(一般记录2~3 d),如每次排尿量、排尿时间、伴随症状等。这些客观资料是尿失禁诊断的基础。

4. 环境评估 厕所(卫生间)是否靠近卧室,照明条件,使用何种排尿器具,是否方便老人的使用,如厕的私密程度等。

5. 临床分型与身体状况

(1)急迫性尿失禁 即在膀胱充盈量较少的情况下,即出现尿意,且不能很好控制。与逼尿肌收缩未被控制有关。

(2)压力性尿失禁 多见于中老年女性,常发生于咳嗽、打喷嚏等腹压增大时。由于盆底肌松弛,膀胱颈后尿道下移,尿道固有括约肌功能减低所致。尿液的流出量较少。

(3)充溢性尿失禁 即膀胱不能完全排空,存有大量残余尿导致尿液不自主溢出。见于前列腺增生、粪便嵌顿、尿道狭窄引起的下尿路梗阻和脊髓损伤。

(4)暂时性尿失禁 老年人中较为常见。常由于谵妄、泌尿系感染、萎缩性尿道炎或阴道炎、使用某些药物、行动不便、高血糖导致尿量增多、便秘等原因所致。

(5)混合性尿失禁　老年人的尿失禁往往数种类型同时存在,称为混合性尿失禁。

6.辅助检查

(1)直肠指诊　了解肛门括约肌张力、球海绵体肌反射、前列腺的大小和质地、有无粪便嵌顿。

(2)女性外生殖器检查　了解有无阴道前后壁膨出,子宫下垂、萎缩性阴道炎等。

(3)尿道压力测试　是确定压力性尿失禁的诊断方法。当老人膀胱内充满尿液时,于站立位时咳嗽或举起重物,以观察在膀胱加压时是否出现漏尿情况。

(4)尿垫试验　在老人内裤里放置一块已称重的卫生垫后让其运动,运动后再次称重卫生垫,以了解漏尿程度。

(5)其他检查　尿常规、尿培养,了解有无泌尿系统感染。肝、肾功能检查,提示有多尿现象时应行血糖、血钙和清蛋白等相关检查。

【常见护理诊断/医护合作性问题】

1.压力性尿失禁　与雌激素不足导致的骨盆肌和支持结构退行性改变、前列腺切除术累及尿道远端括约肌、肥胖等因素有关。

2.急迫性尿失禁　与膀胱容量下降有关,继发于感染、中枢或周围神经病变、创伤、帕金森、酒精、咖啡因、饮料摄入过多,老年退行性变、腹部手术、留置导尿管等因素有关。

3.有皮肤完整性受损的危险　与自理能力下降有关。

4.社交障碍　与异味引起的窘迫、尿频、不适有关。

【护理措施】

引起尿失禁的原因有多种,对每个病人而言,常是数种因素共同作用的结果。故治疗应个体化,针对不同情况,采取综合措施,包括心理支持、行为治疗、物理治疗、药物治疗及手术治疗等。

1.心理支持　老人多因长期尿失禁而自卑,对治疗信心不足。护理人员应给予充分理解,尊重老人,注意保护其隐私。告诉老人对治疗持有信心,主动配合则效果满意,同时与家属进行沟通,取得家庭的支持和帮助。

2.行为治疗　包括盆底肌训练、膀胱行为治疗、提示排尿法。

(1)盆底肌训练　对轻度压力性尿失禁,且认知功能良好的年轻老人有效。坚持6个月以上训练则效果较好。对中、重度且高龄压力性尿失禁、急迫性尿失禁等亦有一定的疗效。

(2)膀胱行为治疗　适用于急迫性尿失禁,且认知功能良好的老人。可根据其排尿记录,如憋尿超过3 min会出现尿失禁,则每2 h排尿一次。期间出现的尿急可通过收缩肛门、两腿交叉的方法来控制,然后逐步延长间隔时间。留置导尿管者,行膀胱再训练前先夹闭导尿管,有尿感时放导管10～15 min,以后逐步延长。

(3)提示排尿法　认知障碍的老人,可根据其排尿记录,制订排尿计划,定时提醒,帮助养成规律性的排尿习惯,同时要改善老人的如厕条件。

3.物理治疗　电刺激疗法通过感应电流,使盆底肌收缩,以作为被动辅助锻炼。可通过放置直肠电极或阴道电极栓。给予9 V电压及20～200次/s脉冲进行刺激。

此法操作简便,有一定的疗效。

4.药物治疗 对女性压力性尿失禁者,多采用雌激素与α受体拮抗剂(如丙米嗪)两者联用。后者对急迫性尿失禁者也有效,但不能用于体位性低血压者。

5.手术治疗 治疗各种类型的压力性尿失禁。经阴道无张力尿道吊带术(TVT手术),在患者下腹部切两个1 cm的切口,从阴道内置入生物合成的悬吊带,手术创伤小。

6.保持皮肤清洁卫生 尿液长期侵蚀皮肤可使皮肤角质层变软而失去正常防御功能。而尿液中氨对皮肤的刺激,易引起皮疹,甚至发生压疮。故要保持皮肤清洁、干燥,勤换衣裤、尿垫、床单,皮肤可涂适量油膏保护。

7.外引流 对部分不能控制的尿失禁病人,可采取外引流法,防止漏尿。男病人可用带胶管的阴茎套接尿;女病人可用吸乳器连接胶管接尿。

8.失禁护垫 如纸尿裤的使用,是最普遍安全的方式。能有效处理失禁问题。在针对某些特定形态的失禁者,可使用纸尿裤及常规如厕时间表,以重建老人的排尿控制。纸尿裤是针对可以自己排尿,但无法控制的情况下使用,具有良好的预防措施,既不造成尿道及膀胱的损害,也不影响膀胱生理活动现象。

9.积极去除诱发因素 过于肥胖的老人要积极的减肥;慢性呼吸道感染者,应积极控制感染,按时按量服用抗生素,切勿在尿路感染改善或消失后自行停药。

【健康教育】

1.盆底肌锻炼 盆底肌锻炼的目的是锻炼和强化支撑尿道、肛周及女性患者子宫和尿道周围的肌肉。正确和规律的锻炼有助于患者更好地控尿,盆底肌锻炼对于促进性生活也有一定的帮助。盆底肌锻炼亦适用于压力性尿失禁的患者及某些术后患者,如经尿道前列腺电切术后、根治性前列腺切除术后及尿道成形手术患者等,应在医护人员指导下进行锻炼。盆底肌锻炼的方法以收缩肛周为主要,包括快速收缩和慢而强有力的收缩;每天应进行3~4次,每次进行慢而强有力的收缩及快速收缩各25次(也可根据个人情况,收缩到感到乏力即可),同时交替进行。

2.调整饮水的时间、品种和量 向老人说明尿液对排尿反射刺激的必要性,保持摄入液体每日在2 000~2 500 mL。避免饮用高硬度水,可饮用磁化水。睡前限制饮水,以减少夜间尿量。避免摄入有利尿作用的咖啡、浓茶、可乐、酒类等饮料。

3.提供良好的如厕环境 指导家属为老人提供良好的如厕环境。老年人的卧室尽量安排在靠近卫生间的位置。夜间应有适宜的照明灯,通往卫生间的通道不能有障碍物。

第七节 高龄老年人的照料

(一)概念

高龄老人泛指年龄在80岁以上的老人。高龄老人是老年特征最突出的人群,具有以下特点:一般经济能力差;常因体弱多病、卧床不起、神志不清和患痴呆症,导致生活自理能力差或不能自理,需要家庭和社会向他们提供经济帮助、医疗服务和生活照顾；大部分高龄老人已丧偶；高龄老年人群中女性多于男性。

（二）高龄老人的健康评估

高龄老人躯体健康的评估主要包括：健康史的采集、身体评估、功能状态的评估和辅助检查四个方面。由于老化和长期慢性疾病的影响，可导致高龄老年人一些功能的丧失，其中功能状态的评估对指导高龄老人的照料尤其重要。功能的完好状态很大程度上影响着高龄老人的生活质量，因此，评估高龄老人的功能状态，即评估高龄老人处理日常生活的能力，有助于了解老人的生活起居、判断功能缺失，并以此作为制订护理措施的依据，从而提高高龄老人的生活独立性，达到提高生活质量的目的。

（三）高龄老人的照料

高龄老人的活动能力、反应能力、健康状况普遍下降。因此，在重视疾病护理的同时还要重视高龄老年人的日常生活护理。尤其是独居、体弱多病、痴呆、长期卧床的高龄老人。适宜的照料可维护和改善其自理能力，提高生活质量。

1. 注重日常生活护理　高龄老人与低龄老人相比，他们的身体更加衰弱，依赖性更强，应重视日常生活护理以维护自理能力和促进健康。

参见本章第一节至第六节。

2. 关注高龄老年人的主动性　高龄老年人由于疾病治疗或卧床不起而无法独立完成日常生活活动时，需要我们提供部分协助或完全性护理。高龄老年人由于疾病及衰老的原因，往往会对护理人员产生依赖心理，甚至有些老人只是为了得到他人关注和爱护而要求护理。因此，在拟订护理计划前要对老人进行全面的评估，在生活功能方面，既要注意其丧失的功能，还应该看到他残存的功能；在心理方面，要通过观察、交谈等途径了解其是否存在过度依赖的思想和其他心理问题如抑郁孤独等。护理人员要明确包揽一切的做法有害无益，应鼓励老人最大限度地发挥其残存功能的作用，使其基本的日常生活能够自理，而不依赖他人，同时提供一些有针对性的心理护理。总之，既要满足老人的生理需求，还要充分调动老人的主动性，最大限度地发挥其残存功能，尽量让其作为一个独立自主的个体，参与家庭生活。

3. 维护和改善自理能力　高龄老人的自理功能状态常与年龄和健康水平有关，并在很大程度上影响着老人的生活质量。高龄老人最基本的自理能力，是高龄老人自我照顾和从事每天必需的日常生活的能力。它将影响高龄老人基本生活需要的满足。为维护和促进高龄老人的自理能力，应积极地采取以下措施。

（1）积极治疗疾病　高龄老人的自理能力与年龄的关系呈负相关。老化使他们患多种慢性疾病的概率增加，自理能力下降或丧失。以预防为主，结合医疗、康复为一体的防治措施，可有效地维护和改善高龄老人的自理能力。

（2）康复功能训练　高龄老人由于退行性疾病和意外，使他们自理能力部分或完全的丧失。康复功能的训练可部分或完全恢复其自理能力。高龄老人功能康复的程度与早期临床治疗原发病和康复开展的时间有直接关系。早发现疾病，早治疗疾病，早开展康复训练，可减轻残障、避免长期卧床，提高生活自理能力。康复功能的训练应遵循奥瑞姆自理模式，忌过度的照料，以免出现功能康复训练效果不佳或功能废用的发生。对老人进行康复功能训练要循序渐进，切忌急于求成，如针对脑血管意外导致运动障碍的老人进行康复训练时，从翻身、坐、站、走练起，要求老人及其护理者要有极大的耐心。

4. 心理护理　生理功能的逐渐衰退和自理能力的下降和丧失,高龄老人会产生"无助"或"无能"的心理;家庭中的关系是否融洽和是否丧偶,会给高龄老人带来严重的心理问题;同龄老人的相继离世会使高龄老人对死亡产生强烈的恐惧感;高龄老人活动范围小,与人交流的机会少,孤独也会使其产生焦虑、抑郁不良的心理问题。因此,在高龄老人的照料过程中应重视心理护理。鼓励老人多与外界接触,并积极地与老人沟通,引导老人宣泄消极情绪,激发和保持积极的情绪。

5. 家庭关爱,社会支持　随着年龄的逐年增加,高龄老人的自理能力受损或丧失的情况日趋严重。他们越来越需要家庭其他成员和社会的帮助。

(1)家庭关爱　尊老爱老是我国的优良传统,家庭成员要尊重和关心高龄老人,尤其是自理能力丧失完全需要家人日常生活照料的高龄老人。要关注他们的所需、所盼、所忧,及时给予生活和精神上的关爱。

(2)社会支持　高龄老人是老年人口中最为脆弱的群体。大多数患有两种或两种以上的慢性疾病。他们特别需要就近就医,在社区内得到基本的护理,这就要大力开展社区老年保健服务,为老人提供卫生、保健、康复、生活照料为一体的综合性服务体系。

6. 健康教育　教育高龄老人合理膳食、适量运动,改变不良生活习惯(如吸烟、饮酒等),保持平和心态,积极的预防和治疗慢性疾病,不仅可以减轻家庭、社会的负担,而且可以延长和维护高龄老人的自理能力,提高生活质量。

第八节　性需要

马斯洛的基本需求层次论指出"性"属于人的基本需求。其重要性与空气和食物相当,而且人们还可以通过性活动而满足爱与被爱,尊重与被尊重等较高层次的需求。性活动除了是生活的一部分外,也反映出夫妻间的关系,影响着夫妻双方的身心健康。

一、影响老年人性生活的因素

(一)老年人的生理变化

正常老化虽然会引起男女双方身体外观、性器官或性反射发生改变,但不会导致无法进行性行为或无法感受性生活的美好。

1. 男性的改变　从生理学角度来看,男性老年人因神经传导速度减慢,需要较长的时间才达到勃起,而勃起的持续时间也会比年轻时短,且阴茎勃起的角度、睾丸上提的状况均有减低。除此之外,射精前的分泌物及精液减少,且并非每次的性交都有射精,射精后阴茎较快软化,性潮红的情形也较少发生,且缓解期延长。

2. 女性的改变　女性在老化过程中,由于雌激素分泌减少,大阴唇变平较难分开,小阴唇颜色也有所改变,阴蒂包皮有萎缩的情形,但阴蒂的感觉仍然存在;在性行为中阴道内润滑液的产生较慢较少且需要较直接的刺激,在性交当中可能会产生疼痛的感觉;高潮期时间变短,高潮时子宫收缩也可能造成疼痛,子宫上提的情形会减低且较慢,性潮红发生率可能较少或消失,乳房的血管充血反应会减少或消失,肌肉强直的情形也会降低。部分有骨质疏松的女性常会引起背痛、失眠,这些均会让人感到沮丧而影响性生活的质量。

(二) 老年人常见的疾病

患有慢性疾病的老人及其配偶常常错误地认为性生活(尤其是激烈的性交)会导致疾病的复发甚至死亡。心肌梗死的病人对性生活会出现更加惧怕的心理,担心心脏不能负荷这样的活动。但有研究表明,在性交时或性交后的心源性死亡实际是很少见的,相反有很多理由支持适当的性活动可使病人得到适度活动的机会,并使身心放松。

患病影响着老年人的性行为。如男性糖尿病病人患勃起功能障碍的可能性是普通人的2~5倍;前列腺肥大的老年人常在射精后可能会引起会阴部的疼痛;患有慢性阻塞性肺疾病的老年人由于气短往往会妨碍正常的性生活。

除疾病外,一些药物的副作用也常是影响性功能的重要因素。较明显的药物包括抗精神病药物,它可以抑制勃起或射精的能力;镇静催眠药物,能抑制个体的性欲;一些抗高血压药物、心脏病药物或部分β交感神经阻断剂等。因此护理人员在评估药物治疗效果或了解病人自行停药原因时也应该考虑这方面的可能性。

(三) 老年人与性有关的知识、态度

即使在美国、日本等发达国家,老年人的性问题得到关注也是近期的事情。由于缺乏足够的科学验证及探讨,目前在社会上仍流传着许多误解,例如,认为性是年轻人的事,老年人仍有性需求或性生活简直就是"老不正经";老年人射精易伤身,导致身体虚弱;女性在停经后性欲就会停止等,这些观念无形让老年人对性生活望而却步。

随着机体老化的进展,老年人的性能力及其对性刺激的反应发生了变化,由于缺乏相关的知识,多数老年人并不了解上述变化是正常现象,因而降低了性生活的兴趣。甚至有些老年人对这些改变感到恐慌,认为自己的性能力已或将会丧失,因而完全停止性生活,不再与伴侣有身体上的亲密接触。

除此之外,老年人常因外表的改变而对本身的性吸引力及性能力失去信心,还有些由于退休丧失了社会性角色,就认为自己也应从性生活中退出等。老年人的性生活常遇到阻碍,而很大的一部分是来自于这些似是而非的观念,影响老年人对性问题的认知。因此,消除这些误区是处理老年人性问题的关键,也是护理人员必须要面对的问题。

(四) 他人的影响

老年夫妻间的沟通对性需要的满足可起到关键性的作用,毕竟性活动的多数方式需要双方的参与。夫妻中如有一方只沉溺于孩子、事业或其他,而忽略了另一方的性需求,对自己的配偶不再显示性兴趣或性关注,就很容易导致对方受到性伤害甚至婚姻破裂;对身体外观来看,女性比男性老得快,绝经后外表更加变化明显,导致部分老年女性对自己的性吸引力缺乏信心,从而对自己的丈夫表现出拒之千里或过于亲近讨好,如果对方不理解甚至以嘲讽的态度相对时,就很容易造成矛盾;老年人往往将性能力视为自身总体能力的象征,如不能理解正常老化对性能力的影响,特别是男性步入老年期障碍从而严重影响性生活质量。此时更加需要对方的理解与支持,否则的话很容易造成性生活就此中断甚至婚姻解体。

照顾者的知识态度也是老年人性活动的主要影响因素之一,特别是那些部分或者完全丧失自理能力的老年人。目前我国的养老方式仍以家庭养老为主,因此多数居家老年人的照顾者为其子女,而他们一般很少顾及老年人这方面的需求。子女多的家庭经常将老年人当成负担进行瓜分,老年夫妻由不同的子女进行赡养而长期处于分居状态。寡居或鳏居老年人的性需求是目前老年护理中的一大难题,相当数量的子女会反对父亲或母亲再婚,一方面是觉得不光彩,更重要的原因是不愿多赡养一位老年人,或是牵扯到遗产分配的问题。

(五)社会文化及环境因素

社会上有许多现实的环境与文化因素影响老年人的性生活。长期养老机构中的房间设置往往如学生宿舍般的"整洁",即使是夫妻同住者的房间也是放置两个单人床,衣服没有性别样式的区别,或浴厕没有男女分开使用的安排,这些都不利于性别角色的认同。其他如中国传统的面子、羞耻等价值观,都是老年人可能面临的问题。老年同性恋、自慰、再婚等情形,很难被社会坦然的接受等。这些现象都是值得专业人员深思的。

二、老年人性生活的护理与卫生指导

(一)一般指导

1. **开展健康教育** 应对老年人及其配偶、照顾者进行有针对性的健康教育,帮助他们树立正确的性观念,正视老年人的性需求。

2. **鼓励伴侣间的沟通** 必须鼓励和促进老年人与其配偶或性伴侣间的沟通,只有彼此之间坦诚相对,相互理解信任,各项护理措施和卫生指导才能取得良好的效果。

3. **提倡外观的修饰** 需提醒老年人在外观上加以装扮,注意适当的营养和休息以保持良好的精神状态,在服装发型上应注意性别角色的区分,若能依个人的喜好或习惯做适当修饰,如女性使用香水、戴饰物等,男性使用古龙水、刮胡须等,更能表达属于自我的意义。

4. **营造合适的环境** 除温度、湿度适宜外,基本的环境要求应具有隐私性及自我控制的条件,如门窗的隐私性、床的高度及适用性等;在过程当中也不应被干扰,在时间上应充裕,避免造成压力。

5. **其他** 在时间的选择上以休息后为佳,有研究表明男性激素在清晨时最高,故此时对男性而言是最佳的时间选择;低脂饮食可保持较佳的性活动,因高脂易引起心脏及阴茎的血管阻塞而造成阳痿;老年女性停经后由于雌激素水平下降而导致阴道黏膜较干,可使用润滑剂来进行改善。事实上由于停经后没有怀孕的忧虑,更利于享受美好的性生活。

(二)性卫生的指导

性卫生包括性生活频度的调适、性器官的清洁及性生活安全等。其中性生活频度的调适是指多长时间一次性生活比较合适,由于个体差异极大,难以有统一的客观标准,一般以性生活的次日不感到疲劳且精神愉快较好;性器官的清洁卫生在性卫生中十分重要,要求男女双方在性生活前后都要清洗外阴,即使平时也要养成清洗外生殖器的习惯,否则不洁的性生活可能引起男女的生殖系统感染;在享受美好的性生活时,应提醒老年人必要的安全措施仍要注意,如性伴侣的选择及保险套的正确使用等。

(三)对患病老年人的指导

1. 对患心脏病的老年人的指导 可有一般的心肺检测决定病人是否能承受性交的活动量(相当于爬楼梯达到心跳 174 次/min 的程度),除此还需要从其他方面减轻心脏的负担,譬如避免在劳累的时候或饱餐饮酒之后进行,最好在经过休息后,甚至可与医师的用药取得协调,在性活动前 15~20 min 服用硝酸甘油,以达到预防的效果。

2. 对呼吸功能不良的患者的指导 此类患者应学会在性活动中应用呼吸技巧来提高氧气的摄入和利用,平日可利用上下楼梯来练习,活动时吐气,静止时吸气。时间上可选择使用蒸汽吸入治疗后。在姿势安排上,可采用侧卧或面对背的姿势以减轻负担,或进行中以侧卧方式休息。

3. 对其他患者的指导 对前列腺肥大患者,应告之逆向射精是无害的,不要因此而心生恐惧;糖尿病病人可以通过药物或润滑剂等的适当使用而使疼痛获得改善;关节炎病人可由改变姿势或服用止痛药方法来减轻不适的程度,或在事前 30 min 泡热水澡,可使关节肌肉达到放松舒适的状态。

(四)配合各种医疗处置时的护理措施

老年男性常见的性问题为勃起功能障碍,特指在 50% 以上的性交过程中,不能维持足够的勃起而进行满意的性交。勃起功能障碍在各年龄段男性中均有发生,但其发生率随年龄增加而不断增高。老年勃起功能障碍多为器质性而非心理性的,但心理因素往往和器质性因素共同作用,在一个器质性因素的基础上加上忧虑常会加重病情。因此,对于勃起功能障碍病人,性伴侣的支持、理解与专业人士的指导均非常重要。医学上有多种方法可以协助老年勃起功能障碍病人改善其性功能,可在考虑老年人及其性伴侣意愿的基础上进行选择,但任何方法都应配合适当的护理措施。

1. 真空吸引器 真空吸引器有手控及电动之分,其原理及措施是类似的。使用时将吸筒套在阴茎上,吸成真空,强迫血液流入阴茎海绵体,造成充血,再以橡皮套入阴茎根部,造成持续性效果,应特别注意的是,每次使用不可超过 30 min,以免造成异常勃起。这种方法需经专业人员的协助与教导才可使用。

2. 使用前列腺素注射 此方法是将前列腺素,由男性老年人或其性伴侣,自行注射到海绵体。注射后 5~10 min 开始生效,持续时间 30~40 min,较易达到彼此满意的状态。

3. 人工阴茎植入 将人工阴茎以手术方式植入,术后需在专业人员的指导下练习正确的操作技术,才能正式的使用,一般在 6 周后才可恢复性生活。

4. 药物使用 常见的口服药物有 Sildenafil(伟哥),在受性刺激的前提下可帮助勃起功能障碍病人产生勃起。但当 Sildenafil 与硝酸酯类药物一起使用时,能引起严重的低血压,因此服用硝酸酯类药物的病人禁用 Sildenafil。在选择口服药物前确认老年人对药物有无正确的认识,且在服药上能严格执行医嘱,避免错误地认为药量与勃起硬度或勃起时间呈正比而造成不必要的伤害。

小　结

由于衰老的原因,老年期出现各器官功能的衰退,同时会患有多种疾病,那么在日常生活中就会出现活动困难,需由他人帮助。因此对老年人的护理,不仅要重视疾病本身的康复,更需要的是老年人日常生活功能的康复。

老年人的日常生活内容不仅包括基本日常需要,还包括生活照料和精神慰藉。日常生活是指身边的事情,具有连续性、习惯性、反复性和恒常性的特点。

老年人的日常生活护理,应该注重补充、维持和提高老年人日常生活功能。老年人的日常生活护理包括饮食、排泄、个人卫生、衣着、居室环境、活动与休息等方面的护理。卧床老人应安置在光线充足的南向房间,并且保持室内空气清新,温度、湿度适宜,室内布置应优雅合理,将老人的日常用品放在容易取放的位置。偏瘫老人宜加床挡,防止老人坠床。

问题分析与能力提升

王某,女,79岁,独居,清晨家人发现其跌倒在卧室门外,当即不能站立。老人诉右髋部疼痛异常,送往医院。有高血压史30余年,用药不详。曾在一年前如厕后跌倒,当时可站立和行走,无其他不适。体格检查:T 37.5 ℃,P 90 次/min,R 20 次/min,BP 140/85 mmHg,全身体检未见明显异常。X射线摄片检查,显示病人股骨颈骨折,完全移位。

问题:①老人发生跌倒的危险因素可能有哪些?②王老太出院以前,护士应该从哪几个方面指导病人和家属预防再跌倒?

同步练习

一、选择题

1. 老年人常出现的安全问题有　　　　　　　　　　　　　　　　　　　　　　　　(　　)
   A. 跌倒　　　　　　　　　　　　　B. 坠床
   C. 烫伤　　　　　　　　　　　　　D. 呛噎
   E. 以上都可能发生

2. 老年人皮肤的清洁护理,不恰当的是　　　　　　　　　　　　　　　　　　　　(　　)
   A. 避免空腹或饱餐后洗澡
   B. 老年人能自行洗澡者,洗澡时勿反锁浴室门
   C. 由于老年人体质较年轻人差,故建议老年人用盆浴,以防意外
   D. 洗澡水温控制在40 ℃左右
   E. 洗澡时宜用中性香皂或硼酸浴皂

3. 有关老年人服饰的叙述,不正确的是　　　　　　　　　　　　　　　　　　　　(　　)
   A. 服装的款式上要求宽松,穿脱方便
   B. 衣服的料质应较为松软、轻便,以便全身气血流畅
   C. 内衣宜用柔软、吸水性强、透气性良好的棉织品
   D. 服装的设计上要注意适合老年人的特点,上衣统一用拉链

E. 衣着色彩要注意选择柔和、不褪色、容易观察是否干净的色调

4. 关于老年人的饮食,不宜的是 ( )
   A. 少吃油炸、油腻、过黏的食品
   B. 每日午餐后半小时内食用新鲜的水果
   C. 每日摄入蛋白质为每千克体重 1~1.5 g,优质蛋白占 50% 以上
   D. 总热量随年龄增加而适当减少
   E. 老年人食盐摄入量应为 6~8 g/d,高血压、冠心病患者应在 5 g/d 以下

5. 老年人的饮食原则不包括 ( )
   A. 高蛋白   B. 高维生素
   C. 低脂肪   D. 少纤维素
   E. 少盐、少糖

6. 老年人饮食原则正确的是 ( )
   A. 摄入适量蛋白质,其中优质蛋白质占 40%
   B. 食物的选择上,遵循"荤素搭配,以素为主;粗细搭配,多吃粗粮;干稀搭配,以稀为主;生熟搭配,多进生食"的原则
   C. 因老年人味、嗅觉敏感度低,烹调时可增加盐、糖等调味品的使用量
   D. 对吞咽功能障碍的老年人可选择黏稠度较高的食物以防误咽
   E. 为保证脂溶性维生素的吸收,老年人要多摄入含脂肪成分高的食物如动物油脂

7. 有关老年人排泄的护理,正确的是 ( )
   A. 为减少老年人夜尿的发生,白天尽可能少饮水
   B. 夜尿较多的老年人,夜间可采用床边排尿,以防意外
   C. 指导老年人按时排便,养成早晨排便的习惯
   D. 有心脑血管疾病的老年人,排便后可服用硝酸甘油,以减少意外发生
   E. 护理过程可暂不考虑老年人的隐私,以病情为主

8. 关于老年人的休息与睡眠,正确的是 ( )
   A. 按时上床休息,保证足够的睡眠时间,如 60~70 岁老年人 8~9 h/d,91 岁以上应睡 12 h
   B. 老年人体力差,累了就该休息,睡眠才是休息
   C. 夜间睡眠欠佳者,白天可补足睡眠
   D. 为使老年人有一定疲劳感,睡前可安排运动或活动,有利于入睡
   E. 睡前可放松一下,听音乐和喝茶

9. 促进老年人睡眠,措施不妥的是 ( )
   A. 环境温度维持在 20~30 ℃   B. 睡前用热水泡脚
   C. 晚餐不要过饱,睡前少加点心   D. 睡前可短时间听音乐放松
   E. 每晚服地西泮,30 min 后上床休息

10. 关于老年人睡眠的有关说法,不正确的是 ( )
    A. 合理安排生活起居,按时上床休息,养成良好的睡眠习惯
    B. 60~70 岁老年人每日应睡眠 8~9 h
    C. 71~90 岁老年人应睡 7~8 h
    D. 为保证睡眠的质量,白天应参加一些力所能及的运动和活动,使身体有一定的疲劳感,利于晚上睡眠
    E. 对情绪抑郁、好睡少动的老年人,应限制其白天休息的时间

二、名词解释
1. 休息 2. 便秘 3. 大便失禁 4. 尿失禁 5. 高龄老人

三、简答题

1. 影响老年人安全的因素有哪些?
2. 为有利于老年人身体健康及穿脱方便,在衣着修饰上应注意哪些方面?
3. 老年人活动的原则包括哪些?

（平顶山学院　乔俊乾）

第六章 老年期安全用药的护理

> **学习目标**
> 1. 掌握:对老年人来说危险性高的药物;掌握老年人不良反应发生率高的原因;掌握老年人用药的原则;掌握老年人安全用药的护理。
> 2. 熟悉:老年人常见的药物不良反应。
> 3. 了解:老年人药物代谢特点;了解老年人药效学特点。

药物治疗是老年人维持健康、治疗疾病、缓解症状、减少死亡的重要措施之一。老年人因生理功能随增龄逐渐出现退行性变化,在用药过程中不仅表现出与其他人群不同的用药特点,而且由于老化,老年人用药的依从性较低,所以,护理人员应熟练掌握老年人安全用药的相关知识和技能,以确保老年人用药的安全。

第一节 老年人药代动力学特点

老年人药物代谢动力学简称老年药动学,是研究药物在老年人体内的吸收、分布、代谢和排泄过程及药物浓度随时间在体内发生变化的规律的科学。老年人生理功能逐渐出现退行性变化可影响药物的吸收、分布、代谢和排泄。老年人药动学变化的特点为:药代动力学过程降低;绝大多数药物的被动转运吸收不变、主动转运吸收减少;药物代谢能力减弱;药物排泄功能降低、药物消除半衰期延长、血药浓度增高。

1. 药物的吸收 药物的吸收速度影响到药物产生作用的快慢,而吸收的程度则影响药物作用的强弱。胃肠道的酸碱度、胃肠蠕动功能、局部血流量和饮食等因素均会影响口服给药的吸收。老年人因肠蠕动减弱,胃酸分泌减少(70岁老人胃酸可减少20%~25%),胃排空时间延长,血流量减少等因素,导致其药物的代谢、排泄能力减低,药物消除半衰期延长,容易出现药物蓄积而发生的副作用。

2. 药物的分布 药物的分布是指药物随血液循环到达各组织器官的过程。药物的分布主要取决于组织和器官的血流量,机体的组成成分,血浆蛋白结合率及药物的理化性质等。导致药物在老年人体内分布改变的因素主要有以下方面:

(1)血流量减少 老年人的心输出量减少,组织灌注不足,一般在30岁以后心输出量每年递减1%,血流量的减少可影响药物到达组织器官的浓度。

(2) 机体组成成分改变　①老年人细胞内液减少,使机体总水量减少,易造成水溶性药物的血药浓度增加;②老年人脂肪组织增加,女性比男性更明显,脂溶性药物(如利多卡因、地西泮)在体内作用持续较久,半衰期延长。非脂肪组织逐渐减少,男性50岁以后每年递减0.45 kg。女性非脂肪成分在30岁以后每年递减0.2 kg。

(3) 血浆蛋白含量减少　老年人由于脏器功能衰退,往往患多种疾病,常需同时服用两种或两种以上的药物。老年人血浆蛋白含量随年龄增长而降低,不同药物对血浆蛋白结合具有竞争性,导致与血浆白蛋白结合率高的药物(如磺胺嘧啶、苯妥英钠、地高辛等)的游离型药物浓度增加,药效增加,易引起不良反应。

3. 药物在体内的代谢　药物的代谢是指药物在体内发生的化学结构改变,又称生物转化。肝是药物代谢的重要器官,老年人由于肝细胞和血流量减少,25岁以后,肝血流量每年减少0.5%~1.5%,65岁时仅为年轻人的40%~50%,90岁则仅为30%。肝微粒体酶系统的活性也随之下降,肝代谢速度只有年轻人的65%。再加上功能性肝细胞减少,肝合成蛋白质的能力降低等因素,导致其对主要经肝代谢灭活的药物(如洋地黄毒苷)的代谢能力减退。因此老年人用此类药物时应注意减量,一般用成人量的1/3~1/2。

4. 药物的排泄　是指药物或其代谢产物在老年人体内吸收、分布、代谢后排出体外的过程。肾是药物排泄的主要器官。随着年龄的增加,老年人肾功能减退,包括肾小球滤过率降低、肾血流量减少、肾小管的主动分泌功能和重吸收功能降低,造成肾排泄药物减少,药物消除延缓,半衰期延长,易在体内蓄积产生毒性作用。40岁以后肾血流量每年减少1.5%~1.9%,65岁老年人的肾血流量仅为年轻人的40%~50%。肾小球滤过率也下降50%。故老年人使用经肾排泄的药物如庆大霉素时,应注意减量。

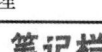

根据老年人药物在体内代谢的特点,临床上应该如何选择药物?

第二节　老年人用药护理原则及护理措施

一、老年人用药的护理原则

(一) 老年人用药特点

1. 用药剂量与个体差异　药物在机体内的浓度,与肝解毒功能和肾排泄功能有直接关系,所以老年人用药的剂量也存在个体差异,适宜小剂量开始,用药种类依主要疾病以单一用药为妥。

2. 严守医疗原则,合理用药

(1) 按时服用药物　老年人用药常有易忘,不按时,有时漏服,下次一起补上等特点;有的老年人以为"药"可防病治病,多吃对身体有好处。此观念是错误的,因为药物是化学合成的,即使中药也是复合制剂,既能治病也能致病,所以服药目的要明确,剂量、疗程、减量、停药等要遵医嘱,禁忌盲目服任何药物。老年疾病有其固有的特点,如情绪改变、食欲减退、失眠、头晕、气喘、心慌、乏力、便秘、尿频症状等,治疗要从精神和药物两个方面同时着手。用药要注意合理恰当。

(2) 老年人应慎用或不用敏感药物　如苯二氮䓬类、巴比妥类镇静催眠药；非甾体类解热镇痛药如吲哚美辛；降压药中的胍乙啶；抗生素中的四环素、链霉素、庆大霉素等。

(3) 老年人应慎用激素类药　肾上腺糖皮质激素(简称激素)具有抗炎、抗毒、抗过敏、抗休克作用。临床作用较广泛，在一些疾病的过程中和临床情况下，单用或与其他药物同时使用，可获得一定的疗效。但决不意味着激素可作为一种特殊药物不经选择地任意应用。尤其对老年人疾病，用激素时更应慎重。

3. 用药种类宜少　老年人由于慢性病、并发症多，联合用药机会增多，发生副作用的机会也会增多，因此药物不良反应的发生率，与用药种类有一定的相关性。从临床治疗角度来考虑，要有针对性地选用药物，特别是老年人在肝、肾功能衰退的情况下，过多地使用药物，只会加重脏器负担，不利于康复。尽量选择一箭双雕的药物，比如应用α阻滞剂或钙拮抗剂治疗高血压和心绞痛。使用α阻滞剂治疗高血压和前列腺增生，可以减少用药数目。

4. 药物的不良反应多　药物不良反应是指在常规剂量的情况下，由于药物或药物相互作用发生的意外，与防治目的无关，对机体不利或有害的反应，包括药物副作用、毒性作用、后遗效应、过敏反应及与特异性遗传素质有关的反应等。老年人的各系统、各脏器功能均趋向衰退，新陈代谢降低，即使药物剂量为正常一般用量，甚至稍低于一般用量，也会引起不同程度的副作用。老年人用药的不良反应，较年轻人高3～7倍。据有关资料统计，在41～50岁患者中，药物不良反应的发生率为12%，80岁以上的患者上升到25%。老年人药物不良反应的特点是发生率高，程度和后果较严重，表现特殊。

(1) 发生率高　①生理因素：如肝、肾功能衰退，药代动力学和药效学发生改变，用药反应个体差异大。②病理因素：如患病多、内脏器官功能减退，对药物的耐受性差；对疾病或不适的感受性降低，易出现误诊。③药理因素：研究显示，药物不良反应的发生率与用药种类呈正比。④未严格遵从医嘱：据统计，老年人中同时用药10种以上者占43.6%，其中59.1%为不合理用药。此后年龄每增加10岁，不良反应增加3.3%。

(2) 程度和后果较严重　老年人发生药物不良反应的程度往往较高，后果也较严重。很多药物都可导致老年人发生体位性低血压，出现晕厥、跌倒甚至死亡。调查显示：在我国因药物致死的19万病例中，老年人占半数。

(3) 特殊表现　①症状不典型：老年人发生药物不良反应的表现常不典型，如精神错乱、记忆减退、便秘、尿失禁、跌倒、尿潴留等，易与老年病症状相混淆。但神经、精神症状比较突出，用药中如出现类似老化现象(健忘、软弱、食欲下降、意识模糊、焦虑、抑郁等)应首先考虑与药物的关系。②常表现为特有的老年病五联症：老年人因内环境稳定机制减弱等原因，易出现特有的老年病五联症，即精神异常、跌倒、大小便失禁、不想活动和生活能力丧失。其中，以精神异常如时间、任务、地点定向力障碍，精神错乱，情绪不稳定等症状和继发于体位性低血压的晕厥、跌倒最常见。③药物矛盾反应相对多见：老年人用药后较易出现与用药治疗效果相反的特殊不良反应。如用硝苯地平治疗心绞痛，反而诱发心绞痛；应用激素抗过敏，反而引起过敏反应等。

5. 合理应用抗生素、滋补药　对老年人预防用药或长期广泛使用抗生素,容易导致不良反应,而且可增加微生物的耐药性,加之老年人免疫功能低下,二重感染的机会增多。如为了预防疾病,长期服用小剂量抗菌药物,达不到最低抑菌浓度,反而为微生物产生耐药性提供一个良好环境,因此应加强卫生宣传,合理应用抗生素。

随着生活水平的提高,人们都愿意"花钱买健康、花钱买长寿"。但古人云:"药补不如食补",要真正补养,最好先从调理饮食入手。盲目滥用,则会出现适得其反的结果。中药人参、鹿茸、蜂王浆等都是滋补药中的珍品,但是若使用不当,会引起食欲减退,胃脘胀痛等不适反应,特别是那些胃肠功能不良或经常腹泻的老年人是绝对禁用的;若大量服用维生素 C,可使血中胆固醇增高,还可导致静脉血栓和泌尿系草酸结石;过量服用维生素 A(鱼肝油)会增大脑压力。另一方面以营利为目的的单位和个人,过分夸大保健品和滋补药的"治疗"作用,使很多人误将保健品、滋补药做治疗用药使用,实际效果并不满意,反而可能贻误病情,导致疾病并发症的发生率增高。如确实需要滋补时,应遵遗嘱,根据老年人自身的身体状况和疾病征候特点,正确选择。

6. 服药依从性差　服药依从性是指病人的服药行为与医嘱的符合程度。约有40%的老年人未按医嘱准确服药,服药依从性差,临床上常表现为服用药量过大或过小;不规则服药,如改变服药时间、间隔或漏服;停药太快或擅自停药;合并使用处方药与非处方药或违禁药;服用处方药时,饮酒、吸烟不节制;使用处方未开药等。老年人服药依从性下降,主要与其年龄大,理解、记忆力减退;对用药认识不足,缺乏正确的健康观;同时用多种药;经济收入低,无力购买药物;家属和照顾者的支持、关心不够等因素有关。

(二)老年人的用药原则

1. 正确诊断　老年人常同时患有多种疾病,疾病之间相互作用,使得临床表现常不典型,容易误诊。主要表现为以下几方面。

(1)疾病的特异性症状表现为非特异性。如老年人肺炎缺乏呼吸道症状,仅有食欲缺乏、乏力等症状;老年心功能衰竭表现为精神症状、味觉异常、腹胀、腹痛等症状,故老年人轻微症状的背后可能隐藏着严重的疾病,因此对有非特异性症状的老年人,应详细询问病史,全面检查,密切观察病情变化。

(2)共存的多种疾病之间相互影响,使症状不典型。

(3)无症状(亚临床型)多。老年人无痛性心肌梗死占20%~80%,而成人患病仅占7%;"三多一少"是糖尿病的典型表现,老年人无症状者占52.8%,成年人仅占15%;老年人腔隙性脑梗死80%无症状;老年人下尿路感染和肺结核亦常无症状。

(4)非老年病医生对老年病特点往往认识不足,将典型表现误认为不典型。如感染患者无发热或局部症状,对脑功能衰竭的高龄女性患者则属典型表现,这在年轻人中却非常少见。

老年人患病大多数情况没有任何临床表现,或临床表现轻微,但没有症状不代表没有疾病,用药前必须了解老年人的健康史、既往用药史及目前用药情况,仔细分析老年人机体的异常,是老化引起还是病理损害所致,然后做出正确诊断,根据用药指征选择疗效肯定、毒副作用小的药物。正确诊断是合理用药的必要前提,要认真谨慎。

2. 勿滥用药或重复用药　应鼓励多锻炼身体,以预防为主。要根据主要疾病,提倡个别性用药。重视药物相互作用,开展药物临床监测促进合理用药。中西药不要重复使用,避免拮抗。

严格控制抗生素、滋补药及抗衰老药的使用,掌握老年人应用维生素的适应证,注意维生素与其他药物间的相互作用。根据老年人的健康状态和病情,按照辨证施补、合理配伍的原则,科学地选用滋补药、保健药。

导致重复用药的原因还有很多,所表现出的主要问题一是患者有多种疾病,临床症状多,病因复杂,加之求治心切,常先后在多家医院或不同科室就诊,出现处方药物相同或相似,而患者又不懂,结果就会重复用药;二是目前治疗常见病的合成药物不少,其中治同一种或同一类疾病的合成药中的主要成分大同小异,但药名不同,患者自行购药,几种同买,买回后又不仔细读药品说明书,结果将几种药名不同但成分相近的药物同服,也是重复用药的突出现象。

重复用药最大的危害是增加药物不良反应,严重时可危及生命。因此,当人们患病后,一定要在医生指导下正确用药,尽量避免重复用药所带来的危害。

3. 合理选药　老年人选药要做到五先五后,具体如下。

(1) 先非药物疗法,后药物疗法　俗话说:"是药三分毒。"故老年人治疗疾病时应首选非药物疗法,包括物理疗法、饮食疗法和心理疗法等。如喝姜片红糖水可治疗风寒性感冒。食疗后仍不见效可考虑用理疗、按摩、针灸等方法,最后选择用药物治疗。老年人便秘时,若能通过进食纤维素丰富的食物、腹肌锻炼纠正改善,则无须用药。除急症和器质性病变外,老年人一般应尽量不用药物。

(2) 先老药,后新药　近年来,新药、特药不断涌现,一般地说它们在某一方面有独特疗效,但由于应用时间较短,其缺点和毒副作用尤其是远期副作用还没被人们认识,经不起时间考验而最终被淘汰的新药屡见不鲜。老年人用药时应首选老药,这些药物通常是"久经考验"、安全有效的药物。因此,中老年人患病时最好先用中西成药,确实需要使用新、特药时,也要慎重,特别是对进口药物尤其要慎重。

(3) 先外用药,后内服药　为了减少对老年人机体的毒害作用,能用外用药治疗的疾病(如皮肤病、牙龈炎、扭伤等),可先用外敷药解毒、消肿,最好不用内服消炎药治疗。

(4) 先内服药,后注射药　有些中老年人一有病就想注射针剂,以为用注射剂病好得快,其实不然。药剂通过血流向全身,最后进入心脏,直接危及血管壁和心脏。加上老年人心、肝、肾等器官功能减退,极易出现靶器官受损。因此,为安全起见,能用内服药使疾病缓解时,最好不用注射剂。

(5) 先中药,后西药　中药多属于天然药物,其毒性及副作用一般比西药要小,除非是使用西药确有特效。老年人多患慢性病,一般情况下,最好是先服中药进行调理。

4. 小剂量开始用药　由于老年人肝、肾功能减退,对药物代谢能力下降,肾的排泄也较慢,所以,老年人用药剂量比青壮年应有所减少,用药种类也不宜过多,同时注重剂量个体化。对老年人进行药物治疗时,应抓主要矛盾,尽量给予单种药物。必须联合用药时,应遵循少而精、先重急、后轻缓的原则,尽量选择疗效协同、毒副反应相拮抗、一举两得的药物,避免合用具有相同作用或相同副作用的药物,种类不宜超过3~4种。

由于药代动力学和药效学的改变,老年人使用标准剂量的药物时,效应和毒副作用有可能增加,因此用药剂量应小,一般用成人量的1/2、2/3、3/4,逐渐递增。由于老年人个体差异大,有效剂量可相差数倍或数十倍,为安全起见,用药应当从小剂量(成人剂量的1/4~1/3)开始,然后根据反应,逐渐增至最合适剂量,严格遵守剂量个体化原则,找出特定个体的"最佳"剂量。

5. 正确的服药方法　正确的用药方法包括合理的用药方案、最佳的给药用法和途径及疗程适当。

用药方案应简单明了,尽可能减少用药种类和给药次数,避免间歇或交替服药。如必须时,可在睡前和晨起各给药一次;药物剂型要适合老年人服用,慎用缓释剂;药物标记(名称、用法和用量)要清楚醒目,包装开启要容易、方便,以提高老年人服药依从性。老年人对从未用过的药要特别注意。如果出现副作用,应及时停药。已引起过副作用,特别是引起过敏反应的药物,决不能再使用。

选择最合适的用药时间进行治疗,以提高疗效和减少副作用。因为许多疾病的发作、加重与缓解都具有昼夜缓解节律的变化(如变异型心绞痛、脑血栓、哮喘常在夜间出现,急性心肌梗死和脑出血的发病高峰在上午)。药代动力学有昼夜节律的变化(如白天肠道功能相对亢进,因此白天用药比夜间吸收快、血液浓度高);药效学也有昼夜节律变化(如胰岛素的降糖作用上午大于下午)。老年人患慢性病,老年人的肌肉对药物的吸收能力较差,注射后疼痛较显著或易形成硬结,一般不主张用静脉滴注和肌内注射方法给药。但如患急性病、急性感染伴有高热等,则需要静脉途径给药。

6. 加强监测　密切观察老年人用药后的病情变化和反应,定期监测血药浓度和肝、肾功能,以便正确评价药物疗效,及时发现药物不良反应。对长期用药者,要坚持服用,注意观察疗效及水、电解质平衡、血液pH值与副反应。

随时了解老年人的病情和服药情况,根据病情及时调整、更换或停用药物,避免疗程过长。凡是疗效不确切、毒副作用大、不必要的药物均应及时停用。

(三)老年人用药的注意事项

1. 服用任何药物都要有医生的处方,准时、准量服用。初次服用后要体会自身机体的变化,如有不适或过敏出现应立即停药。

2. 对胃有刺激性的药宜餐后服用,健胃药、促进胃分泌的药应餐前服。

3. 如服用糖浆、片剂药时,应先服片剂再服糖浆。止咳糖浆对呼吸道黏膜能起到安抚作用,服用后要少饮水,饮水会冲淡药物、降低疗效。

4. 服磺胺类药物后要多饮水,以防止这类药在尿中结晶。服用特殊药品,如双氢唉托啡等要防止成瘾性,服奎尼丁、洋地黄时需防止副作用发生。

5. 服用滋补中药应在餐前。但每个老年人要不要吃补药,吃什么补药,应在医生指导下进行。如若身体健康,就不宜使用补药,否则可导致阴阳失调,脏腑功能受扰。

二、老年人用药护理措施

随着年龄的增长,老年人记忆力减退,学习新事物的能力下降,对药物治疗的目的、服药时间、服药方法常不能正确理解,影响用药安全和疗效。因此,指导老人安全用药是护理人员的一项重要服务。

【护理评估】

1. 评估老年人的服药能力　老年人服药能力包括视力、听力、理解力、阅读处理能力、获取药物的能力、及时发现不良反应的能力、口腔状态、吞咽功能和作息时间等。以判断其区别药物种类、准时准量用药、坚持用药、自行取药、及时发现不良反应及恰当停药的能力,由此提出适当的给药途径、辅助手段和观察方法。

2.评估老年人的用药史　详细了解老年人的用药史,建立完整的用药记录,包括既往及现在的用药记录,如药物名称,剂量,用法,服用时间,效果和不良反应,建立完整的用药时间。尤其是曾引起的过敏和不良反应的药物,以及老人对药物了解的情况。

3.评估各系统老化程度以判断药物使用的合理性　评估各脏器的功能情况,如肝、肾功能的指标等。肾功能有明显减退甚至出现衰竭的病人,在使用药物时,应尽量避免经肾排泄的药物,以免引起蓄积而造成药物中毒。

4.心理-社会状况　了解老年人的文化程度、饮食习惯、家庭经济状况,对目前治疗方案和护理计划的了解、认识程度和满意度,家属的支持情况,对药物有无依赖、期望、反感、恐惧或其他心理等情况。

【常见护理诊断/医护合作性问题】

1.执行治疗方案无效　与老年人理解力、记忆力减退、经济困难等有关。
2.不依从行为　与老年人的健康观、对于治疗方案有关的知识和技能缺乏、照顾者的支持照顾不够及经济紧张等有关。
3.潜在并发症　药物不良反应,与老年人生理功能减退、用药种类多、个体差异大等有关。

【护理措施】

1.尽量不用药,必须用药时严格遵医嘱　能用非药物方式缓解症状或痛苦时,尽量不用药。注意服药时间和服药间隔,坚持按时按量服药。掌握用药指征,尽量减少用药的种类和次数。不擅自增、减药量或停药,不随意混用某些药物等。

指导老年人采取防止漏服、错服、补服的措施,如用字体较大的标签注明用药剂量和时间,便于老年人记忆,把药物按服药时间配好并放到醒目易取得位置,定时提醒老人服药,非口服药标识清晰,分开放置等。可以将老年人的服药行为与日常生活习惯联系起来,如将药品放在固定、易见处,使用闹铃,或采取小卡片等方法提醒老人按时服药。鼓励老人写服药日记或病情自我观察记录。

选用便于老年人服用的药物剂型:对吞咽困难的老年人不宜选用片剂、胶囊制剂,宜选用液体剂型,如冲剂、口服液等,必要时也可选用注射给药。胃肠功能不稳定的老年人不宜服用缓释剂,因为胃肠功能的改变影响缓释药物的吸收。

对于精神异常或不配合治疗的老人,护理人员需协助和督促患者服药,并看服到口。患者若在家中,应指导家属做好督促工作,定期电话回访。

2.给予简单可行的治疗方案和简明的处方指导　尽量减少用药的种类、次数,缩短疗程,选用合适老年人服用的药物剂型。以老人能够接受的方式,使用通俗易懂、简洁明了的话语告知医嘱上的药物种类、名称、服用时间、药物作用、不良反应、用药方式、期限及用药禁忌证等,并辅以书面说明。务必使其完全了解。同时,在药物标签上以醒目的颜色大字标明药品的名称、剂量和用法。亦可用药物的颜色、形状、剂型等帮助老人区别药物。若经济因素是导致老人服药依从性下降的主要原因,可考虑换用相对廉价的药物。

3. 用药剂量个体化　中国药典规定,老年人用药量最多不超过成人剂量的3/4。一般从成人剂量的1/4开始,逐渐增大到所需量,同时要注意个体差异。

4. 联合用药　注意配伍禁忌,避免重复使用作用相同或类似的药,以减少不良反应的发生。

5. 不滥用滋补药、维生素和抗衰老药　老年人服用保健药的主要目的是增强体质,预防疾病,提高生活质量和自理能力,健康地安度晚年。身体健康的老年人通过合理的饮食、乐观的态度、适宜的运动和良好的生活习惯即可延年益寿,因此一般无须服用滋补药。体弱多病者,可在医护人员的指导下适当应用保健药,但不可盲目或过度服用,以免发生中毒反应。

6. 指导老人正确服药　服用药片多时,可分次吞服,以免发生误咽。药物刺激性大或异味较重时,可选用液体剂型,如冲剂、口服液等。服药期间,吸烟、饮酒要有节制,注意药物与食物间的相互作用。

7. 协助老年人正确保管药品　定期指导帮助老年人整理药柜,保证药物在有效期内,避免使用过期药物。

8. 心理护理　多与老人交谈、沟通,鼓励老人诉说服药感受,服药后的不适和异常感觉。发现老人存在不自觉否定疾病、"忘记"有病、对药物治疗有错误认识或恐惧感、不肯服药等情况时,与其进行充分的讨论和说明,帮助解除疑虑,以督促用药。

9. 健康指导　护理人员必须重视老年人的用药指导,详细给老年人讲解用药的目的、时间、方法和注意事项,训练老年人自我服药的能力,并可以用卡片和小容器等帮助老年人对服药的记忆。反复强调正确服药意义,避免在没有适应证的情况下随意用药,不随意购买滋补药、抗衰老药和维生素等。告知老年人在使用非处方药时,应在药师的指导下,了解药物的成分避免重复用药。定时评估老人的服药行为和用药知识掌握程度以减少药物不良反应的发生;教育家属支持关心老人,帮助老人树立正确的健康观,以提高老人的自我管理能力和服药依从性。

第三节　老年保健药物的应用

保健(功能)食品指标明具有特定保健功能的食品,是食品的一个种类,具有一般食品的共性,能调节人体的功能,适用于特定人群食用,但不以治疗疾病为目的。保健食品无论是哪种类型,它都有出自保健目的,不能速效的,但长时间服用可使人受益的特征。

保健食品的开发生产和服用与药品不同,尤其是以中草药为原料的保健食品。保健食品不可能具有像药品一样治病的速效性,但要求它必须无毒。

(一) 常见的保健品

目前市场上的保健品大体可以分为保健食品、保健药品、保健化妆品、保健用品等。保健食品具有食品性质,如茶、酒、蜂制品、饮品、汤品、鲜汁、药膳等,具有色、香、形、质要求,一般在剂量上无要求;保健药品具有营养性、食物性天然药品性质,应配合治疗使用,有用法用量要求,如目前带"健"字批号的药品;保健化妆品具有化妆品的性质,不仅有局部小修饰作用,且有透皮吸收、外用内效作用,如保健香水、霜膏、漱口水等;保健用品具有日常生活用品的性质,如健身器、按摩器、磁水器、健香袋、衣服鞋帽、垫毯等。

1. 保健食品与一般食品的区别　保健食品含有一定量的功效成分,能调节人体的功能,具有特定的功效,适用于特定人群。保健食品不能直接用于治疗疾病,它是人体机制调节剂、营养补充剂。

2. 保健品与药品的区别

(1) 生产及配方组成不同　药品的生产能力和技术条件,都要经过国家有关部门严格审查,并通过药理、病理和病毒的严格检查及多年的临床观察,经有关部门鉴定批准后,方可投入市场。而保健品无须经过医院临床实验等便可投入市场。这样,属于药品的必然具有确切的疗效和适应证,不良反应明确;属于食品的则不然。

(2) 生产过程的质量控制不同　作为药品维生素类产品(药字号),必须在制药厂生产,生产过程中的质量控制要求很高,比如空气清洁度、无菌标准、原料质量等,目前,要求所有的制药都要达到 GMP(药品生产质量管理规范)标准;而作为食品的维生素类产品(食字号),则可以在食品厂生产,标准比药品生产标准低。

(3) 疗效不同　作为药品,一定经过大量临床验证,并通过国家药品食品监督管理局(SFDA)审查批准,有严格的适应证,治疗疾病有一定疗效;而作为食品的保健品,则没有治疗作用,仅仅检验污染物、细菌等卫生指标,合格即可上市。

(4) 说明书和广告宣传不同　作为药品,一定要有经过 SFDA 批准的详细的使用说明书,适应证、注意事项、不良反应,十分严谨;而作为食品的保健品,说明书不会这样详细、严格,这也比较容易被利用作夸大其词的广告宣传。

所以消费者在选择产品时,为确保安全,最好选择 SFDA 批准的标有"OTC"(非处方药)字样的药品,购买时看看是否附有详细说明书。在服用属于药品(药字号)的保健品前必须仔细阅读说明书,要按推荐剂量服用,不要超剂量服用。

3. 识别保健食品的方法　我国保健食品,包括进口保健食品的管理,实行国家认定实验室检测。省级卫生部门专家组初审、国家级专业委员会终审。国家卫生部批准发证制度。选购时应注意:①批准文号:国产保健食品的批号为上下两行,上行为"卫食健字(××)第××号",下行为"中华人民共和国卫生部批准"。进口保健食品的批准文号是"卫进食健字[年号]第XXX号"。1999年,进口保健食品的批准文号改为"卫食健进字[年号]第XXX号"。②标志:保健食品的标志为天蓝色专用标志,与其批号并列或上下排列。③标签说明:除储存方法、批号、生产厂家外,保健食品的标签上标有配料名称、功效成分、保健作用、适宜人群、食用方法等。

(二) 保健药物在使用过程中应注意的问题

1. 正确认识保健品　保健品首先不是药品,能调理生理功能,但是对治疗疾病效果不大。可以用来进行辅助治疗。国家对保健食品的功能规定有27种,包括:免疫调节、调节血脂、调节血糖、延缓衰老、改善记忆、改善视力、促进排铅、清咽利喉、调节血压、改善睡眠、促进泌乳、抗突变、抗疲劳、耐缺氧、抗辐射、减肥、促进生长发育、改善骨质疏松、改善营养性贫血、对化学性肝损伤有辅助保护作用、美容、改善胃肠道功能。

同时,在保健食品包装标签上不能含有或暗示具有治疗作用,凡是超过上述27种保健功能范围的宣传都是违法的。

2. 注意标志和批号　卫生部批准的保健食品预包装食品容器上(食品标签)应有卫生部对这一食品的批准文号和卫生部规定的保健食品标志。

3. 保健食品的标签　除与普通食品一样应有生产日期、保质期外,还应注明适宜人群,食用量及食用方法。

4. 保健品不可以代替药品　保健食品不是药品,所以国家规定保健食品不得宣传疗效。如果您感觉身体不适,首先应就诊问医,明确诊断,如果自己盲目服用保健食品,很可能掩盖病情,延缓治疗,影响健康。

5. 理性选择保健品,不盲目相信广告宣传　每种保健品都有适宜的人群,选购时应该按照个人的差异,认真选择。进口保健食品需要调整配方和剂量才能适宜国人健康的需要。

老年人要根据体质来选择保健品,最好在医生的指导下进行选择,这样才能收到切实有效的作用。

小　结

药物治疗是老年人防病治病、维护健康的重要措施之一。但老年人由于年龄大、对药物的处理能力和耐受性下降,以及常身患多种疾病、使用多种药物等原因,易出现用药相关问题,尤其是药物不良反应。加之老年人记忆力减退,对药物的服用目的、服药时间、服用方法不能够正确把握,从而影响安全用药的原则和药物治疗的效果。故用药时应特别谨慎,注意安全。护士应充分了解老年人安全用药的基本原则,熟悉家庭药品选购的一般原则,并且能根据老年人对药物代谢的特点和老人具体情况的评估,对老年人用药进行初步的指导并表现出细致、负责与尊重的态度。

问题分析与能力提升

陈某,男,82岁,确诊高血压25年,前列腺增生5年。定期服用缬沙坦等药物降压,血压波动在120～150/85～100 mmHg。3 d前出现站立后双眼黑蒙、乏力、耳鸣,平卧数分钟后症状缓解。患者平时经常因失眠服用安定等镇静药,还喜食用中药党参等炖的鸡汤。

问题:①该患者可能的药物不良反应有哪些?②预防患者的药物不良反应措施有哪些?③应如何加强患者的药疗健康指导?

同步练习

一、选择题

1. 老年人用药后常见的不良反应不包括　　　　　　　　　　　　　　　　　(　　)
   A. 毒性反应　　　　　　　　　　B. 副作用
   C. 变态反应　　　　　　　　　　D. 反向作用
   E. 意外反应

2. 为预防不良反应,老年人用药剂量一般开始是成人剂量的　　　　　　　　(　　)
   A. 3/4　　　　　　　　　　　　B. 2/3
   C. 1/2　　　　　　　　　　　　D. 1/3

E. 1/4

3. 导致老年人服药的依从性差的原因不包括 ( )
   A. 记忆力减退　　　　　　　　　　B. 经济收入减少
   C. 担心药物副作用　　　　　　　　D. 嫌药物味苦
   E. 家庭的支持不够

4. 下列关于提高老年人服药依从性的护理措施哪项不妥 ( )
   A. 定期清点其剩余药片　　　　　　B. 通过鼻导管给药
   C. 要求老年人记服药日记　　　　　D. 向老年人宣讲疾病相关知识
   E. 及时鼓励依从性强的老年人

5. 对老年人药疗的健康指导时,首先应 ( )
   A. 加强用药前的解释　　　　　　　B. 鼓励老年人首选非药物治疗
   C. 适当服用滋补药　　　　　　　　D. 对家属进行安全用药的教育
   E. 对社区护理人员进行老年人安全用药的教育

二、简答题

1. 老年人的用药原则有哪些?
2. 影响老年人胃肠道药物吸收的因素有哪些?
3. 简述保健品与药品的区别。

(乔俊乾)

第七章 老年人常见心理问题和精神障碍的护理

> **学习目标**
> 1. 掌握:老年人常见心理问题和精神障碍的护理。
> 2. 熟悉:老年人的心理特点和心理健康的标准。
> 3. 了解:心理健康的定义、老年人心理变化的影响因素。

随着年龄的增长,老年人不仅会出现生理功能的衰退,其心理方面也会因离退休、空巢、丧偶等生活事件出现无助、悲观、抑郁等复杂的情绪,这些问题将直接影响老年人的生活和生命质量。因此,老年人的心理问题应受到社会的广泛重视。然而,在现实生活中,老年人的心理需求常常被其家人和社会忽视,积极防治老年人的心理疾病,及时解除老年人的心理障碍,已成为当前亟待解决的重要问题。因此,护士不仅要在生活上照顾老年人,更要为他们的心理和精神健康提供护理服务。

第一节 老年人的心理特征及其影响因素

(一)老年人的心理特征

1. 老年人的智力特点　智力所表达的含义非常广泛、复杂,一般是指生物一般性的精神能力,包括观察力、注意力、想象力、记忆力及思维力五方面内容,是一种综合性的能力。智力随着人类岁数的增长而发生变化。一般在 20~40 岁智力达到最高峰以后逐渐下降。智力衰退的速度因人而异,一般在 60 岁以后明显减退。老年人智力的改变受许多因素的影响,如教育水平、生活经历和家庭环境等。一系列研究发现,老年人的智力还是具有很大可塑性的,研究表明,老年人智力与多方面因素有关,包含生理健康、文化和社会等方面因素。因此,坚持用脑有利于在老年期保持较好的智力水平和社会功能,而且活动锻炼对智力也有明显的促进作用。

2. 老年人的记忆特点　记忆是一种大脑的活动,对经历过的事物进行加工提取信息、编码、储存、再现的过程。老年人的记忆力随着年龄的增长而趋于下降,但下降的幅度并不大。随着年龄的增加,人的记忆力衰退的一般趋势:40岁以后有一个较为明显的衰退阶段,然后维持在一个相对稳定的水平,直到70岁以后又出现一个较为明显的衰退阶段。研究表明:假定18~30岁人的记忆力平均成绩为100%,那么,30~60岁人的记忆力平均成绩为95%,60~85岁人的记忆力平均成绩为80%~85%。老年人记忆衰退的特点是:①理解记忆保持较好,机械记忆明显衰退;②回忆能力衰退明显,再认能力衰退不明显;③记忆速度明显减慢;④短时记忆能力明显下降;⑤远事记忆良好,近事记忆衰退。

3.老年人的思维特点 思维是人最复杂的一种心理活动,是人类通过自己拥有的知识经验为中介,大脑对客观现实的间接的、概括的反映,是认识的高级形式,所反映的是事物共同的、本质的属性和事物间内在的、必然的联系,属于理性认识。主要包括概括、类比、推理和问题解决方面的能力。

老年人思维的弱化和障碍主要表现为:①思维迟钝,联想困难,反应迟钝,语言缓慢;②逻辑障碍,对推理及概念的混乱,思维过程复杂曲折,缺乏逻辑联系;③思维奔逸,对年轻时期的事情联想迅速,说话有时不着边际等。

4.老年人的人格特点 个性一词最初来源于拉丁语Personal,开始是指演员所戴的面具,后来指演员——一个具有特殊性格的人。一般来说,个性就是个性心理的简称,西方又称人格,即为个体与环境结合作用下,形成的一个独特的、区别于他人,但相对稳定的,影响人的外显和内隐性行为模式独特的心理特征总和。

许多研究表明:年老过程中绝大多数的人格特征是稳定的,即使有变化也是缓慢的和微弱的,并且老年人的人格是他中年人格的连续,时代不同,生活的环境不同,人格不同,变化的速度也不同。总的来说老年人性格改变的特点是:老年人自我控制能力减弱,对自己的言行控制力较差而易于急躁;记忆力减退,说话重复啰唆;学习新鲜事物的机会减少;活动速度减慢,能力减退;情感脆弱和情绪不稳定。

(二)影响老年人心理状态的主要因素

1.生理功能衰退 随着增龄,老年人身体各系统、器官出现生理性衰老、功能减退,如感觉功能减退、记忆力下降、反应迟钝、体力下降,日常生活能力不同程度的下降,导致有些老年人产生不良心理,如消极、抑郁、恐惧等。

日常生活中,容易引起老年人心理问题和精神障碍的情况有哪些?

2.疾病损害 进入老年期后,躯体疾病逐渐增多,影响老年人生理状况、生活自理能力和家庭内外人际关系。而且老年人患病特点是病程长、康复慢、并发症多,这些都可给老年人造成生活上的困难、经济上的贫困及缩小活动范围,而产生焦虑、无奈、忧郁、悲观、失望的心理,严重影响老年人的身心健康。

3.社会角色、地位改变 离、退休后,老年人的工作、生活环境和社会角色、经济水平都发生一系列变化,如社交圈缩小、闲暇时间增多、社会角色和生活方式改变等。使老年人在思想、生活、情绪、习惯、人际关系等诸多方面不适应,而产生消极悲观、孤独寂寞、无望无助等不良心理,影响老年人的心理健康。

4.家庭状况 目前在我国,家庭是我国老年人主要的养老场所。因此家庭状况的改变对老年人的身心影响较大,尤其是一些大的生活负面事件,如丧偶与再婚、子女长大离开父母、家庭成员之间的矛盾和纠纷、老年夫妇之间关系等,都容易使老年人的情绪产生波动,导致心理创伤。

5.死亡临近 随着年龄增长、机体衰老性改变及同龄人的相继去世,老年人逐渐感到生命有限,伤感时间的流逝,甚至产生对死亡的恐惧。老年人常回顾自己的一生,可能产生自豪感、满足感或产生悔恨感、罪恶感等复杂的心理。

6. 医疗、经济及养老问题　由于一些单位经济效益不好,社会保障制度不够完善,使老年人在医疗、养老等问题上得不到保障;有的老年人是靠子女养老,而有些子女家的经济状况也不好,使得很多老年人为自己的养老和就医问题担忧,产生心理压力。

第二节　老年人常见的心理问题及护理

一、老年人的全面护理评估

与其他疾病不同,心理问题的护理工作需要加上心理评估内容,护理工作者更清楚评估对象是老年人,其中包括了病人,也包括健康的人,故评估的范围既涉及疾病,又涉及健康。为了让更多老年人健康、快乐地度过自己的晚年,除了常规的护理评估外,我们要更重视对他们的心理健康评估。

(一)健康史

1. 了解老人肢体感觉和运动情况。
2. 评估老年人视觉、听觉、嗅觉、触觉、味觉等有无感知觉障碍,是否使用助听器。
3. 评估老年人的心智状态,综合分析老年人的记忆、思维、注意、应答、理解、阅读和书写能力。
4. 评估各种生态学有害因素对身心健康的影响,既包括了自然环境因素,也包括社会环境因素。
5. 评估脑功能衰退情况及程度,平时的睡眠,有无易醒多梦现象,自控能力等。
6. 评估老年人对离退休的态度和适应能力。
7. 评估老年人情绪的强度和紧张度,有无焦虑、抑郁、神志淡漠或烦躁不安,心神不宁,情绪低落或波动,伤感流泪,气愤发怒等表现。
8. 了解老年人的人格变化如何,有无爱静、孤僻、固执、离群、主观、自私、多疑、妒忌与懒散、焦躁、过度紧张、烦躁不安等现象。
9. 评估老年人的支持系统,是否独居、有无亲属、邻居、朋友帮助、有无可利用的社会资源。

(二)护理评估

1. 一般护理评估

(1)生命体征　体温、脉搏、呼吸、血压的改变,都会使老年人紧张、忧郁、焦虑、恐惧或痛苦。

(2)面容与表情　注意老年人由疾病或情绪改变所引起的面容和表情的变化。

(3)姿势与步态　老年人会因情绪变化引起姿势与步态的改变。比如激动或发怒时是否会出现手足发抖或步态不稳;焦虑、恐惧、悲伤、悔恨或自豪时是否会出现不经意的手势、坐势等身段表情的变化等,要和老人的习惯加以区分。

(4)行为与动作　老年人是否有不利于健康的习惯动作,比如举止不端,不爱清洁,不修边幅,衣衫褴褛,动作不灵活、不协调,动作缓慢或笨拙等现象。

(5)情绪与情感　老年人内在的情感,如自愧、内疚、悔恨、忧郁、失望、骄傲、愤怒、恐惧、悲伤等,注意观察老年人描述内心世界是否与反应一致,是否有主动性语言过少的现象。

(6)精神与睡眠　老年人的精神面貌与睡眠有无精神萎靡不振,情绪低落,唉声叹气,悲观厌世,入睡困难,多梦易醒,失眠等现象。

2.心理能力检查与测试

(1)记忆力　通过交流了解其对过去和近期内一些事情的记忆情况。

(2)想象力　出一个与自己有关的题目,是否能根据要求设想出符合现实生活的梦境。

(3)判断力　出一些常识性问题,请老年人回答,观察其判断能力。

(4)观察力　让老年人仔细观察日常生活片段并说出大致内容,判断正误。

(5)思维和表达能力　叙述一些有关联事物之间的事情,让老年人思考并应答,观察其综合分析和语言表达能力是否正常。

(6)其他检查　充分调动五感,观察老人对文艺、体育等的感知能力和程度,判断现阶段老人的处世态度是否积极。

二、常见的心理问题及护理

(一)离退休综合征

1.定义　老年人在离退休以后出现的适应性障碍。离退休后老年人在生活内容、生活节奏、社会地位、人际交往等各个方面都会发生很大变化。由于适应不了环境的突然改变,而出现情绪上的消沉和偏离常态的行为,甚至引起疾病,严重影响健康。

2.临床表现　坐卧不宁、行为重复、犹豫不决、不知干什么好,甚至出现强迫定向行为,注意力不集中,做事经常出错,情绪变化大,易急躁和发脾气,喜欢发牢骚,对什么事都不满意,猜疑、忧伤、失眠或早醒、多梦、心悸、气闷、全身燥热或其他不适。

3.原因　事业心强、好胜而善争辩、严谨而偏激,固执的人发生率高,症状也重;无心理准备而突然退下来的人易发生,症状也重;平时活动范围大而爱好广泛的人较少发生;离退休后生活境遇反差大的人易发生;女性较男性适应快,也较男性少发生离退休综合征。

4.护理措施　社会和家庭对离退休老年人应给予更多的关注,关心离退休的老年人精神和物质两方面生活,使之精神愉快、心情舒畅。引导老年人做些力所能及的事情,为儿孙分忧解愁,使家庭关系更加亲密、融洽。

(二)脑衰弱综合征

1.定义　指由于大脑细胞的萎缩,脑功能逐渐衰退出现的一系列临床症状。

2.临床表现　疲乏,整日精疲力竭、脑力和体力活动均极易疲劳,头晕、记忆力下降、注意力不集中、不易入睡、睡眠不安稳等。

3.原因　长期烦恼、焦虑;离退休后,生活太闲,居住环境太静,与周围人群交往甚少,信息不灵等;脑动脉硬化,脑损伤后遗症,慢性酒精中毒及各种疾病引起的脑缺氧等均可引起。

4. 护理措施 有些老年人及其亲属认为脑衰弱是人类衰老的自然规律,不予重视;而另一些病人则过度紧张,产生焦虑、疑病症。应认真观察老年人的精神状态,关心老年人,鼓励老年人适当参加一些社交活动和温和的室外运动,如散步、慢跑、打太极拳等。向其讲解要重视脑衰弱综合征,但不可过度,以免产生焦虑疑病症,四处求医,补药不离身。一定要正确对待疾病,保持心情舒畅,安享晚年。

(三) 空巢综合征

1. 定义 指无子女共处,只剩下老年人独自生活的家庭。老年空巢综合征是老年人在子女成家立业独立生活后,由于适应不良出现的一种综合征,在中国精神病学中属于"适应障碍"的一种,是老年人常见的一种心理危机。

2. 临床表现 心情抑郁、惆怅孤寂、行为退缩,出现情绪不稳,烦躁不安等不良情绪,导致身体变化甚至出现疾病,如失眠、食欲不振、消化不良、高血压、消化性溃疡等。

3. 原因 由于社会文化的变迁,家庭结构向小型化转变,人们的家庭观念淡薄、工作调动及住房紧张等原因,使年轻人不能或不愿与父母住在一起。

4. 护理措施 针对社会单身老人越来越多,他们最易患空巢综合征,无论社会还是家庭都应该多关心单身老人。作为子女,应尽量与老人一起生活或经常回家探视。鼓励老人参加老年协会或老年活动中心的活动,在那里多结识些朋友。

(四) 高楼住宅综合征

1. 定义 指一种因长期居住于城市的高层闭合式住宅里,与外界很少接触,也很少到户外活动,从而引起一系列生理和心理上的异常反应的一组症候群。多发生于离退休后久住高楼而深居简出的老年人。它是导致老年肥胖症、糖尿病、骨质疏松症、高血压病及冠心病的常见原因,此"病"出现后极易产生老人与子女之间关系的紧张。

2. 临床表现 体质虚弱,四肢无力,面色苍白,不易适应气候变化,不爱活动,性情孤僻、急躁,难以与人相处等。

3. 原因 长期居住城市高层建筑的老人,上下楼不方便,从而减少了走出房间与外界接触的机会,减少了进行户外活动的次数,再加上房间内细菌滋生,体质下降,他们从生理和心理上都发生了异常的改变。

4. 护理措施 居住高楼的老人更应当多参加社会活动,多与左邻右舍沟通交流,增加相互了解,增进友谊,开阔胸怀。这样,有利于老人调适心理,消除孤寂感。此外,应适当重视加强户外运动。还应根据自身的健康情况和爱好,选择适宜的运动项目,如散步、练太极拳、跳舞等,但运动量要适当,要循序渐进、持之以恒,否则不仅无益,反而有害。特别是高龄老人,体质衰弱、慢性疾病者,需在医生指导下进行,以免发生意外。

三、老年人常见的心理问题护理诊断和护理措施

(一) 思维过程改变

表现为智力功能和认知技能衰退,日常生活能力的减退。

1. 相关因素 ①机体老化:与老年期大脑、神经系统、感觉器官和运动器官的生理结构和功能的衰老性变化有关。②性格内向:与长期独居,不参与社交,处于封闭的心理状态有关。③人格心理偏差:与过度依存人格的自主障碍有关。④睡眠状态紊乱

作为一名临床护士,你如何将身体评估和心理评估相结合,更好地进行护患沟通呢?

失眠,与过度思考、焦虑有关。

2. 预期目标 ①老人能认识到长期独居的危害性,能根据自身情况,主动、适当扩大社交范围;②老人日常生活能部分或全部自理;③老人主诉幻觉、错觉及妄想次数减少,思维过程有进步。

3. 护理措施

(1)积极开展老年人心理知识普及活动,通过多种途径向老年人介绍卫生保健知识,必需的营养常识,运动的原则、种类、时间、强度,老年期疾病的防治等知识,并根据老年人的兴趣、爱好,积极开展老年教育,采用多种方式,建议有关方面开办各种类型的学习班,以保持老年人原有的思维能力与创造力。

(2)避免独居,可选择与家人或他人同居,改变现状,以积极的态度对待生活。

(3)对于日常生活能力减退的老人,要建立稳定、简单、明了及固定的生活日程,如个人的生活用品、桌、椅等要固定放置,并采取适当的安全保护措施。并鼓励老年人运用其尚存的感觉,并尽量强调其完好的知觉。通过上述措施帮助其减少挫折感。

(4)多与老人沟通,谈话时语调要温和,慢而清楚,语句要简短,不要一次给予太多的指示,必要时可多次重复。

(5)帮助老人保持适当的活动,如参加怀旧性的社会集体活动,参加音乐治疗等,同时建议家属也参与此类活动。

(6)应给家属以心理辅导,帮助家属认识老年谵妄症等疾病具有慢性进展和认知衰退的不可逆性、进行性等特点,但某种状态引起的认知减退是可治的,建立支持性的治疗方法,会使促发因素得到控制。同时指导家属合理应对因长期照顾这类患者所带来的紧张情绪和压力,将老人做合适的安排,如将病情严重的老人送到养老院照顾,增加对老人的全面关心。

(二)记忆衰退

表现为不能继续学习,有遗忘经历,尤其是近期记忆力减退。

1. 相关因素 ①神经老化:老年人中枢神经系统生理性或病理性衰退;②反应迟钝:与生活节奏突然变缓,大脑适应性思考速度下降;③孤独:老年人离退休后远离社会生活群体,活动范围缩小,甚至产生与世隔绝感。

2. 预期目标 ①老年人能认识到脑保健及脑锻炼的重要性;②老人能最大限度地保持记忆能力。

3. 护理措施 ①教育老年人注意脑的保健,保证有充足的睡眠,有利于脑的代谢和脑功能的恢复;②指导老年人合理用脑,注意学习与运动相结合,促使智力发挥,加强记忆;③注意智力活动或感知活动的合理锻炼,延缓神经系统的衰老;④指导老年人适当扩大社交范围,提供社交机会,以增强社交能力。

(三)社交障碍

表现为恐惧、被遗弃感、被拒绝感、无安全感、表情悲伤和目光呆滞等。

1. 相关因素 ①机体衰老:由于老人年老体弱多病的限制,加上机体功能衰退,投入社会交往的精力减弱。②角色紊乱:社会地位、社会角色、身份、性别与兴趣爱好的差异。③孤独:缺乏老年人参与社交活动的环境,社会-文化的不协调,缺乏可依靠的亲属或朋友。④思维过程改变:与老人神经系统衰退有关。

2. 预期目标 老年人能够参与社会交往,表现为与周围人群有良好的关系。
3. 护理措施 ①鼓励老年人以积极的态度对待生活,保持良好的心境;②从老年人的角度着想,充分理解他们的情感,抚慰病痛,满足需求;③加强与老年人接触频度,增加信任感;④在老年人身体条件许可的情况下,扩大其社交范围。

(四)语言沟通障碍

表现为孤独感、淡漠感;有时有多疑、抑郁等心理反应,甚至无故发怒等。

1. 相关因素 ①机体衰退:老年人听力和视力障碍,知觉障碍;②缺乏交流能力:大脑语言中枢受损,不能正确地表达自己的思想;③角色认知障碍:由于生活和社会环境的变迁,加上生活方式的改变,使老年人对自己的位置产生了错觉。
2. 预期目标 ①有效的用语言表达自己的要求或用替代方式充分表达自己的需要;②老年人能最大限度地保持沟通能力。
3. 护理措施 ①主动关心老年人,与其交谈,稳定情绪,热情地介绍有关知识,对失语病人应使用易于理解的语言,且说话要缓慢、清晰;②采用非语言交流的方式加强与老年人沟通,如触摸、手势、眼神、面部表情等,以期正确理解和帮助表达老年人的需求;③由简单到复杂的方式反复进行语言训练,注意其发音、节奏及语言的清晰度,必要时咨询语言治疗专家;④正确选用助听器和眼镜,以改善老年人的沟通。

(五)精神困扰

表现为精神活动不协调,反常或异常。

1. 相关因素 ①机体衰老:老年人机体各组织、器官的结构与功能的老化;②活动不耐力:由于躯体疾病增多,体质下降,躯体的活动能力下降,使老年人感到体力不支,产生危机感。
2. 护理措施 ①为老年人创造一个安静、整洁、舒适的休养环境。②评估老年人对离退休的态度和适应能力,帮助老年人成功地进行角色转换,并指导老年人重新建立离退休后有规律的生活作息制度,科学地安排好家庭生活,戒烟、酒,养成良好的起居、饮食等生活习惯。③组织老年人参加一些有益的娱乐活动和适当的社会活动,以丰富老年人的精神生活,减少孤独、空虚和消沉感。如适合老年人的体育活动、音乐欣赏、文学赏析的讲座,书法、棋类、养花、养鱼、钓鱼等。④帮助老年人采用宣泄、自我安慰、转移注意力、遗忘等方式自我调节情绪,以积极乐观的心理状态克服消极悲观的不良情绪,防止"病从心生"。⑤提高老年人对各种精神障碍性疾病的认识,用安慰、解释、启发、诱导等方法,使老年人正确对待疾病,主动配合治疗,战胜疾病。⑥开展老年期精神心理卫生教育,树立老有所学、老有所为、老有所用的新观念。

(六)自尊紊乱

自尊紊乱表现为老年人认为已失去活着的价值,一旦受到困难或挫折,缺乏承受力;或认为随着人老,各种权力、地位与待遇已失去,不会再受到社会与他人的认可与尊重。

1. 相关因素 ①机体各器官功能的老年性变化,生活能力下降。②调节能力障碍:受疾病影响,部分或完全丧失生活自理能力与适应环境的能力。③角色认知障碍:由于文化素质、价值观、信仰等不同的影响,离退休后,老人对角色的改变不适应。④沟通障碍:人际关系不协调,失去家庭的帮助。

2. 预期目标 ①老年人能充分认识生活的价值继续存在;②老年人主诉尊重的需要得到满足。

3. 护理措施 ①为老年人创造一个良好、健康的社会心理环境。如经常与老年人沟通,耐心听取并尊重老年人意见;礼貌待人,主动和老年人打招呼,积极想办法解决老年人提出的问题。②鼓励老年人参与社会活动,做力所能及的事。挖掘其潜能,使某些需要得到自我实现,体现生活价值的继续存在。③对生活不能完全自理的老年人,要注意保护,在不影响健康的前提下,尽量尊重他们原来的生活习惯,使老年人尊重的需求得到满足。

(七)角色紊乱

角色紊乱表现为角色变换,角色否认,角色冲突及缺乏角色的相关知识。

1. 相关因素 ①机体衰退:老年退行性改变与疾病困扰;②个人应对障碍:丧偶与再婚,对离、退休的不适应有关。

2. 预期目标 ①老年人能说出有关角色的相关知识;②老年人能适应角色转变过程,并接受新角色。

3. 护理措施 ①指导老年人进行适当的活动和保持良好的心态,延缓退行性改变。②协调多方关系,教育子女理解老年人,并积极寻觅新伴侣,建立新家庭;享受晚年幸福。③向老年人耐心介绍角色过渡与转换的必然性,培养老年人新的兴趣,建立新的生活方式,并逐步适应离退休后的新角色。④多与老年人进行心理沟通,遇事主动与其商量,尊重其成就感和权威感。⑤鼓励老年人多参与社会活动,合理安排晚年生活,使老年人得到尊重需求的满足。

第三节 老年人心理健康

第三届国际心理卫生大会将心理健康(mental health)定义为:"心理健康是指在身体、智力及情感上与他人的心理健康不相矛盾的范围内,将个人心境发展成最佳状态。"从广义上讲,心理健康是指一种高效而满意的、持续的心理状态。从狭义上讲,心理健康是指人的基本心理活动的过程内容完整、协调一致,即认知、情绪和情感、意志、行为、人格完整和协调,能适应社会,与社会保持同步。

一、心理健康标准

关于衡量心理健康的标准,有多种不同的观点。目前被普遍承认的老年人心理健康标准具备以下七个方面。

1. 智力正常 智力主要包括思维力、想象力、观察力、记忆力和实践活动能力五种能力,智力正常是人正常生活最基本的心理条件,是心理健康的首要标准。老年人如果能适应生活,具有一般生活能力,思路清晰,即谓智力正常。

2. 健康的情绪 情绪稳定与心情愉快是情绪健康的重要标志。心理健康的老年人能经常保持愉快、开朗、自信、满足的心情,善于从生活中寻求乐趣,对生活充满希望,更重要的是情绪稳定性好的人,具有调节控制自己的情绪以保持与周围环境动态平衡的能力。

3. 人际关系和谐　个体的心理健康状况主要是在与他人的交往中表现出来的。和谐的人际关系既是心理健康不可缺少的条件,也是获得心理健康的重要途径。其表现:一是乐于与人交往;二是在交往中保持独立而完整的人格;三是能客观评价别人,友好相处,乐于助人;四是在交往中积极态度多于消极态度。

4. 协调的心理　人的思想与行动相统一,即为心理协调。老年人主要表现为尽管动作迟缓,但并不慌乱,做事头尾相顾,讲话条理清楚,处理问题恰当。

5. 能动地适应环境　不能有效处理与周围现实环境的关系,是导致心理障碍乃至心理疾病的重要原因。能动地适应和改造现实环境,是一种积极的处世态度。一个与社会能够保持广泛接触,对社会现状有较清晰、正确认识的老年人,其心理行为能顺应社会文化的进步趋势。

6. 具备一定的意志品质　意志是人类能动性的集中体现,意志坚强、行动的自觉性、果断性和顽强性,是意志坚强和健康的重要标记。心理健康的老年人能自觉地确定行动目标,具有按此目标行动的决心和毅力,自制力好,能克制干扰目标实现的愿望、动机、情绪和行为,不放纵任性,能用自己的意志调节和支配自己的行为。

7. 符合年龄特征的心理行为　不同年龄阶段的人,都有独特的心理行为模式。心理健康者应具有与同龄多数人相近的心理行为特征。如果一个人的心理行为,经常严重偏离自己的年龄特征,这就意味着其心理发育有问题,且欠缺自我调节的能力。人们的环境适应能力,往往标志着一个人的精神活动的健康水平。

概括起来,老年人心理健康的标准主要可归纳为:无精神障碍;性格健全;情绪稳定,能应对紧张压力;适应环境,能参与社会活动;人际关系和谐,有一定的交往能力;具有一定的学习、记忆能力;在工作和职业中,能充分发挥自己的长处,过着高质量的生活。

总之,老年人有其独特的心理表现。判断一个老年人的心理是否健康,应视其思想行为是否符合客观规律,这样,才能做出比较全面、公正、客观的判断。

二、维护与增进老年人的心理健康

(一) 维护和增进心理健康的原则

1. 适应原则　心理健康强调个体与环境的和谐一致,达到动态平衡,以保持良好的适应状态。人对环境的适应、协调,不能只是简单地顺应,而更主要的是积极意义上的能动的改变,使之更有利于心理健康。适应不能脱离个体年龄和身体状况来追求最佳状态,而应注重身心统一,把握现实,做出适度反应,以带来快乐和稳定情绪。

2. 发展原则　人和环境都是在发展变化的,增进心理健康要考虑到处于不同年龄阶段的个体内部心理的可变动性及现实环境所能提供的条件和变化。因此,每个人的心理健康状态都不是静止的,而是动态发展的过程。健康可以因个体内部心理状态和外部环境条件的变化转变为不健康。所以在人的一生中,都存在着维护和增进心理健康的问题。

3. 系统原则　人的生命活动与健康的基本条件是人体内外环境的协调与平衡。因此维护和增进心理健康要考虑到人既是生物的人,社会的人,也是具有自我意识,善于思考、情感丰富、充满内心活动的人。而人所生活的环境也是一个历史发展的综合体。所以只有从自然、社会、文化、道德、生物等多方面、多角度、多层次提出和解决问题，才能达到内外环境的协调与平衡。

(二)维护和增进老年期心理健康的措施

维护和增进老年期的心理健康，讲究心理卫生主要包括：加强老年人自身的心理保健与进一步改善和加强全社会的老年心理卫生服务两个方面。

1. 加强老年人自身的心理保健　依据老年期的生理、心理和社会生活变化与发展的特点，老年人自身心理卫生保健应从以下几个方面着手。

(1) 教育老年人树立正确的生死观，克服老年人对人生的生与死的恐惧心理　衰老与死亡相邻，人们忌讳谈论衰老。虽然世界卫生组织有老年人年龄划分标准，但大多数老年人并不是以此评价自己是否已经衰老，而是在传统的社会观念影响下，形成衰老的自我意识。因此，确立正确的生死观，克服老年的恐惧心理是非常必要的。只有这样，才能以无畏的勇气面对日益逼近的死亡，才能找到日常生活的意义和乐趣。

如何帮助老年人树立正确的生死观？

(2) 指导老人正确评价自我健康状况　Bonn氏等对志愿受检者连续随访15年以上，结果仅20%~40%受检者的自我评价与医生检查的健康状况相一致。这一现象在老年期反映尤为突出，由于老年人对健康状况的消极评价，对疾病过分忧虑，更感衰老、无用，对老年人心理健康十分不利。因此，在老年人身心健康的实践指导和健康教育中，应实事求是，指导老年人正确评价自身健康状况，对健康保持积极乐观的态度。

(3) 教育老年人正确认识离、退休问题，树立老有所为，老有所用的新观念　老年人随着年龄增加，带来的是职业功能的下降，由原来的职业功能上退下来，这是一个自然的、正常的、不可避免的过程。只有充分理解新陈代谢，新老交替的规律，才能对离、退休这个生活变动泰然处之。离、退休必然会带来社会角色、地位的变动，对此，要教育老年人有足够的思想准备，必须认识与适应离退休后的社会角色转变，才能生活得轻松愉快，老年人如何继续发挥作用，需根据自身的具体情况及客观条件而定。对于身体好、精力充沛、仍旧可以继续从事职业生活的离退休老人来说，退休后的再就职，十分常见。有人把老人的再就职看成是第二次青春，第二个职业生命，是老年人再次展现自己才能的大好时机。

事实上，在以家庭责任制为中心的农村，广大老年农民在农副业生产中发挥巨大作用；在城市的科技、教育、文化和其他生产领域中，一大批离退休老人在继续发挥作用，实现老有所为，老有所用的理想，使老人得到心理上的安慰，产生一种幸福感和满足感，有利于心理平衡。

(4) 教育老年人充分认识老有所学的必要性，丰富精神生活　老年人退出工作岗位后，仍然需要学习，学习不仅是老年人的精神需要，而且可以增长知识，活跃思维，开阔眼界，端正价值观等，同时也有益于身心健康。完全不用脑或很少用脑会导致脑力衰退，"勤用脑可以防止脑力衰退"。从这个角度来说，老年人也应该学习和用脑。应指导老人根据自身的具体条件和兴趣学习参加一些文化活动，如阅读、写作、绘画、书法、音乐、舞蹈、园艺、棋类等，不但可以开阔视野、陶冶情操，丰富精神生活，减少孤独、空虚和消沉之感，而且是一种健脑、健身的手段，有人称之为"文化保健"。它既可以通过使用大脑来锻炼大脑的思维、逻辑、想象、识别、运算、感知觉等功能，而且由于大脑和眼睛、四肢等的并用，使人的感官和肌肉、关节都得到锻炼。因此，合理用脑既可以促进大脑健康,提高人的智力,也是一种适合老年人的健身方法。

(5)指导老人安排好家庭生活,将"代沟"问题处理好　家庭是老年人晚年生活的主要场所。老年人需要家庭和睦与温馨,家庭成员的理解、支持和照料。在中国传统文化的作用下,老人在家庭中一般起着主导作用,维系亲子、婆媳、翁婿等家庭生活气氛。但老年人与子女之间在思想感情和生活习惯等方面有时因看法和处理方法不同,而有所谓"代沟"即不相适应、难以沟通或保持一致的状况。二代人均负有责任和义务。作为子女应尽孝道,赡养与尊重老人。作为老人不可固执己见,独断专行或大摆长辈尊严,应理解子女,以理服人。遇事多和老伴子女协商,切不可自寻烦恼和伤感。性生活是老年人家庭生活的重要组成部分,老年夫妻也需要性爱和爱情,从而获得身心的满足感。老年夫妻恩爱,互相关怀、体贴,使老年夫妻生活充满了情趣与温馨,是老年人长寿的良药。在家庭生活中,经济生活水平太差,尤其是老人自身无足够的经济来源和无独立支配的经济收入是影响老人心理健康的问题之一,会使老人产生不安全感和自叹自怜的消极心理。总之,指导老人安排好家庭生活,充分享受天伦之乐,对老人心理健康的增进具有特殊的意义。

(6)培养良好的生活习惯　良好的生活习惯对老人心理健康至关重要。如起居、饮食、戒烟、节酒等。古人云"饮食有节、起居有常、不妄作劳"是很有道理的。适当的修饰外貌,改善形象;适当扩大社会交往,多交知心朋友,多接触大自然的良辰美景,或欣赏优美的音乐艺术;搞好居室卫生,在室内做一些装饰和布置,赏玩一些花、草、工艺品或字画等,使生活环境幽雅宁静,心情舒畅,有助于克服消极心理,振奋精神。所以,应培养老年人养成良好的生活习惯,科学安排,怡然自得。

2.改善和加强社会的老年心理卫生服务

(1)进一步树立和发扬尊老敬老的社会风气　我国是一个古老而文明的国家,早已形成了对老人的赡养义务和尊敬的社会美德。这种敬老、养老的社会风尚也形成我国老人心理健康的社会心理环境。但是,不容忽视的是随着社会变革,生产方式的改变,竞争与商品意识的价值观念,同样会使敬老养老的社会风气发生改变。因此,就宏观社会心理环境而言,应继续大力倡导养老敬老。

(2)尽快立法　应制定我国《老年人保护法》《老年人福利法》等法规,为维护老年人的合法权益,增强老人安全感,解除后顾之忧,安度晚年提供社会保障。

(3)加强老年人问题的科学研究　这也是研究老年期心理卫生的一个重要方面,包括开展衰老及老年病的基础和应用性的战略研究项目;各国政府对本国的人口结构,流行病学,社会、经济等建立有效的监测体系;制定明确及行之有效的政策及规定;鼓励对衰老进行跨学科多层次的科学研究;对老年人的衣、食、住、行、家庭问题、就业问题等的研究。对老年人群工作的专业人员进行培训及教育,提高技能及科学方法。只有开展老人问题全方位的研究与实施,才能实现老年人健康老龄化的远景。

(4)充分发挥社会支持系统的作用　老年是许多危机和应激因素集中在一起的时期。如离退休后引起的原角色的丧失,收入减少,离开热爱的工作和熟悉的朋友、晚年丧偶、同龄朋友相继死亡、体弱多病等,都会给老人带来许多心情不安的应激因素。在这些因素的威胁下,会破坏老年人的晚年幸福。因此,政府、社会、单位、邻里、家庭及亲友等都应对老人给予关心、安慰、同情和支持,为老年人建立起广泛的社会支持系统网,形成尊老、敬老的社会风气,满足老年人的物质和文化需求。如医疗与经常性体检,常见病的预防、娱乐场所、学习场所、住房拥挤与不便等基本生活条件的满足。尽快发展老人服务事业,提供老年人食品、服装,开设老年人门诊,方便老年人就医和保健,加强老年人社会保险和福利设施,为老年人提供良好的社会环境和心理环境等,为"健康老龄化"的实现奠定基础。

你认为目前我国缺乏哪些针对老年人的社会支持系统?

第四节 老年人常见精神疾病的护理

老年期由于生理功能衰退,机体抵抗力降低,使得患病概率增加,加上心理平衡能力减弱,使得老年人易发生各种精神疾患。老年人的心理健康水平,不仅直接影响老年人对自身健康的评价和晚年生活质量,同时也影响衰老的速度及老年病的治疗与康复。因此,加强老年期常见精神疾病的护理对提高老年人精神健康和生活质量水平具有重要意义。老年期精神疾患病人不但要加强一般护理,还应加强心理护理及特殊症状的护理,使老年患者早日恢复身心健康。

一、老年期抑郁症及护理

老年抑郁症是老年期最常见的功能性精神疾患。老年期(或老年)抑郁症泛指发生于老年期(≥60岁)这一特定人群的抑郁症。广义的老年抑郁即包括原发性(含青年或成年期发病,老年期复发)和老年期出现的各种抑郁。狭义的老年抑郁症是指60岁以后首次发病的原发性抑郁,以持久的抑郁心境为基础,临床上以焦虑症状为突出特点,临床表现以情绪低落、思维迟缓、意志活动减退和繁多的躯体不适症状为主,且不能归同于躯体疾病和脑器质性病变。高发年龄大部分在50~60岁之间,80岁以后少见。一般来说老年期抑郁症发病期比青壮年要长,间歇期较短,有的呈迁延病程,多数患者疗效不满意,预后较差。

老年抑郁的病因尚不明确。心理社会因素、生化代谢异常、大脑组织结构改变、遗传因素等可能在本病发病中起一定作用。引起老年人抑郁原因,目前较为一致的观点是,老年人在生理和心理老化过程中的变化的共同作用构成易感因素。认为老年人遭受各种各样心理、生理和社会的应激事件的较多,及老年人生活的艰辛、孤独等,老年人对缓冲精神压力和精神创伤的能力下降是一个重要的促发因素。

老年人抑郁症的发生是渐进而隐伏的,抑郁发作以情绪低落、思维迟缓和意志消沉为典型症状。

1. 情感障碍 主要为情绪低落。轻者表现出抑郁悲观,成天唉声叹气,缺乏愉快感,丧失了既往对生活的乐趣,不愿意参加正常社交、娱乐,甚至闭门不出;重者忧郁沮丧、消极厌世、觉得活着无意义;或自责、自罪,常出现自杀、自伤的企图和行为,且其抑郁心境呈现晨重夜轻的波动性变化,清晨低落情绪和症状最重,至下午或黄昏时则有所减轻。

2. 思维活动障碍 主要表现为思维迟缓,反应迟钝,回答问题语速缓慢,内容简单,数问一答,思考问题困难和主动性言语减少,痛苦的联想增多,记忆力明显减退,注意力无法集中,常出现自责自罪和厌世及疑病。部分患者还可出现关系、疑病、被害、贫穷等妄想。

3. 意志行为障碍 主要为意志活动减退。轻者依赖性强,遇事犹豫不决,重者活动减少,不愿社交,严重者可处于无欲状态,终日卧床不起,日常生活均不能自理,进一步发展可出现不语不动、不吃不喝,达到木僵状态,称为抑郁性木僵。患者主动性活动和语言明显减少,生活被动,不愿参加外界和平素感兴趣的活动。

4. 精神活动障碍 出现比较明显的认知功能损害的症状,类似痴呆的表现,称为抑郁性假性痴呆。如80%的患者记忆力显著减退,存在比较明显的认知障碍,其计算力、理解和判断力下降,动作迟缓,反应迟钝,缺乏积极性及主动性。严重时可不语,不动,可能出现连日期、家人的姓名也回答不出的类似痴呆的表现。

5. 躯体症状 老年抑郁症患者躯体症状特别突出,这与其年龄较大,更多关注躯体健康有关,躯体不适以消化道症状最多见,如食欲缺乏、口干、便秘、上腹胀满等。多数有睡眠障碍。上述症状常导致患者长期到医院反复就诊。如躯体症状突出,完全掩盖了患者的抑郁情绪,称之为隐匿性抑郁症。患者对这些症状会做出疑病性解释,认为自己患了什么严重的疾病。体格检查及实验室检查往往无任何异常,或即使有异常但不能解释患者的症状。但这又会加重患者的疑虑,认为自己可能患了什么不治之症,加重其抑郁情绪。据估计,约1/3的老年人以躯体不适和疑病为抑郁的首发症状。

6. 自杀观念和行为 重度老年抑郁症患者最危险的病理意向活动是有自杀企图和行为。老年抑郁症的自杀危险率比其他年龄组高得多。常自觉极度忧伤、悲观、绝望,度日如年,内心十分痛苦,往往产生强烈的自杀企图和行为。据报道,老年人群中约55%是在抑郁发病时自杀的,老年病人一旦决心自杀,往往比年轻人更坚决,行为也更隐蔽,应引起高度重视,予以特别注意与防范。

抑郁症治疗以药物为主,临床常用的抗抑郁药有:三环类抗抑郁药、四环类抗抑郁药、单胺氧化酶抑制药及其他抗抑郁药物。由于老年人药代动力学和药效学的特点,老年人的用药量以普通剂量的1/3~1/2为宜,从最低有效剂量开始。中度抑郁可采用睡眠剥夺治疗,并辅以心理治疗和护理。有严重的抑郁自杀倾向、自伤或药物治疗无效者可考虑电休克治疗。

【护理评估】

1. 既往史 了解老年人有无各种急、慢性疾病,如脑血管系统疾病、心肺疾病、内分泌系统疾病、贫血、维生素缺乏等。家族中有无抑郁症患者。评估患者是否存在兴趣减退,缺乏愉快感,精力减退及疲乏感,自我评价低,联想困难,精神运动性迟滞,消极念头,睡眠障碍,食欲减低,体重下降,性欲减退,内疚自责,对前途丧失信心,躯体症状等。仔细观察患者有无自杀倾向,是否存在妄想、激越等现象。

2. 用药史 了解老年人是否长期使用某些药物,如利舍平、胍乙啶、甲基多巴、普萘洛尔、类固醇及某些抗肿瘤药物,这些药物长期使用可能诱发抑郁症状,患者掌握药物治疗的效果。

3. 辅助检查 首先排除明显的躯体疾病,临床多采用抑郁量表测量老年人的抑郁程度。

4. 心理-社会功能 了解老年人患病前人格特征、有无遭受某种心理社会应激事件、老年人应对挫折与压力的心理行为方式及效果、社会支持系统等。重点评估患者生活自理能力,以及疾病对患者家庭的影响。

【常见护理诊断/医护合作性问题】

1. 个人应对无效　　与情绪抑郁、消极悲观、精力不足、疑病有关。
2. 睡眠形态紊乱　　与抑郁导致的睡眠障碍有关。
3. 营养失调：低于机体需要量　　与抑郁导致食欲缺乏有关。
4. 情境性自尊低下　　与自我评价过低、自责、自罪、生活无价值感有关。
5. 有自伤、自杀的危险　　与极度的忧郁、悲观、无助、绝望、自责、自罪等有关。
6. 生活自理缺陷　　与意志活动减退、无力照顾自己有关。

【护理措施】

老年抑郁症患者大多性格内向，发病前就不爱交际，在发病后得不到家人、同事、朋友的理解甚至误解，也可能难以摆脱抑郁阴影，不利康复。因此，老年抑郁症的治疗较青年人复杂得多。药物治疗结合心理治疗和社会干预的综合治疗模式能有效地减轻抑郁症状，巩固疗效和减少复发。具体的护理措施如下：

1. 心理护理

(1) 有效沟通，建立良好的护患关系　　耐心倾听老年人诉说内心的感受，允许其有充足的反应和思考的时间，避免使用简单、生硬的语言。在语言交流的同时，应重视抚摸、静静陪伴等非语言沟通的运用。

(2) 阻断负性思考，减轻心理压力　　帮助老年人正确认识和对待导致抑郁的不良生活事件，努力为其创造社会交往的机会，鼓励老年人参加集体活动，在与他人和病友的接触中互相关怀，建立友谊，协助改善以往消极被动的生活方式，逐步提高老年人健康的人际交往能力，重新找回生活的乐趣，并从中获得成就感和满足。

(3) 善于观察　　从老年人微小的情绪变化中发现其心理矛盾、冲突，并有针对性地做好心理说服、解释、劝慰、鼓励工作，如选看一些电视风光片、音乐片、喜剧片，有条件的可参加一些老年社会活动或旅游等。

2. 日常生活护理

(1) 改善睡眠状态　　护理人员要指导老年人合理安排活动与睡眠时间，照顾好老人的生活起居，生活要有规律，早睡早起，每天都要安排一定时间的户外活动，同时为老年人创造一个安静、舒适的休息环境，必要时遵医嘱给予安眠药。

(2) 加强营养　　抑郁常导致老年人食欲缺乏，加之老年患者体质较差，睡眠不好，容易出现营养不良。因此保证合理膳食及营养的摄入很重要。既要注意营养成分的摄取，又要保持食物的清淡。多吃高蛋白、富含维生素的食品，如牛奶、鸡蛋、瘦肉、豆制品、水果、蔬菜，少吃糖类、淀粉食物。

(3) 协助自理　　老年抑郁患者日常生活自理能力下降，护理人员应督促、协助老年人完成日常自理，并使之养成良好的卫生习惯。对于重度抑郁、木僵、生活完全不能自理者，要悉心照料，做好老年人的清洁卫生工作。

3. 安全护理

(1) 提供安全的环境，防止发生意外　　病房设施要加强安全检查，做好药品及危险物品的保管。一切危险物品如剪刀、绳索、药物和有毒物品等均不能带入病房，杜绝不安全因素。医生、护士、家属要注意防止病人发生意外。

(2) 加强巡视，预防自杀　　严重抑郁的老年患者，易出现自杀观念与行为，而且常计划周密,行动隐蔽,不易被人发现。要加强巡视,密切观察老年人有无自杀先兆症状。对于有强烈自杀企图者,要全天专人看护,必要时给予约束。凌晨是抑郁症者发生自杀的最危险时期,应加强巡视,严防自杀、自伤等危险行为发生。

4. 注意观察药效和不良反应　坚持服药,注意观察可能出现的不良反应。严格掌握使用抗抑郁症的药物的适应证和禁忌证。不可随意增减药物,有情况可向医生反映,更不可因药物不良反应而中途停服,以免造成治疗的前功尽弃。三环类抗抑郁药对心血管和消化系统等的不良反应明显,老年人应慎重使用。四环类抗抑郁药剂量大,易诱发癫痫发作。此外用药时要注意观察各种药物的相互作用、不良反应和毒性反应,警惕药物中毒。在用药的同时要妥善保管好药物,避免患者一次大量吞服造成急性药物中毒,这是病人常选用的一种自杀方式。

【健康教育与出院指导】

1. 指导患者及家属认识疾病的性质及正确对待的方法,说明长期巩固治疗的重要性,定期复查,预防复发。

2. 指导家属给予老年人更多的关心和照顾,减少老年人孤独与社会隔绝感。作为子女,要尽力营造家庭和谐气氛,家庭成员间要多关心、支持,要耐心倾听父母的唠叨,多和父母聊天,给予老年人心理上的支持和安慰。老年人容易产生孤独感和无用感,全社会应该重视和尊重老年人,给他们更多的关心和帮助。

3. 鼓励老年人要多学新知识,培养兴趣爱好,积极参加社会活动,丰富晚年生活。同时,还要学会倾诉,心里有什么不痛快的事,要向子女或朋友诉说。

二、老年期谵妄及护理

老年期谵妄是由于各种因素引起的,以认知功能改变为主要特征的急性脑器质性综合征,是一种发生在老年期的谵妄状态或意识模糊状态。谵妄可以发生在任何年龄人群,但最常见于老年人。老年人易发生谵妄,可能与年龄大、合并躯体疾病多、对感染抵抗力低、脑部退行性病变、神经细胞减少和神经递质(肾上腺素、去甲肾上腺素、乙酰胆碱)含量变化大、脑血流量低、葡萄糖代谢率下降等因素有关。

老年期谵妄多呈现急性起病,一过性病程。临床表现丰富多变,常昼轻夜重。其临床表现与脑功能受损程度有关。如不及时治疗,死亡率很高。临床特征以意识障碍为主,老年期谵妄其核心症状包括以下几个方面。

1. 意识障碍　意识障碍是谵妄最根本、最重要的表现。其主要表现为:①意识的清晰度降低,其精神活动普遍抑制。根据意识障碍的轻重程度可从嗜睡、意识模糊到昏迷。②意识的范围缩小或狭窄,出现时间、地点、人物定向不全,注意、思维、认知、理解受损,语言不连贯,常喃喃自语。可有攻击或逃跑行为。③意识内容异常,可出现丰富的幻觉、错觉,此时患者常常恐惧紧张、兴奋和行为紊乱。生活不能自理,事后不能回忆。

2. 认知障碍　包括知觉、思维和记忆障碍。特点为思维不连贯,幻觉和错觉出现率高,可伴有被害妄想,持续时间相对较长,瞬时和近事记忆障碍多见,几乎均有遗忘。

3. 精神运动障碍　①急性兴奋性谵妄:老年期有大喊大叫、攻击冲动等不协调性兴奋,表情呆板,思维不连贯,幻觉和错觉,毁物,甚至冲动伤人、自伤等。②运动减少性谵妄:此型最常见,主要表现为运动减少,昼轻夜重,起床摸索,脱衣解裤,赤身裸体,随地大小便等。③混合型:兼有以上两种情况者。

4.睡眠-觉醒周期障碍 由于时间定向力障碍,患者失去正常的睡眠-觉醒周期,表现为睡眠颠倒,白天卧床不起、困倦或嗜睡,夜间睡眠时间减少,兴奋、躁动不安,常出现幻觉。

对老年期谵妄的治疗,应采取病因治疗、支持治疗、对症治疗和护理等多方面措施综合治疗。

【护理评估】

1.既往史 了解老年患者有无脑器质性病变、躯体疾患,或有无经历创伤性生活事件等。了解老年人意识障碍的程度、自我照顾能力。

2.用药史 了解老年患者是否服用可能引起谵妄的药物,以及药物名称、用药时间、药物剂量等。

3.辅助检查 实验室检查血、尿、便常规异常,血糖和电解质异常,脑电图、头颅CT、MRI检查对谵妄的诊断具有重要参考价值。尤其脑电图检查通常发现弥漫性的慢波。谵妄量表是鉴别及评价谵妄严重程度的有效工具。

【常见护理诊断/医护合作性问题】

1.思维过程紊乱 与谵妄有关。

2.自理缺陷 与意识障碍有关。

3.语言沟通障碍 与认知障碍有关。

4.潜在性暴力行为 与精神运动障碍有关。

【护理措施】

老年期谵妄的治疗采取病因治疗、对症支持治疗和护理等多方面综合治疗措施。对症治疗主要针对兴奋躁动、脑细胞代谢降低、睡眠障碍等进行。具体的护理措施如下。

1.提供舒适、安全的环境,保证充分的睡眠 病房环境要安静,温度合适,空气清新,光线不宜暗淡,以防发生意外。让患者熟悉环境,允许患者熟悉的亲属陪护,要保证患者充足的睡眠。

2.口腔护理 对于意识不清或昏迷的患者,要注意加强皮肤和口腔的护理,预防并发症的发生。

3.饮食护理 保证热量的供给,督促进食或鼻饲,保持大小便通畅。若老年人兴奋躁动,体力消耗增多,要保证营养的摄入,尽可能利用其安静、合作、清醒的时候,多次补充营养与水分,给予清淡、易消化饮食。

4.密切观察病情 了解老年人的意识、认知、精神运动和睡眠-觉醒周期的异常情况及自我照顾能力,密切观察老人的意识及生命体征,尤其夜间应注意。如意识障碍程度加深,常是病情加重的标志,应早期发现,及时报告医师。卧床者应保持肢体功能最佳状态,在意识恢复时可行康复治疗。

5.特殊情况护理

(1)行为紊乱 尤其要注意防止意外,防范谵妄患者跳窗逃跑、攻击他人等。对明显躁动及具有明显幻觉、妄想的患者,须专人看护,加强巡视,严防自杀、自伤或冲动伤人。对暴力行为者,注意避免激惹,必要时予以约束。

(2) 意识障碍　意识模糊的患者,定向不全,无自我保护能力和生活自理能力,且夜间明显,应注意监测呼吸、脉搏、血压及瞳孔等生命体征。尽量让患者侧卧,不要平卧,防止气道梗阻或误吸。

(3) 遗忘和痴呆　生活环境应有醒目的标识进行提示,防止患者走失。在老年人认知的范围内,多交谈新近的活动,用简单的词语提问,鼓励老人回答。训练日常生活自理能力,鼓励患者多参加集体活动。

【健康教育与出院指导】

1. 老年期谵妄患者具有兴奋躁动多,躯体疾患因素多,大小便障碍多,症状昼轻夜重多,并发症多,生活自理能力差的特点,因此,老年人应定期进行健康检查,早发现、早治疗,尽量减轻疾病对身心健康的损害。

2. 谵妄的预防主要是躯体疾病、脑器质性病变、中毒、精神活性物质的依赖等的发生,一旦发生则要早期诊断和积极治疗。

3. 老年人还应保持良好的环境及心情,注意劳逸结合,避免过度劳累。

三、老年期疑病症及护理

老年期疑病症主要指老年人对自身的健康状况或身体的某一部分功能过分关注,担心或相信患有一种或多种严重躯体疾病的持久的观念,患者诉躯体症状,反复就医,虽经反复医学检验阴性和医师解释没有相应疾病证据也不能消除患者的顾虑。常伴有焦虑或抑郁。

老年期疑病症的病因尚未明了,一般认为心理、社会环境因素和病前个性特点等与发病有关。人到老年生理功能减退,躯体疾病增多,加之各种负性生活事件增多,如适应不良,易产生孤独、寂寞感,关注的重心便转移到自身健康上。另外,个人的人格特征,如性格内向孤僻、敏感多疑、固执死板、谨小慎微等可能导致发病。

老年期疑病症的主要临床表现有:

1. 疑病的心理障碍　有两种表现,一为疑病感觉,感觉对身体某部位的敏感度增加,进而疑病,或过分关注。老年人的描述含糊不清,部位不固定。但另一种为疑病观念,老年人的描述形象逼真,生动具体,确信自己患有某种疾病,要求做各种检查,尽管检查正常,医师的解释与保证并不足以消除其疑病信念。常伴有失眠、焦虑和抑郁症状。

2. 疼痛　是本病最常见的症状。约有2/3的老年人有此症状,但对疼痛性质描述不清,有时甚至诉全身疼痛,但查无实据,以致四处求医却毫无结果。

3. 躯体症状　表现多样而广泛,涉及身体许多不同区域,如恶心、吞咽困难、口腔内有异味、反酸、胀气、腹痛、心悸、呼吸困难、担心患有高血压或心脏病等。

老年期疑病症的治疗应采取综合治疗,以心理治疗为主,辅以药物治疗。

【护理评估】

1. 既往史　了解有无慢性躯体疾病及明显的心理不适症状;了解近期有无重大生活事件;了解老年人有无心理冲突及负性情感体验。

2. 个性特征　评估老年人个性有无敏感、多疑,对人、对事是否过于敏感,行为有无患得患失、犹豫不决等。

3. 辅助检查　根据老年人所述临床症状做必要的检查,分清症状是器质性还是心因性疾病引起的。本病无阳性结果。

【常见护理诊断/医护合作性问题】

1. 精神困扰　与过度关注自身健康有关。
2. 舒适的改变　与疑病症的各种症状有关。
3. 语言沟通障碍　与老年人的个性特征有关。

【护理措施】

老年期疑病症的治疗,以心理治疗为主,可适当配合药物治疗。其护理措施如下。

1. 心理护理　护理人员要充分理解和接纳老年人,耐心听取老年人的诉述,尽量回避讨论症状,与患者建立良好的关系。逐步引导患者认识到自己并不是真正患有躯体疾病,而是一种心理障碍,需要用心理的方法治疗。注意与患者沟通时态度诚恳,语气不可模棱两可,但也不能做作或过分地关心、体贴,以免引起患者猜疑。

2. 矫正老年人的不良认知　通过进行相关知识的健康教育,教会老年人一些医学常识,改变其不良认知,纠正错误逻辑和推理。

3. 转变不良的生活方式　鼓励老年人积极参加各种有益的活动,合理安排日常生活,转变不良的生活方式。引导老年人做一些有趣的事情,以转移注意力,减少对自身健康的过分关注。

【健康教育与出院指导】

1. 指导老年人及家属了解有关疑病症的相关知识。
2. 指导老年人掌握完善自身人格的科学方法,寻求良好的支持系统。

四、老年期焦虑症及护理

老年期焦虑症是指发生在老年期的以广泛和持续性焦虑或反复发作的惊恐不安为主要特征的神经症性障碍。经常处于明显的焦虑状态,对心身健康有很大影响。

造成老年人焦虑的因素有:体弱多病,行动不便,力不从心;疑病症;退休后经济收入减少,生活水平下降;儿孙上班上学时的交通安全;社会治安问题等。

有关焦虑症的病因和发病机制目前尚不清楚,生物、心理社会因素在焦虑症发病中可能起一定的作用。老年人由于脑功能下降,各种生活应激事件较多,容易发生本病。

临床上分为惊恐发作和广泛性焦虑症。主要临床表现如下:

1. 惊恐发作　又称急性焦虑症。主要表现为老年人无原因突然发作的强烈恐惧,常伴有明显的自主神经症状,如心悸、胸闷、呼吸困难、四肢麻木,甚至不能控制的发抖出汗。严重时,可以阵发性出现气喘、胸闷,有一种濒死感。并由此而产生妄想和幻觉,有时有轻度意识迷惘。急性焦虑发作一般可持续 1~20 min,少数可经历数小时。一般发作后即可恢复平静。交感神经功能亢进引起的躯体变化也恢复平稳。发作期间始终意识清楚,发作后仍心有余悸。当急性焦虑发作时,可引起脑卒中、心肌梗死、青光眼眼压骤升或发生跌倒等意外。

2. 广泛性焦虑症　又称慢性焦虑症。其焦虑情绪可以持续较长时间,其焦虑程度也时有波动。主要临床表现为经常或持续的、无明确对象或固定内容的紧张不安,或对现实生活中的某些问题过分担心或烦恼。这种紧张不安、担心或烦恼与现实不相称,使患者感到难以忍受,但又无法摆脱;常伴有自主神经功能亢进、运动紧张和过分警惕。老年慢性焦虑一般表现为平时比较敏感、易激怒,生活中稍有不如意的事就心烦意乱,注意力不集中。有时会生闷气、发脾气等。

治疗原则:药物治疗对该病有明显疗效,但心理治疗有减轻焦虑的作用,一般应在药物控制焦虑的基础上适当配合心理治疗。

【护理评估】

1. 既往史 了解有无躯体疾病、其他精神障碍如抑郁症、疑病症等,有无特殊药物治疗史。

2. 心理社会状态 了解老年人的个性特点、有无经历负性生活事件及心理应对方式。

3. 社会支持状况 了解老年人的家庭状况、婚姻、子女、生活环境及社会支持系统。

【常见护理诊断/医护合作性问题】

1. 焦虑 与对老年期衰老性改变不适应、健康状况改变、负性生活事件有关。

2. 部分自理缺陷 与紧张恐惧、不能料理日常生活、诸多的躯体不适有关。

3. 有外伤的危险 与惊恐发作、老年人反应迟钝有关。

【护理措施】

1. 心理护理 ①向患者介绍有关本病的相关知识,使其了解焦虑的性质为功能性而非器质性,是可以治愈的,以缓解患者对健康的过度担心,消除患者的疑虑。②尽量鼓励患者合理、正确地安排生活、学习,适当参加社会活动,指导老年人采取有效的应对方式以减轻紧张情绪,如分散注意力、缓慢的深呼吸、放松全身肌肉、听音乐等。③帮助患者树立治疗的信心,充分理解其焦虑状态,用支持性语言帮助其度过危机,并有效地适应和面对困难。对于急性焦虑症、惊恐发作的老年人,则要指出反复发作原因往往与患者担心、害怕、焦虑有关,要增强患者治疗信心。

2. 提供安全和舒适的环境 室内光线要柔和,减少噪声。严重焦虑者,应将其安置在舒适的房间,避免干扰。严重惊恐发作时,设专人看护,防止意外发生。

3. 药物治疗的护理 抗焦虑药物最大的缺点是易产生耐受性和依赖性,突然停药可产生戒断症状。用药后注意评估药物的效果和观察不良反应。长期服药者,应防止耐药性和药物依赖。

【健康教育与出院指导】

1. 老年人应积极治疗原发疾病。

2. 定期进行健康检查,做到早期发现、早期治疗,尽量减轻疾病对身心健康的损害。

小 结

随着人口老龄化进程的加快,老年人精神疾病的发病率也逐渐提高,老年人的心理问题与精神障碍的护理受到越来越多人的关注,如何更好地保护老年人的心理健康,对其进行适当的护理成为亟待解决的问题。本章从智力、记忆、思维、人格特点等方面介绍了老年人的心理特征及其相关影响因素。老年人常见的心理问题包括离退休综合征、脑衰弱综合征、空巢综合征、高楼综合征等,我们应当从健康史、一般护理评估、心理能力检查与测试等方面对老年人进行评估。本章还讲解了老年人心理健康的定义、心理健康的标准、维护与增进老年人心理健康的措施。从护理评估、护理诊断、护理措施、健康教育与出院指导等方面对老年期抑郁症、老年期谵妄、老年期疑病症、老年人焦虑症等老年人常见的精神疾病进行讲解。总之,护士应该了解老年人的心理变化特点及其影响因素,掌握老年人常见心理问题和精神障碍的护理,更好地促进老年人的心理健康。

问题分析与能力提升

1. 76岁的刘奶奶,据儿女描述,最近一年来刘奶奶好像变了个人,不爱运动,动作缓慢僵硬,很少的家务劳动需要很长时间才能完成,曾经很喜欢去公园跳舞的她不仅再也不去跳舞,也很少与过去的朋友聊天联系。家人与她聊天,她总是用很简短的语言回复。面部表情很少,有时双眼凝视某处很久,对外界发生的事无动于衷,漠不关心。

问题:①刘奶奶怎么了?②请针对刘奶奶的问题提出相应的护理措施。

2. 患者,男,72岁,两年前开始出现心烦、不眠、头晕、头胀、情绪差,对声音敏感。有时午睡醒来后会觉得心悸、难受、情绪激动,甚至用头撞墙,持续30~40 min才能安静。

问题:①该患者出现了什么健康问题?②请针对该患者的情况提出护理措施。

同步练习

一、选择题

1. 下列不属于智力范畴的是 ( )
   A. 想象力   B. 思维力
   C. 观察力   D. 生命力
   E. 记忆力

2. 患者,女性,67岁。经常出现烦躁、担心害怕,总感到有不祥的事情发生,同时伴有注意力不能集中,在家里往返徘徊,请问该老人主要的精神障碍问题是 ( )
   A. 抑郁症   B. 强迫症
   C. 恐惧症   D. 焦虑症
   E. 痴呆症

(3~5题共用题干)张某,女,61岁,教授,退休在家,近期女儿出国留学,导致其感到寂寞、空虚、情绪低落,护士指导其参加英语学习班,欲了解其心理情况对学习的影响。

3. 引起离退休综合征的原因不包括 ( )
   A. 价值感丧失,自感无用   B. 离退休前心理准备不足

C. 离退休后社会角色改变,社会活动增多　　　D. 本身性格缺陷,内向,出现心理失调

E. 缺乏社会支持,单位领导、同事及亲朋好友对老年人关心不够

4. 空巢综合征的护理措施包括　　　　　　　　　　　　　　　　　　　　　　(　　)

　　A. 指导老年人正确面对现实,不过高期望和依赖子女对自身的照顾

　　B. 为老年人提供表达情感的机会

　　C. 鼓励空巢老人多参与社会活动

　　D. 帮助老年人适应老年机构的生活

　　E. 以上都是

5. 促进该老人的心理健康,下列措施不恰当的是　　　　　　　　　　　　　　(　　)

　　A. 答应老人强制要求女儿回国的决定　　　B. 帮助老人树立正确的健康观

　　C. 指导老人坚持适量的脑力劳动　　　　　D. 教育老人树立"老有所用"的观念

　　E. 帮助老人树立正确的衰老观

二、名词解释

1. 心理健康　2. 离退休综合征　3. 空巢综合征

(济源职业技术学院　贾晓彤)

第八章 老年期各系统常见疾病与护理

学习目标

1. 掌握:老年人可能发生的各系统形态和功能方面生理性改变。
2. 熟悉:老年人各系统形态和功能改变所致的常见疾病及健康问题。
3. 了解:能够运用护理程序对老年人存在的健康问题进行整体护理。

第一节 概 述

(一)老年期的特点

人进入老年期,不可避免地衰老,衰老机体有其特有的疾病谱。老年期的特点是全身各器官组织出现明显的退行性变化,心理方面也发生相应改变,衰老现象逐渐明显。由于各种变化包括衰老是循序渐进的,人生各时期很难截然划分。衰老与一般健康水平有关,且个体差异性很大,即使同一个人,身体各脏器的衰老进度也不是同步的。积极研究人口老龄化对策,充分认识老年护理的重要意义,为社会人口老龄化的到来做好必要的知识和技术的储备,以迎接老年化社会的到来。

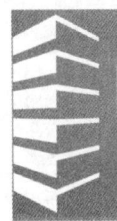
老年的标准是什么?简述老年和老化的表现和特征。

(二)老年人常见疾病及健康问题

由于老年人脏器的组织结构和生理功能都有一定的退化改变,加之机体的免疫功能及抗病能力都有所减弱,因而患慢性疾病较多。老年病是指与衰老有关的疾病,现将老年常见疾病介绍如下。

1. 呼吸系统疾病

(1)慢性支气管炎(简称慢支)　是指气管、支气管黏膜及其周围组织的慢性非特异性炎症。临床上以咳嗽、咳痰或伴有喘息及反复发作的慢性过程为特征。

(2)慢性阻塞性肺气肿　是指终末细支气管远端(呼吸细支气管、肺泡管、肺泡囊和肺泡)的气道弹性减退、过度膨胀、充气和肺容积增大,或同时伴有气道壁破坏的病理状态。

(3)慢性肺源性心脏病　是指由肺组织、肺血管或胸廓的慢性病变引起的肺组织结构和功能异常,产生肺血管阻力增加,肺动脉高压,使右心扩张、肥大,伴或不伴右心衰竭的心脏病。

(4)原发性支气管肺癌　简称肺癌,是最常见的肺部原发性恶性肿瘤,肿瘤细胞起源于支气管黏膜或腺体,常有区域性淋巴转移和血行转移。

2. 循环系统疾病

(1)高血压　是老年常见病,其患病率随着年龄增高而增加,另一方面,高血压又是老年人患冠心病、心力衰竭及脑血管意外的主要病因。

(2)冠心病　是一种与年龄有关的疾病,是由于冠状动脉粥样硬化引起心脏缺血缺氧所致,老年人发病率高。

(3)肺心病　是由于肺部疾病增加右心负担而继发的心脏病。80%～90%的慢性肺心病是由慢性支气管炎合并肺气肿进一步发展而来。

(4)心律失常　各种老年性疾病如冠心病、高血压性心脏病、肺心病等原因使心脏在结构和功能上发生改变都可出现心律失常和传导阻滞。

3. 消化系统疾病

(1)慢性胃炎　慢性胃炎是指各种病因引起的胃黏膜慢性炎症性改变,是老年人消化系统最常见疾病。50岁以上老年人发病率达80%～90%,占各种胃病总数的1/2,且随着年龄增加而增加,慢性胃炎一般分为浅表性胃炎和慢性萎缩性胃炎,老年人以萎缩性胃炎多见。

(2)消化性溃疡　消化性溃疡是老年期常见的胃肠道疾病,主要是指胃溃疡和十二指肠球部溃疡,其形成与胃酸和胃蛋白酶的消化作用有关,故称消化性溃疡。

(3)胃癌　胃部肿瘤,大多源于上皮,95%是腺癌,通称为胃癌。

(4)急性胆囊炎　急性胆囊炎是老年人一种常见疾病,女性多于男性,常见胆石症合并存在。

4. 内分泌的代谢系统疾病

(1)糖尿病　糖尿病是一种由多种原因引起的综合病症,分胰岛素依赖型和非胰岛素依赖型,均有遗传倾向,而后者遗传因素更强。老年糖尿病患者大多为非胰岛素依赖型,并随着年龄增长其发病率亦增加。

(2)甲状腺功能减退　由各种原因导致的低甲状腺激素血症或甲状腺激素抵抗而引起的全身性低代谢综合征,其病理特征是黏多糖在组织和皮肤堆积,表现为黏液性水肿。

(3)血脂异常　是人体内脂蛋白的代谢异常,主要包括总胆固醇和低密度脂蛋白胆固醇、三酰甘油升高和(或)高密度脂蛋白胆固醇降低等。血脂异常是导致动脉粥样硬化的重要因素之一,是冠心病和缺血性脑卒中的独立危险因素。

5. 神经系统常见疾病

(1)老年期痴呆　本病多见于老年,年龄越大发病越多,男女发病相差不多,起病隐匿。由于病因不明,尚无有效的治疗方法。

(2)睡眠障碍　是指睡眠的质量出现异常。如睡眠缺少或睡眠过多,有时出现如梦游、梦话、夜惊等症状,是老年人常见的症状之一。

(3)脑血管意外　又称中风、卒中,起病急,病死和病残率高,为老年人三大死因之一。

6. 运动系统疾病

(1) 骨质疏松症 各种原因造成的骨密度和骨质量下降,骨微结构破坏,造成骨脆性增加,从而容易发生骨折的全身性骨病。

(2) 老年性骨关节炎 为一种退行性病变,系由于增龄、肥胖、劳损、创伤、关节先天性异常、关节畸形等诸多因素引起的关节软骨退化损伤、关节边缘和软骨下骨反应性增生。

(3) 老年人颈椎病 老年人颈椎病发病率较高,由于颈椎老化及退行性改变影响其生理功能,并引起一系列的临床症状。

老年人还有哪些常见的疾病及健康问题？

(三) 老年期疾病的临床特点

认知老年期,生理功能、代谢及形态结构均发生不同程度的变化,使老年人对体内外异常刺激地反应性、适应性、防御性及代偿能力等均出现不同程度的减弱。因此老年人患病的临床表现与一般成人比较,常有下述特点。

1. 老年人患病后表现的症状和体征不典型 由于老年人的感受性减低,常常在疾病已经发展到相当严重时,自觉症状尚不明显或者呈现的体征也不典型或仅表现为生活规律的变化。如老年人患心肌梗死,很少出现剧烈的胸痛,仅表现出胸闷气短等;老年人患急腹症可以缺乏疼痛感觉,这是由于老年人痛觉迟钝等原因所致。肿瘤性疾病是老年人的多发疾病。但因无症状或症状不典型,常延误诊断。到晚期才能确诊,施治。所以,对待老年人的某些疾病判断,要注意其特殊表现,采取观察多于询问的方法,以免耽误诊治。

2. 老年人患病时病史采集困难 老年人听觉功能减退,近记忆差,感觉功能低下,语言表达能力降低,理解能力和思维能力迟缓,采集反应真实情况的病史有困难。而通过家庭成员或邻居等提供的病史不确切或不够全面,所获得的病史参考价值较少,影响对老年人疾病的早期诊断及提供相应的护理措施。

3. 老年人常表现为多种疾病同时存在 一是各系统及器官互相联系密切,一个系统发生疾病,另一个或两个系统随之发生异常,如脑血管意外,可导致心肌缺血及肺部吸入性肺炎等。还可见到一种疾病掩盖另一种疾病,如严重贫血掩盖慢性淋巴细胞性白血病,同时存在因贫血导致的心脏功能不全。二是同时存在数种疾病时,某一种疾病出现急性改变,可使其他器官功能急骤发生障碍。三是各种症状的积累效应随年龄增加而增加。四是免疫功能障碍易导致多种疾病同时发生,如癌症、严重贫血、营养缺乏等。老年人骨质疏松、骨折、压疮、尿失禁、老年性肺炎等常可同时发生。

4. 容易发生老年人特有的并发症 老年人疾病发生意识障碍的情况较多。如脑卒中、急性心肌梗死、糖尿病酮症酸中毒、肺性脑病等,都容易导致意识障碍的发生。老年人易发生水、电解质紊乱,老年人对口渴的感受力较差,容易引起脱水,如果合并发热、呕吐、腹泻等症,可导致脱水加重。此外老年人肾、肺和缓冲液的调节功能低下,均可导致水、电解质及酸碱平衡失调。

5. 老年人疾病治愈与恢复缓慢 老年人机体的各项功能均有不同程度的衰减,免疫力下降,防御能力减低,创伤修复能力、反应能力低下等一系列变化,均不利于疾病的恢复。为此,同一种疾病虽然经过详尽的治疗,但其恢复和治愈的时间均不同。如老年人的骨折愈合时间要比青壮年长;老年人的手术恢复时间较青壮年慢。老年人的常见病,多发病及绝大多数慢性病,如慢性支气管炎、腰腿病、心脏病、糖尿病等,都有较长的病史和治疗过程。

（四）老年疾病的临床护理评估注意事项

1. 安排充分的时间　对老年疾病的健康评估可以分多次进行，每次时间不要太长，以避免老年人产生疲劳，多次评估有利于获得详尽的病史信息。

2. 选择适宜的环境　温度以 22~24 ℃ 为宜，同时注意避免直接光线照射，保持环境安静无干扰，再就是要注意保护老年人的隐私不受侵犯。

3. 持有良好的态度及和蔼清晰的语言　与老年人沟通要保持语速得当、重复重点内容、耐心解答老年人的问题，可恰达运用非语言交流方法。对不能正常沟通者可尝试通过与照顾者交流获得疾病信息。

4. 选择恰当的方法　一是协助老人取合适体位，二是重点检查易发生皮损部位，三是检查前协助取下义齿助听器等，四是对痛温觉检查。

> 结合实际谈谈老年疾病的特点。

（信阳职业技术学院　孟王桃）

第二节　老年期呼吸系统常见疾病的护理

一、老年期生理变化及特征

呼吸系统的主要功能是吸入氧气，排出二氧化碳。呼吸系统包括鼻、咽、喉、气管、支气管、肺。肺里的肺泡是气体交换的场所。随着年龄增加，肺功能逐渐退化，胸廓前后径增大呈桶状，呼吸肌萎缩使老年人胸式呼吸减弱。呼吸道黏膜萎缩，分泌黏液的杯状细胞和排痰的纤毛上皮细胞减少，黏膜分泌抗体减少，使呼吸道清除防御功能降低，有利于细菌、病毒生长繁殖，所以老年人易患呼吸道感染，如肺炎、慢性支气管炎。肺泡减少，弹性降低，呼吸道残留气体增多，形成肺气肿。因而老年人易发生低氧血症和呼吸衰竭。加之老年人肺长期吸入化学物质、粉尘、病毒和细菌，多年积累的变化和老化现象，更加重了老年人呼吸功能的丧失和各种疾病的发生。

二、常见疾病及特点

（一）慢性支气管炎（简称慢支）

指气管、支气管黏膜及其周围组织的慢性非特异性炎症。临床上以咳嗽、咳痰伴或不伴喘息及反复发作的慢性过程为特征。本病是严重危害人民健康的常见病，尤以老年人多见。常并发阻塞性肺气肿，甚至肺动脉高压，导致肺源性心脏病。

1. 病因

（1）吸烟　国内外的研究均证明吸烟与慢支的发生密切相关。吸烟时间愈长，吸烟量愈大，患病率愈高。

（2）感染因素　感染是慢支发生、发展的重要因素。主要病因多为病毒和细菌。病毒有鼻病毒、流感及副流感病毒、腺病毒和呼吸道合胞病毒等。细菌以肺炎链球菌、流感嗜血杆菌、甲型链球菌和奈瑟球菌为多见。

(3) 理化因素 刺激性烟雾、粉尘、大气污染的慢性刺激,使支气管黏膜损伤,纤毛清除功能下降,分泌增加,为细菌入侵创造条件,常为本病的诱发因素之一。

(4) 过敏因素 与喘息型慢支关系尤为密切。

(5) 呼吸道局部防御功能及免疫功能降低 正常人呼吸道分泌物中的分泌性免疫球蛋白A(SIgA),有抗病毒和抗细菌的作用,细支气管和肺泡中的巨噬细胞能吞噬和消灭入侵的细菌、病毒,故正常人下呼吸道有完善的防御功能。当全身或呼吸道局部的防御及免疫功能减弱,可为慢支发病提供内在条件。

(6) 自主神经功能失调 呼吸道的副交感神经反应性增高时,微弱的刺激即可引起支气管平滑肌痉挛,分泌物增多,而产生咳嗽、咳痰、气喘等症状。

2. 临床特点 多缓慢起病,病程较长,反复急性发作而加重。主要症状有慢性咳嗽、咳痰、喘息。初期症状轻微,如气候变化、受凉感冒、吸烟或劳累后可引起急性发作或加重。

(1) 咳嗽 支气管黏膜充血、水肿或分泌物积聚于支气管腔内均可引起咳嗽。一般晨间咳嗽较重,白天较轻,晚间睡眠前有阵咳或排痰。

(2) 咳痰 由于夜间睡眠后支气管分泌物增加,因此起床后或体位变动可刺激排痰,故清晨排痰较多,痰液一般为白色黏液或浆液泡沫性,偶可带血。急性发作伴有细菌感染时,则变为黏液脓性,咳嗽和痰量随之增加。

(3) 喘息或气促 喘息型慢性支气管炎有支气管痉挛而出现喘息,常伴有哮鸣音。早期无气促现象,并发阻塞性肺气肿时,可伴有气促,劳动或活动后气喘,重者休息时亦气喘,生活无法自理。

总之,临床上以慢性咳嗽、咳痰或伴有喘息及反复发作作为慢支的主要症状,并按其类型、病期及有无并发症而呈现不同表现。早期可无异常体征,急性发作期可在背部或双肺底听到干、湿啰音,咳嗽后可减少或消失。喘息性慢性支气管炎可听到哮鸣音和呼气延长,且不易完全消失。

3. 治疗原则 急性发作期和慢性迁延期应以控制感染及去痰、镇咳为主。伴发喘息时,应予解痉平喘治疗。临床缓解期宜加强锻炼,增强体质,提高机体抵抗力,预防上呼吸道感染,减少并发症的发生。

(1) 控制感染 急性发作期和慢性迁延期应有效地控制感染。视感染的主要致病菌和严重程度或根据病原菌药敏试验选用抗菌药物。常用青霉素G、红霉素、氨基糖苷类、喹诺酮类、头孢菌素类抗生素。轻者可口服,重者肌内注射或静脉滴注。

(2) 去痰、止咳 用于急性发作期和慢性迁延期的病人,以改善或消除症状。常用药物有氯化铵合剂、溴己新、喷托维林。对年老体弱、痰量较多者,应以去痰为主,避免用强烈镇咳剂(如可待因),以免抑制中枢及加重呼吸道阻塞和炎症,导致病情恶化。

(3) 解痉、平喘 用于伴有喘息的病人。常选用氨茶碱、沙丁胺醇等,若气道舒张剂使用后气道仍有持续阻塞,可使用糖皮质激素泼尼松。

【护理评估】

1. 病史 应询问病人每次发作是否与季节和气候的突变有关。询问病人是否吸烟,了解吸烟的时间和量。成人随年龄增加,免疫功能逐渐减退,呼吸道防御功能退化,患病率随年龄的增加而增高,50岁以上发病率可高达15%。有害的粉尘和大气污染(二氧化硫、二氧化氮)等的慢性刺激,也是本病的重要诱因。

2. 身体评估 注意病人咳嗽、咳痰和喘息情况;听诊背部或双肺底干、湿啰音是否减少或消失;有无劳动或活动后气促。

3. 心理-社会评估 病人早期由于症状和体征不明显,尚不影响生活和工作,故病人往往不予重视,感染时治疗也不及时。

4. 辅助检查 对病人胸部X射线检查、呼吸功能检查、血液检查及痰液检查进行评估。

【常见护理诊断/医护合作性问题】

1. 体温过高 与慢支并发感染有关。
2. 清理呼吸道无效 与无效咳嗽、痰液黏稠、支气管阻塞有关。
3. 知识缺乏 缺乏疾病的知识。

【护理措施】

1. 休息与活动 视病情安排适当的活动量,以不感到疲劳、不加重症状为宜。注意保暖,防止受凉感冒。

2. 病情观察 观察呼吸、体温、脉搏变化,如体温超过39 ℃,应给予物理或药物降温。观察咳嗽、咳痰的情况,痰液的颜色、量及性状,咳痰是否顺畅。

3. 用药护理 待痰培养获阳性结果后,根据药敏试验选用有效抗生素。遵医嘱使用祛痰、镇咳药。注意观察疗效及不良反应。

4. 心理护理 病人早期由于症状和体征不明显,尚不影响生活和工作,一般无明显心理负担。但如果咳嗽较剧烈,痰液多且黏稠,不易咳出者,可能会影响患者的休息、睡眠,进而影响工作和学习,使病人产生焦虑情绪。护理人员应与病人进行耐心、细致的沟通,通过指导病人有效咳嗽,解答病人的心理顾虑,去除不良心理反应,建立治疗疾病的信心。

【健康教育】

1. 积极指导病人养成良好的生活习惯 避免过劳,参加锻炼,增强体质,防寒保暖,提高机体抗病能力,防治呼吸道感染。

2. 指导和训练病人掌握有效的咳嗽技术 劝告病人在发病季节前应用气管炎菌苗、核酸酪素等,可增强免疫功能,以减少感冒和慢支的急性发作。

3. 疾病预防 鼓励病人戒烟,说明戒烟是预防疾病的重要措施;居室的温度、湿度要适宜,保持空气新鲜,定时开窗通风,避免受凉感冒。

4. 合理选择食谱 宜选用高热量、高蛋白、低盐食物,补充机体消耗,增加抵抗能力。

(二)阻塞性肺气肿

终末细支气管远端(呼吸细支气管、肺泡管、肺泡囊和肺泡)的气道弹性减退、过度膨胀、充气和肺容积增大,或同时伴有气道壁破坏的病理状态。临床上多为慢支的并发症。

1. 病因 肺气肿的发病机制尚未完全阐明,一般认为是多种因素协同作用形成的。引起慢支的各种因素如感染、吸烟、大气污染、职业性粉尘和有害气体的长期吸入、过敏等,均可引起阻塞性肺气肿。

2.临床特点

(1)症状 慢支并发肺气肿时,在原有咳嗽、咳痰、喘息等症状的基础上出现呼吸困难,并逐渐加重。早期仅在体力劳动或上楼等活动时出现,随着病情发展逐渐加重,轻度活动,甚至在静息时也感呼吸困难。当慢支急性发作时,支气管分泌物增多,进一步加重通气功能障碍,有胸闷、气急加剧,严重时可出现呼吸功能衰竭的表现,如发绀、头痛、嗜睡、神志恍惚等。

(2)体征 早期体征不明显。随着病情发展出现桶状胸,呼吸运动减弱,触诊语颤减弱或消失;叩诊呈过清音,心浊音界缩小或不易叩出,肺下界和肝浊音界下降;听诊心音遥远,呼吸音减弱,呼气延长,并发感染时肺部可有湿啰音。

3.治疗原则 治疗目的在于缓解症状,控制并发症,发挥机体代偿作用,改善呼吸功能,提高病人工作、生活能力。治疗原则是:①解除气道阻塞中的可逆因素,保持气道畅通;②纠正低氧血症;③控制咳嗽和痰液的生成;④控制感染,避免病情加重;⑤防治并发症;⑥解除病人焦虑和忧郁情绪。

【护理评估】

1.病史 询问病人是否存在引起慢支的各种因素如感染、大气污染、职业性粉尘和有害气体的长期吸入、过敏等;有无哮喘或支气管扩张、COPD 的病史及患病的时间。

2.身体评估 注意病人咳嗽、咳痰、喘息及加重后呼吸困难情况;听诊背部或双肺底干、湿啰音是否减少或消失;有无劳动或活动后气促、呼吸困难、乏力和活动耐力下降。

3.心理-社会评估 由于病程长,反复发作,每况愈下,给患者带来较重的精神和经济负担,患者易出现焦虑、悲观、沮丧等心理反应,甚至对治疗失去信心。病情一旦发展到影响工作和生活,会导致病人心理压力增加,生活方式发生改变。

4.辅助检查

(1)X射线胸片检查 慢性阻塞性肺气肿典型 X 射线改变为胸廓前后径增大,肋骨变平,肋间隙增宽,膈低平。两肺透亮度增加,肺血管纹理减少或有肺大疱征。胸部 CT 能更准确判断有无肺气肿,并对其严重程度进行定量分析。

(2)呼吸功能检查 早期常无异常,随病情发展逐渐出现气道狭窄或有阻塞时,就出现阻塞性通气功能障碍,表现为:①$FEV_1/FVC<60\%$;②MBC(最大通气量)<80%预计值;③RV 增加;④$RV/TLC>40\%$(为诊断肺气肿的重要指标)。

(3)血液检查 细菌感染时白细胞计数及中性粒细胞增多,缓解期多无变化。

(4)痰液检查 痰涂片或培养可见肺炎球菌、流感嗜血杆菌、甲型链球菌及奈瑟球菌等。涂片中可见大量中性粒细胞,已破坏的杯状细胞等。

【常见护理诊断/医护合作性问题】

1.清理呼吸道无效 与无效咳嗽、痰液黏稠、支气管阻塞有关。

2.气体交换受损 与呼吸道阻塞、呼吸面积减少引起肺通气换气功能受损有关。

3.低效性呼吸型态 病人呼吸费力,喘息,甚至出现发绀,与肺气肿有关。

【护理措施】

1. 一般护理

(1) 休息与活动　给病人提供一个安静、舒适的环境,限制探视,保证病人充足的睡眠时间。保持病室内空气新鲜,控制温度在 20～22 ℃,湿度为 50%～70%。视病情安排适当的活动量,以不感到疲劳、不加重症状为宜。注意保暖,防止受凉感冒。长期卧床的病人,鼓励采取缓慢的重复性活动,保持肌肉的张力。活动过程中可以提供较多的帮助和休息时间,以提高活动耐受力。

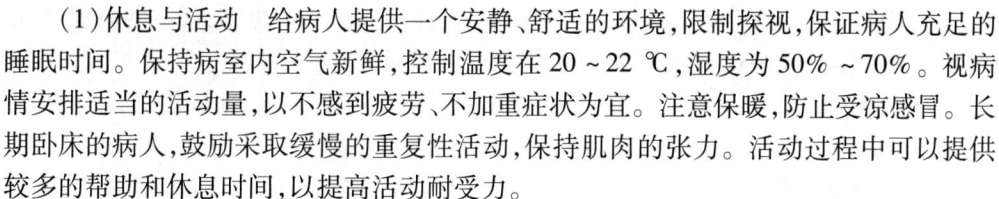

(2) 饮食护理　制订高热量、高蛋白、高维生素的饮食计划。患者应饭前休息 30 min 以上,以减少呼吸困难,保存能量。病人每日应在最饥饿、休息最好的时间安排正餐。为避免过早出现饱胀感,病人餐前和进餐时避免过多饮水。为促进食欲,提供给病人舒适的就餐环境和喜爱的食物;餐前及咳痰后漱口,保持口腔清洁;餐后避免平卧,有利于消化。指导病人采用缩唇呼吸和腹式呼吸减轻呼吸困难。若病人出现水肿、尿少时,应限制钠水摄入,钠盐<3 g/d,进水量限制在 1～1.5 L。

2. 病情观察　观察咳嗽、咳痰的情况,痰液的颜色、量及性状,咳痰是否顺畅;呼吸困难的程度,能否平卧,与活动的关系,有无进行性加重;病人的营养状况、肺部体征及有无慢性呼吸衰竭、自发性气胸、慢性肺源性心脏病等并发症产生;监测动脉血气分析和水、电解质、酸碱平衡情况。

3. 对症护理

(1) 及时清除痰液,改善肺泡通气　加强巡视,注意保持呼吸道通畅。分泌物或气道不畅时应及时处理。神志清醒病人应鼓励咳嗽,痰稠不易咳出时,可有效湿化使分泌物充分引流;危重体弱病人,定时更换体位,叩击背部使痰易于咳出;对神志不清者,可进行机械吸痰。

(2) 合理用氧,减轻呼吸困难　根据缺氧和二氧化碳潴留的程度不同,合理用氧,一般给予低流量、低浓度,流量 1～2 L/min 持续吸氧。如病情需要提高氧浓度,应辅以呼吸兴奋剂刺激通气或使用呼吸机改善通气。护理人员应密切注意患者吸氧后的变化,如观察病人的呼吸频率、呼吸幅度、意识状态、有无窒息和动脉血气复查结果。对伴有慢性呼吸衰竭者提倡进行家庭氧疗(LTOT)。家庭氧疗指一昼夜吸入低浓度氧 15 min 以上,并持续较长时间,使 $PaO_2 \geq 60$ mmHg,或 SaO_2 升至 90% 的一种氧疗方法,对血流动力学、活动耐力、肺生理和精神状态均会产生有益的影响,从而提高病人的生存率和生活质量。

4. 用药护理　遵医嘱使用抗生素、祛痰、镇咳药。注意观察疗效及不良反应。使用抗生素时,注意观察感染症状和体征是否得到有效控制。

5. 呼吸功能锻炼

(1) 缩唇呼吸　缩唇呼吸的技巧是通过缩唇形成的微弱阻力延长呼吸时间,增加气道压力,可延缓气道塌陷。病人处于坐位,头部、胸部抬高,双肩向后倾,使膈肌活动不受限制。闭嘴经鼻腔吸气,默数"1,2",并做短暂停顿。而后缩唇缓慢呼气,心中默数"1,2,3,4",呼气与吸气的时间比为 3∶1 或 2∶1。应避免大口吸气或屏气。

(2) 膈式或腹式呼吸　病人可取立位、半卧位或平卧位,两手分别放于前胸和上腹部。病人用鼻缓慢吸气时,膈肌最大程度下降,腹肌松弛,腹部凸出,手可感到腹部抬起。呼气时用口呼出,腹肌收缩,膈肌松弛,同时随腹腔内压增加而上抬,肺部气体排出,手可感到腹部下降。

【健康教育】

1. 疾病预防　鼓励病人戒烟,说明戒烟是预防疾病的重要措施;居室的温度、湿度要适宜,保持空气新鲜,定时开窗通风,避免受凉感冒。

2. 合理选择食谱　宜选用高热量、高蛋白、低盐食物,补充机体消耗,增加抵抗能力。

3. 康复锻炼,保持身体清洁舒适　哮喘患者常会大量出汗,应每日以温水擦浴,勤换衣服和床单,保持皮肤的清洁、干燥和舒适。协助并鼓励患者咳嗽后用温水漱口,保持口腔清洁。让患者选择空气新鲜、安静的环境,进行步行、慢跑等体育锻炼,逐渐增加机体抗病能力,使其理解康复锻炼的意义。指导病人有效的呼吸技巧,如横膈呼吸和缩唇呼吸,以改善通气和增加有效呼吸。

4. 注意病情变化,及时就医　若病人感咳嗽加剧、咳痰不畅、呼吸困难加重、尿量减少、水肿明显或家属发现病人神志淡漠、嗜睡或兴奋躁动、口唇青紫加重及咳痰声音改变,均提示病情变化或加重,需及时就医诊治。

5. 心理指导　指导病人及其家属了解本病的发生、发展过程和治疗知识,引导病人适应慢性病并以积极的心态对待疾病,如控制呼吸、外出散步、听音乐等,减少病人孤独感,缓解焦虑和紧张的精神状态。

(三)慢性肺源性心脏病(简称肺心病)

由肺组织、肺血管或胸廓的慢性病变引起的肺组织结构和功能异常,产生肺血管阻力增加、肺动脉高压,使右心扩张、肥大,伴或不伴右心衰竭的心脏病。本病患病年龄多在40岁以上,随年龄增长患病率增高,男女无明显差别。

1. 病因　肺心病以慢支并发阻塞性肺气肿引起的慢性阻塞性肺疾病(COPD)最多见,占80%～90%,其次为支气管哮喘、支气管扩张、尘肺、重症肺结核、慢性弥漫性肺间质纤维化等。

2. 临床特点　本病发展缓慢,临床上除原发病的症状和体征外,可逐渐出现肺、心功能衰竭及其他器官受累的征象。可分为代偿期与失代偿期。

(1)肺、心功能代偿期(包括缓解期)　此期主要是慢阻肺的表现。慢性咳嗽、咳痰、气急或伴喘息,活动后感心悸、呼吸困难、乏力和活动耐力下降。体检可见明显肺气肿体征,听诊多有呼吸音减弱,感染时可有干、湿啰音;肺动脉瓣区第二心音亢进,提示有肺动脉高压;三尖瓣区可闻及收缩期杂音,剑突下可见心脏搏动,提示右心室肥大;部分病人因肺气肿胸膜腔内压升高,阻碍上、下腔静脉回流,可有颈静脉充盈;因膈肌下降,使肝上界及下缘明显下移。

(2)肺、心功能失代偿期(包括急性加重期)　以呼吸衰竭的表现最为突出,可有心力衰竭。由肺血管疾患引起的肺心病则以心力衰竭为主,呼吸衰竭较轻。

呼吸衰竭:常因急性呼吸道感染而诱发,表现为呼吸困难严重、发绀明显,甚至出现烦躁、谵妄、嗜睡、昏迷、抽搐等肺性脑病的表现。

心力衰竭:以右心衰竭为主,表现为食欲不振、腹胀、恶心、明显倦怠、乏力、下肢乃至全身水肿。体检可有颈静脉怒张,剑突下心脏搏动明显,多示右心室肥大;三尖瓣区可闻及收缩期杂音,可有奔马律;肝大、肝颈静脉反流征阳性;下肢及身体下垂部位可呈凹陷性水肿,严重右心衰者腹水征阳性。

3.治疗原则　急性加重期积极控制感染,保持呼吸道通畅,合理氧疗,改善肺、心功能。

(1)控制感染　主张联合用药。根据痰涂片、痰培养及药敏试验结果选用抗生素。

(2)畅通呼吸道　合理吸氧,持续低浓度(24%～35%)给氧,应用呼吸兴奋剂等。纠正缺氧和二氧化碳潴留。

(3)控制心力衰竭　轻度心力衰竭给予吸氧,改善呼吸功能、控制呼吸道感染后,症状即可减轻或消失。较重者加用利尿剂亦能较快予以控制。

(4)控制心律失常　一般经控制感染、纠正缺氧、纠正酸碱和电解质平衡失调等可自行消失。若持续存在可应用抗心律失常药物。

缓解期采用中西医结合的综合治疗方法,防治原发病,去除诱因,增强体质,促进肺、心功能恢复,延缓病情发展。

【护理评估】

1.病史　慢性肺心病急性发作以冬、春季多见,常因急性呼吸道感染、吸烟、寒冷加重,尤其是反复发生的急性上呼吸道感染。

2.身体评估　有无劳动或活动后气促、呼吸困难、乏力和活动耐力下降。有无呼吸衰竭和心力衰竭表现。

3.心理-社会评估　由于病程长,反复发作,每况愈下,给病人带来较重的精神和经济负担,病人易出现焦虑、悲观、沮丧等心理反应,甚至对治疗失去信心。病情一旦发展到影响工作和生活时,会导致病人心理压力增加,生活方式发生改变。家属由于长年照顾会产生疲惫而不耐烦心态,病人逐渐丧失生活和工作能力,亦给家庭的生活和经济带来沉重的负担。了解病人精神状态,能否适应角色的转变而采用有效的应对方式,判断其心理准备程度和知识缺乏程度;病人家属对疾病的了解情况;对病人关心、支持程度;病人家庭的经济条件、有无医疗保障的支持;病人出院后的就医条件,居住地的社区保健服务等。

4.辅助检查

(1)X射线胸片检查　慢性肺源性心脏病除肺、胸原发疾患及急性肺部感染的X射线征象外,尚有肺动脉高压、右心室肥大的征象。

(2)动脉血气分析　早期可正常,随病情发展,动脉血氧分压(PaO_2)降低,进一步发展二氧化碳分压($PaCO_2$)增高,出现代偿性呼吸性酸中毒,pH值降低。

(3)心电图检查　主要为右心室肥大的改变,可作为诊断肺心病的参考条件。

(4)超声心动图　可以在超声下发现右心室肥大的改变,可作为诊断肺心病的参考条件。

【常见护理诊断/医护合作性问题】

1.清理呼吸道无效　与无效咳嗽、痰液黏稠、支气管阻塞有关。
2.气体交换受损　与呼吸道阻塞、呼吸面积减少引起肺通气换气功能受损有关。
3.活动无耐力　病人活动后感心悸、乏力。与右心衰竭、心功能减退有关。
4.体液过多　与右心功能不全,静脉回流障碍,静脉压升高有关。

【护理措施】

1. 一般护理

（1）休息与活动　给病人提供一个安静、舒适的环境,限制探视,保证病人充足的睡眠时间。保持病室内空气新鲜,控制温度在 20～22 ℃,湿度为 50%～70%。失代偿期病人应绝对卧床休息,协助其取舒适的体位,如抬高床头、半卧位、高枕卧位,减少病人体力消耗及氧耗量。代偿期帮助病人制订活动计划,合理安排活动与休息时间,先让病人在床上活动四肢,然后在床边活动,循序渐进,以病人耐受为宜。协助病人满足生活需要,将常用物品放在病人易拿到的地方,尽量减少病人的活动量。

（2）饮食护理　若病人出现水肿、尿少时,应限制钠水摄入,钠盐<3 g/d,进水量限制在 1～1.5 L。

2. 病情观察　监测动脉血气分析和水、电解质、酸碱平衡情况。肺心病病人应观察有无头痛、意识障碍等肺性脑病表现。准确记录 24 h 出入液量,根据病情限制输液量、控制输液速度。输液量每天不超过 1 L,速度不超过 30 滴/min。观察有无尿少、下肢水肿、食欲不振、腹胀、腹痛等右心衰竭的表现。

3. 用药护理　肺心病多因呼吸道感染而加重心力衰竭,因此,一般只要有效地控制呼吸道感染,改善缺氧和高碳酸血症,配合应用利尿剂,即可控制心衰,无须使用强心剂。但对于二氧化碳潴留、呼吸道分泌多的重症患者慎用镇静药、麻醉药、催眠药,以防抑制呼吸和咳嗽反射,诱发或加重肺性脑病,进一步加重呼吸衰竭。应用利尿剂过度会导致脱水,使血液浓缩,痰液黏稠不易咳出;低钾、低氯性碱中毒,抑制呼吸中枢,使通气量降低,加重缺氧;利尿剂尽可能在白天给药,以免因频繁排尿而影响病人夜间睡眠。肺心病病人长期处于缺氧状态,对洋地黄类药物耐受性很低,故疗效差、易中毒,用药前应注意纠正缺氧,遵医嘱给药,注意药效并观察毒性反应。使用抗生素时,注意观察感染症状和体征是否得到有效控制。

【健康教育】

1. 病人及家属介绍肺心病的病因,宣传及时控制呼吸道感染、增强体质、改善心肺功能、防止肺心病进一步发展的重要性。

2. 指导病人适当休息,保证足够的热量、维生素和水分,保持口腔清洁;指导病人冷水擦身和腹式呼吸、缩唇呼气等以改善肺通气等耐寒及康复锻炼;告诫病人戒烟。

3. 告知患者避免进入人多密集、通风不良的公共场所及接触上呼吸道感染病人;注意保暖,积极预防感冒,避免或减少急性发作。坚持长期家庭氧疗。

4. 指导患者合理用药,定期门诊随访。患者如感到呼吸困难加重、咳嗽剧烈、咳痰、尿量减少、水肿明显或家属发现病人神志淡漠、嗜睡或兴奋躁动、口唇发绀提示病情变化或加重,需及时就医诊治。

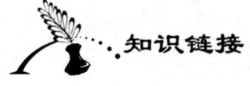

肺心病患者节能体位训练

站立时,背靠墙,使膈肌和胸廓松弛,全身放松;坐位时,凳高合适,两足正好平放在地,身体稍向前倾,两手放在双腿上;床上坐位时,应趴在小桌上,桌上放软枕,使患者胸椎和腰椎尽可能在一直线上;卧位时抬高床头,并略抬高床尾,使下肢关节轻度屈曲。

(四)原发性支气管肺癌

原发性支气管肺癌简称肺癌,是最常见的肺部原发性恶性肿瘤,肿瘤细胞起源于支气管黏膜或腺体,常有区域性淋巴转移和血行转移。世界卫生组织1999年报告:肺癌居癌症死因第1位。在我国,肺癌死亡占癌症死亡原因的第3位,城市居首位,农村为第4位。多发生在45~47岁间,男女比例为2.3:1。

1.病因 肺癌的病因迄今尚未完全明确。长期大量吸烟是肺癌的一个重要致病因素。此外,职业致癌因子、电离辐射、空气污染、维生素A缺乏及家族遗传因素等与肺癌发生有一定关系。

2.临床特点 与肿瘤发生部位、大小、类型、发展阶段、有无并发症或转移有密切关系。常见症状和体征主要有以下几方面。

(1)由原发肿瘤引起的 ①咳嗽:为早期最常见的症状,表现为阵发性刺激性干咳或少量黏液痰,继发感染时,痰量增多且呈黏液脓性;肿瘤增大引起支气管腔狭窄,咳嗽加重,为持续性高音调金属音。②咯血:中央型肺癌多见,呈间断或持续性痰中带血,若癌肿侵蚀大血管则引起大咯血。部分病人以咯血为首发症状。③喘鸣:肿瘤阻塞支气管引起狭窄,使部分病人在吸气时出现局限性喘鸣音。④胸闷、气急:肿瘤导致支气管狭窄;肿瘤转移至肺门淋巴结,肿大的淋巴结压迫主支气管引起。⑤发热:可由肿瘤坏死引起,多因继发感染导致,抗生素治疗效果不佳。⑥消瘦、恶病质:肿瘤毒素、长期消耗的原因及感染和疼痛所导致的食欲减退引起。

> 简述肺癌的症状与体征。

(2)由肿瘤局部扩展引起的 ①胸痛:肿瘤直接侵犯胸膜、肋骨及胸壁,可引起不同程度的胸痛。若肿瘤位于胸膜附近,产生不规则胸痛,呼吸和咳嗽时加重;若侵犯肋骨、脊柱,则产生压痛,与呼吸无关。②呼吸困难:肿瘤压迫大气道,可出现吸气性呼吸困难。③咽下困难:为肿瘤侵犯或压迫食管引起;还可引起支气管-食管瘘,继发肺部感染。④声音嘶哑:癌肿直接压迫或肿大的纵隔淋巴结压迫喉返神经,可发生声音嘶哑。⑤上腔静脉阻塞综合征:肿瘤侵犯纵隔压迫上腔静脉,上腔静脉回流受阻,出现头面部、颈部及上肢水肿,胸前部淤血和静脉曲张,可引起头痛、头昏或眩晕等。⑥Horner综合征:位于肺尖部的肿瘤压迫颈部交感神经,引起病侧眼睑下垂、瞳孔缩小、眼球内陷,同侧额部与胸壁少汗或无汗;压迫臂丛神经引起以腋下为主、向上肢内侧放射的烧灼样疼痛,在夜间尤甚。

(3)肿瘤远处转移引起的 ①脑转移:出现头痛、呕吐、眩晕、共济失调、复视、偏瘫等;②肝转移:表现厌食、肝区疼痛、肝大、黄疸、腹水等;③骨转移:转移至肋骨、脊椎、骨盆等,表现为局部疼痛和压痛;④皮下及淋巴结转移:常转移至锁骨上淋巴结,无明显症状。典型淋巴结转移多位于前斜角肌区,固定、坚硬、逐渐增大增多,可融合,多无痛感。皮下转移可触及皮下结节。

(4)副癌综合征 由于肿瘤产生内分泌物质,临床上呈现非转移性的全身症状,如肥大性肺性骨关节病,包括杵状指(趾)和肥大性骨关节病、Cushing综合征、重症肌无力、男性乳房发育等。

3. 治疗原则 肺癌的治疗原则是采取以手术切除肺部原发癌肿病灶和局部及纵隔淋巴结为主,配合化疗、放疗及生物缓解调解剂等措施进行综合治疗。

【护理评估】

1. 健康史 询问患者的年龄、职业、饮食习惯,询问患者有无吸烟嗜好,吸烟的年限、量、种类,评估患者的工作、生活环境污染状况等,询问患者家族中有无家族肿瘤遗传史。

2. 身体评估 有无原发肿瘤引起的咳嗽、咯血、喘鸣、胸闷、气急、发热、消瘦、恶病质。有无肿瘤局部扩展引起的胸痛、呼吸困难、咽下困难、声音嘶哑、上腔静脉阻塞综合征、Horner 综合征。

3. 心理-社会评估 了解病人精神状态,能否适应角色的转变而采用有效的应对方式,判断其心理准备程度和知识缺乏程度;对治疗的知晓情况,如手术、放化疗的目的等;病人家属对疾病的了解情况;对病人关心、支持程度;病人家庭的经济条件、有无医疗保障的支持;病人出院后的就医条件,居住地的社区保健服务等。

4. 辅助检查

(1) X 射线胸片检查 影像学检查是发现肺癌的最重要方法之一,常用透视或正、侧位胸部 X 射线摄片。还可进一步选用 CT、MRI 或支气管造影等检查。

(2) 痰脱落细胞检查 安全无痛苦,阳性率较高,找到癌细胞,可明确诊断。

(3) 纤维支气管镜检查 对明确肿瘤的存在和获取组织供组织学诊断均具有重要的意义。

(4) 其他 经皮穿刺肺活检术、胸水癌细胞检查和癌胚抗原检测等。

【常见护理诊断/医护合作性问题】

1. 疼痛 与癌细胞浸润、肿瘤压迫或转移、手术有关。

2. 恐惧 与肿瘤确诊、病情恶化、身体衰竭和死亡威胁有关。

3. 营养失调:低于机体需要量 与癌肿致机体过度消耗,压迫食管致吞咽困难,化疗反应致食欲下降,摄入量不足有关。

4. 潜在并发症 化疗药物不良反应、肺部感染、放射性肺炎、支气管胸膜瘘。

【护理措施】

1. 一般护理 休息与活动 肺癌病人应小心搬动,滚动式平缓地给病人变换体位,避免拖、拉、拽等动作。必要时,寻求协助,支撑病人各肢体,防止用力不当引起病变部位疼痛。告知病人不要突然扭曲或转动身体,以免加重疼痛。指导、协助胸痛病人用枕头护住胸部,以减轻深呼吸、咳嗽或变换体位所引起的胸痛。必要时,用绷带或宽胶布于病人呼气末紧贴在患侧胸部,限制胸廓活动。

2. 病情观察 观察肿瘤发展的情况及有无转移。了解疼痛的部位、性质和疼痛程度,疼痛加重或减轻的因素,影响病人表达疼痛的因素,疼痛持续、缓解及再发的时间等。观察化疗药物应用后,机体对化疗药物是否产生毒性反应,有何反应,严重程度如何。

3. 用药护理 化疗药物护理:评估机体对化疗药物是否产生毒性反应,动态观察,采取有效护理措施。

(1)骨髓抑制反应的护理 化疗药物不仅杀伤癌细胞,对机体正常的白细胞也有杀伤抑制作用。当白细胞总数降至 $3.5×10^9/L$ 以下时应及时报告医生。当白细胞总数降至 $1×10^9/L$ 时,遵医嘱输白细胞及使用抗生素以预防感染,并做好保护性隔离。

(2)恶心、呕吐的护理 在化疗期间,如病人出现恶心、呕吐,应减慢药物滴注速度,遵医嘱给予口服或肌内注射甲氧氯普胺(灭吐灵)。恶心时,嘱病人做深而缓慢的呼吸,或饮少量碳酸饮料,吸吮硬而略带酸味的糖果,有助于抑制恶心反射。翻身时禁忌突然大幅度转动身体,以防引起呕吐。化疗期间饮食宜少量多餐,避免过热、粗糙、刺激性食物,以防损伤胃肠黏膜。化疗前、后 2 h 内避免进餐。

(3)静脉血管的保护 因化疗药物刺激性强,疗程长,要注意保护和合理使用静脉血管。

(4)口腔护理 化疗后病人唾液腺分泌减少,常出现口干、口腔 pH 值下降,易致牙周病和口腔真菌感染。要避免口腔黏膜损伤,不进硬食物,用软牙刷刷牙,并常用盐水或复方硼砂溶液漱口。

4.疼痛的护理

(1)病情观察 了解疼痛的部位、性质和疼痛程度,疼痛加重或减轻的因素,影响病人表达疼痛的因素,疼痛持续、缓解、再发的时间等。

(2)一般护理 提供安静的环境,调整舒适的体位,保证病人充分的休息。防止用力不当引起病变部位疼痛。为了减轻疼痛,教病人学会自我放松法,如缓慢深呼吸、全身肌肉放松、听音乐、广播或看书、读报,以分散注意力,缓解疼痛;或采用按摩、针灸、局部冷敷等方法,以降低疼痛的敏感性。

(3)止痛药物护理 按医嘱用止痛药物,应用止痛药物后要注意观察用药的效果,有无药物不良反应等,以确定维持有效止痛作用的药物和最佳剂量。一般非肠道给药者,应在用药后 15~30 min 开始评估,口服给药 1 h 后开始评估。在应用镇痛药期间,注意预防药物的副作用,如阿片类药物有便秘、恶心、呕吐、镇静和精神紊乱等副作用,可饮服番泻叶冲剂等,缓解和预防便秘。

5.放疗护理 ①放射性肺炎护理:协助病人有效排痰,早期给予抗生素、糖皮质激素。②放射性食管炎护理:采用半流食或流食,避免刺激性食物。有吞咽困难者,可给予氢氧化铝凝胶口服。

6.心理护理 肺癌病人会有焦虑、恐惧、悲伤等心理,也常出现冷漠、孤独,我们要有高度的同情心和责任心,努力为患者创造一个温暖和谐的环境,安置于单人病房,语言亲切,态度诚恳,鼓励病人说出自己的心理感受,及时开导,主动向患者介绍病情好转的信息。因此期患者害怕被冷漠和被抛弃,常感到孤独,尤其在夜间,总感到死亡就要来临,家人的关心会使患者感到安全、舒适、温暖。我们应采取各种措施减轻病人的痛苦,这是做好心理护理的基础。唤起病人的希望和求生信念,鼓励病人承担力所能及的生活事项,不仅使身体受到锻炼,还达到移情益志的作用。

【健康教育】

1.宣传吸烟、被动吸烟对机体的危害,应引起高度重视。提倡不吸烟或戒烟,禁止公共场所吸烟,对预防肺癌的发生有积极意义。

2.督促病人执行治疗计划,如化疗病人间歇期的免疫治疗及中药治疗。继续化疗的病人,要交代下次化疗时间及注意事项,并做必要的准备。晚期癌肿转移的病人要交代病人及家属对症处理的措施。

3. 积极开展高危人群普查，如40岁以上成年人，特别是男性有吸烟史者，需定期进行胸部X射线检查，尤其是反复呼吸道感染久咳不愈、咳血痰者应提高警惕，以求早诊早治。

（孟王桃）

第三节 老年期循环系统常见疾病的护理

一、老年期生理变化及特征

1. 心肌和心脏"生理性"老年化 在老化过程中，心脏的大小和心室的大小并无明显的改变，部分老年人可因心脏长期受累，使心肌略有增厚，体积增大，重量稍增加。老年人的心肌纤维减少，结缔组织增加，类脂质沉积，瓣膜结构有钙质沉着。心肌纤维内有脂褐质沉积，使心脏呈棕褐色。约50%的70岁以上老年人心血管系统有淀粉样变性。

2. 心瓣膜和心内膜 心脏的瓣膜因老化而变得僵硬及纤维化，且随增龄而加重，瓣膜变厚、僵硬，瓣膜缘增厚，部分形成纤维斑块，可有钙化灶。瓣叶交界处可有轻度粘连，导致瓣膜变形，影响瓣膜的正常闭合，有二尖瓣和主动脉瓣血液反流，临床上可能听到瓣膜杂音，但很少导致狭窄。上述改变称为"老年退行性心瓣膜病"。心内膜改变主要是内膜增厚、硬化，由于左侧心房和心室血流压力和应力影响较大，故受累较右侧房室明显，心包膜下脂肪增多。

3. 心脏传导系统 随年龄增长有老化现象，窦房结起搏细胞（P细胞）减少，60岁以后减少更快，75岁以后窦房结起搏细胞减少10%，导致自律性降低，故老年人心律较慢。结间束心肌纤维明显减少，线粒体发生萎缩改变，胶原纤维增加。60岁以后左束支往往丧失一些传导纤维，这些部位多有硬化和微小钙化，合并传导阻滞称为Lev病，可能是老龄过程加重的表现。

4. 心血管自律神经的改变 呼吸性心律不齐随年龄增加而较不明显，由于迷走神经活动降低所致老年人机体内环境平衡调节机制的敏感性降低。压力感受器位于血管壁，管壁变形可产生生理效应。血管会因老化而有所改变。血管因弹性蛋白减少，胶原蛋白增加，失去了原有的弹力，加上钙质沉积于血管内膜，造成管腔狭窄，所以心脏必须用更大的力量才能将血液注入动脉里，造成收缩压增高。正常的老化，舒张压没有明显改变。狭窄的动脉血管管径使得末梢血管阻力增加，组织灌流减少。血管弹性丧失时，静脉血液缓慢使静脉曲张发生的概率增加。此外，皮下脂肪减少，皮肤变薄，使血管显得格外突出明显。在心脏上的冠状动脉血流也会因血管硬化，弹性减弱而易有阻塞情况，所以冠状动脉疾病的发生率往往随着年龄的增加而增加。

5. 心脏功能的改变 心排出量会随着老化而降低。心排出量是指心脏每分钟所输出的血液量，由心搏量和心率的乘积而得。心搏量表示心脏每次跳动所输出的血液量，会受心肌收缩力的影响。随着老化，心肌逐渐纤维化，收缩力降低。因此，心搏量在70岁以前,约减少了35%。而心率不会随年龄的增加而有很大变化(休息状态下的心率会比年轻时略低),所以,心排出量就会较年轻时下降。成年以后每年心排量均下降1%。心脏节律细胞的数目也会因老化而减少,而且其形状也不规则。窦房结、希氏束及左右希氏束传导细胞的数目也会减少,这增加了心肌的不稳定性,也降低了对交感神经冲动的反应力,易造成心律不齐。

6.动脉系统　表现为动脉硬化,大动脉、冠状动脉、脑动脉、肾动脉等中、大动脉和微小动脉均有改变,表现为动脉内膜增厚,内弹力板呈斑块状增厚;中层纤维减少,弹力纤维变性,胶原纤维增生,透明性变或钙盐沉着,血管变脆。随年龄的增长,在单位面积内有功能的毛细血管数量减少,毛细血管通透性降低,血流减慢。

二、常见疾病及特点

(一)心力衰竭

老年人心力衰竭较为常见,且以左心衰竭多见。临床上以肺循环和(或)体循环淤血及组织血液灌注不足为主要特征,也称充血性心力衰竭,常是各种病因所致心脏病的终末阶段。充血性心力衰竭和心功能不全的概念基本上是一致的,但后者的含义更广泛,包括已有心排血量减少但还未出现临床症状的这一阶段。老年人充血性心力衰竭的原发病以冠心病为最多,其次为高血压性心脏病,肺源性心脏病和心瓣膜病变。此外,老年人在原有的心脏病基础上有高热、过度劳累、饮食太咸、情绪激动的情况下都有可能诱发心力衰竭。

1.病因

(1)原发性心肌舒缩功能减弱　①弥漫性和局限性心肌损害:心肌病、心肌炎、心梗、心肌纤维化、心肌中毒和异常物质沉积。②原发或继发心肌代谢障碍:缺血、缺氧、维生素缺乏、电解质紊乱、酸碱平衡失调和内分泌障碍。

(2)心肌负荷过度　①压力负荷过度:高血压、主动脉瓣狭窄、主动脉缩窄、肥厚型心肌病、限制型心肌病、肺动脉高压、肺动脉瓣狭窄、肺栓塞、慢性阻塞性肺疾患、二尖瓣狭窄和血液黏稠度增加。②容量负荷过度:主动脉瓣关闭不全、二尖瓣关闭不全、室壁瘤、肺动脉瓣关闭不全、三尖瓣关闭不全、室间隔缺损、甲状腺功能亢进、慢性贫血和动静脉瘘等。

(3)心脏舒张充盈受限　心包压塞、缩窄性心包炎等。心力衰竭的发生是由诱因诱发的,常见的有感染、过度劳累与情绪激动、心律失常、电解质紊乱与酸碱平衡失调、妊娠与分娩、失血与贫血、输血输液过多过快、药物和麻醉与手术等。

2.临床特点　心力衰竭根据病变的心脏和淤血部位的不同,分为左心衰竭、右心衰竭和全心衰竭。以左心室衰开始较多见,以后继发性肺动脉高压而导致右心衰竭。单独的右心衰竭较少见。

(1)左心衰竭　主要表现为肺循环淤血和心排血量降低的综合征。劳力性呼吸困难,夜间阵发性呼吸困难,端坐呼吸,近期感到劳累后呼吸困难或晚上容易气急、胸闷,被迫采取高枕半卧位或者坐位的姿势;咳嗽、咳痰、痰中带血。

(2)右心衰竭　主要表现为体循环过度充盈,压力增高,各脏器淤血、水肿及由此产生的以体循环淤血为主的综合征。

(3)全心衰竭 此时左、右心衰的临床表现同时存在。因有右心衰竭存在,右心排血量减少,因此阵发性夜间呼吸困难等肺淤血表现反而减轻。扩张型心肌病患者表现为左、右心室同时衰竭者,肺淤血征常不明显,此时左心衰竭的主要表现为心尖部舒张期奔马律和脉压减少。

3.治疗原则 任何治疗和护理心力衰竭病人的措施目的都在于纠正血流动力学异常,缓解症状;提高病人运动耐力,改善生活质量;减缓心肌损伤的进一步加剧;降低死亡率。

(1)除去或限制基本病因 包括药物治疗如控制高血压、冠心病、感染性疾病、甲亢、营养失调等;介入和手术治疗如先天性心脏病、冠心病、心律失常等。

(2)控制和消除诱发因素 控制各种感染、治疗心律失常、纠正电解质紊乱与酸碱平衡失调、补充失血与纠正贫血、避免输液和输液过多、纠正或停用不恰当用药等。对于心力衰竭病人要控制输液和输血速度。

【护理评估】

1.病史 护士在询问病人时要仔细询问病人是否有心脏病史,现在心率、心律、血压、水肿、有无活动无耐力、呼吸困难、尿量减少;询问病人的液体出入量;询问病人对循环系统疾病知识的理解情况。

2.心理-社会评估 病人由于治疗效果的不同,会表现出不同的心理状态,尤其是本病因难于治疗和控制时,病人常表现出紧张、恐惧。护士应尽可能收集相关资料,确定病人的心理问题,为帮助病人做准备。

3.辅助检查

(1)X射线检查 心脏的外形和各房室的大小可有助于原发性心脏病的诊断。肺淤血的程度可判断左心衰竭的严重程度。肺间质水肿时在两肺野下部肋膈角处可见到密集而短的水平线。当有肺泡性肺水肿时,肺门阴影呈蝴蝶状。胸片还可观察胸腔积液的发生、发展和消退的情况,对病情判断和预后评估有重要意义。

(2)超声心动图 可连续记录患者24 h在日常生活中的心电图而不受体位的影响,因此它能够捕捉患者常规心电图不能记录到的短阵心律失常和一过性心肌缺血。对无症状心肌缺血、心绞痛、心律失常的诊断及评价药物疗效具有重要作用。

(3)放射性核素与磁共振显像(MRI)检查 核素心血管造影可测定左、右心室收缩末期、舒张末期容积和射血分数。MRI能更精确地计算收缩末、舒张末容积、心搏出量和射血分数。MRI可清晰分辨心肌心内膜边缘,故可定量测定左室重量。MRI对右室心肌的分辨率亦很高,亦可提供右室的上述参数,此外还可以比较右室和左室的心搏出量,以测定二尖瓣和主动脉瓣的反流量,有助于判断基础疾病的严重程度。

【常见护理诊断/医护合作性问题】

1.气体交换受损 与肺淤血有关。

2.体液过多 与体循环淤血、钠水潴留与肾血流量减少有关。

3.活动无耐力 与心排血量减少、组织缺血缺氧有关。

4.焦虑 与活动耐力下降、反复心悸、胸痛有关。

5.潜在并发症 洋地黄中毒、电解质紊乱。

【护理措施】

1. 一般护理

（1）休息与活动　根据老人的体质、病情指导老年人进行适当运动,如散步、气功、太极拳、跳舞等。运动量适度,以不感疲劳为宜。心功能不全者易卧床休息。

（2）饮食护理　心力衰竭、高血压病人的钠排泄常减少,任何方式的摄入钠盐均可加重症状,应限制钠盐的摄入。病人应进易消化的清淡饮食,以流食或半流食为宜,避免摄入难消化及产气多的食物。要少食多餐,对于夜间有阵发性呼吸困难的病人,可将晚饭提前。

2. 吸氧　有些心力衰竭主要表现为缺氧、呼吸困难,给予吸氧可缓解症状。一般病人可给予低流量 2～5 L/min 吸氧;急性肺水肿的病人给予高流量 5～10 L/min,并加以湿化,避免呼吸道干燥。保证吸氧管道的通畅,维持呼吸道的通畅。

3. 用药护理

（1）洋地黄类药物　是正性肌力药物的一种。直接增强心肌收缩力,提高心排血量;兴奋迷走神经,增加心肌对乙酰胆碱作用的敏感性,使窦房结自律性降低,窦性心律减慢,同时使房室交界区的有效不应期延长,传导减慢;此外,还有利尿和降低心肌耗氧的作用。快速作用类常用的有毛花苷丙(西地兰),毒毛旋花子苷 K。中速和缓慢作用类有地高辛和洋地黄毒苷。

洋地黄中毒的临床表现:胃肠道反应,最早出现,食欲不振、恶心、呕吐;神经系统表现,头痛、烦躁、无力;视觉异常,表现为视力模糊、黄视、绿视症;心脏毒性,表现为各种类型的心律失常,如室性期前收缩、室性心动过速、房室传导阻滞等,严重的出现心脏停搏。

> 洋地黄中毒的临床表现及护理要点有哪些?

对于使用洋地黄类药物的病人护理上要注意以下几点:①给药前要仔细了解病人的基本资料如年龄、症状、体征、血电解质、肝功能、肾功能、心电图表现、体重、脉搏、心率和心律;②用药后,每天观察心力衰竭症状和体征改善情况,记录出入量,注意脉搏和心电图的变化;③观察是否出现洋地黄中毒的临床表现,每次给药前测量心率和心律,如果成人心率低于 60 次/min,儿童低于 100 次/min,或出现心律失常,高度警惕洋地黄中毒;④识别易导致洋地黄药物中毒的因素;⑤教育并鼓励病人自我检测,记录脉搏、尿量和体重变化,有异常反应及时报告医务人员;⑥严格按处方服药,最好在每日同一时间给药和服药,避免漏服或多服。

（2）利尿剂的应用　利尿剂通过抑制肾小管不同位置对钠的重吸收,或增加肾小球钠滤过,增加水、钠排泄;同时可改善血流动力学作用,降低肺动脉阻力和肺毛细血管楔压,扩张静脉血管,降低前负荷,减轻体循环和肺循环的充血症状。常用有噻嗪类,如双氢克尿噻;袢利尿剂,如呋塞米;保钾利尿剂,如螺内酯。护理时应注意:①安排给药时间,以早晨或上午为宜。向病人解释用药后排尿次数和尿量均增多,帮助病人做好相应的准备。②静脉用呋塞米时要先稀释后再缓慢注入。肌内注射要进行深部肌内注射。③严格记录出入量,体重和水肿变化。④密切观察有无电解质紊乱和酸碱失衡的症状。⑤观察药物的其他毒副作用。注意药物的相互作用,特别是同时使用洋地黄类、多巴胺、ACEI(血管紧张素转化酶抑制剂)、抗心律失常药、阿司匹林、激素等。⑥糖尿病、痛风病人观察是否有病情恶化。

(3) 非洋地黄类正性肌力药　主要有 $β_1$ 受体激动剂,如多巴胺和多巴酚丁胺;磷酸二酯酶抑制剂,常用的有氨力农、米力农。

(4) β受体阻滞剂　是治疗心力衰竭的常规药物。作用是减慢心率,降低心肌耗氧,减少心律失常的发生,保护心肌细胞免受儿茶酚胺的毒性作用,上调β受体浓度,恢复受体与受体后途径的结合,因此可改善心肌收缩力和射血分数。

4. 心理护理　护理人员要给予患者足够的关注和心理安慰,随时了解老人的心理状态、性格特征、喜恶嗜好等,采用不同方式将知识介绍给老人,让老年人认识情绪与健康和疾病的关系,指出良好的情绪和坚强的意志,有利于疾病向好的方向转归。使老人心情完全放松,安心养病。同时以乐观的老人为例多鼓励抑郁的老人,帮助其消除各种原因所致的负面情绪。

【健康教育】

1. 了解循环系统疾病常见病因、诱因及防治知识。

2. 少食多餐,选择清淡、易消化、低脂和营养丰富的饮食,避免饱餐及进食刺激性饮料(如浓茶、咖啡等)、吸烟和酗酒,保持大便通畅。

3. 注意劳逸结合、生活规律、保持乐观、稳定的情绪。

4. 让病人理解继续服药的重要性,了解用药的目的、作用、剂量、用法、副作用,尤其是洋地黄类药物的毒副反应。

5. 适当运动,保持心脏代偿功能,根据心脏病的性质、心功能和体力情况,在保证充足睡眠的前提下选择适当运动,避免长期卧床。

6. 定期复查。

(二) 高血压

老年人高血压指的是年龄在60岁以上人群中,根据世界卫生组织标准,在休息状态下,收缩压≥140 mmHg 和(或)舒张压≥90 mmHg 的高血压患者。血压水平的定义和分类具体如表8-1所示。

表 8-1　血压水平的定义和分类(WHO/ISH,1999年)

类别	收缩压(mmHg)		舒张压(mmHg)
理想血压	<120	和	<80
正常血压	<130	和	<85
正常高值	130~139	或	85~89
1级高血压(轻度)	140~149	或	90~99
2级高血压(中度)	160~179	或	100~169
3级高血压(重度)	≥180	或	≥110
单纯收缩期高血压	≥140	和	<90
亚组:临界收缩期高血压	140~149	和	<90

注:当收缩压和舒张压分属于不同分级时,以较高级别作为标准

1. 病因　临床上有90%以上的高血压患者未找到明确病因,称为原发性高血压,

又称高血压病。目前高血压病的发病原因尚不透彻。与以下几种因素密切相关。

(1) 遗传因素　高血压病30%~60%有家族遗传史，普遍认为是遗传因素与一系列环境因素相互作用的结果。

(2) 年龄因素　高血压病的患病率随年龄增加而增加。

(3) 精神因素　长期或反复较明显的精神紧张、焦虑、烦躁等情绪变化时，可使小动脉收缩，周围血管阻力上升，血压上升。

(4) 胰岛素抵抗　据观察，大多数高血压患者空腹胰岛素水平增高，而糖耐量有不同程度降低，提示有胰岛素抵抗现象。

(5) 其他因素　如食盐摄入量过多、吸烟嗜酒、多食肥胖、低钙、低镁及低钾等，与高血压发病也有一定关系。

临床上有5%~10%的高血压是由一些特殊疾病所引起的。血压升高是这些疾病引起的一系列症状表现中的一个突出症状或体征，故称之为继发性高血压或症状性高血压。可见于肾实质性、肾血管性、内分泌性、药物性。

2. 临床特点

(1) 收缩期高血压多　收缩期高血压占老年高血压病人的46%~65%。这是因为老年人动脉硬化严重，其弹性降低、顺应性减退，则收缩压明显升高，从而发生老年收缩期高血压病。因此，对老年收缩期高血压应更加重视，积极防治，以减少靶器官的损害。

(2) 血压波动性大　血压波动性大主要指收缩压波动性大。这是因为老年人压力感受器调节血压的敏感性降低，易受内外环境、季节、情绪、体位等因素的影响而致血压突然升高，然后又很快下降，波动性很大。因此，对老年人不能仅凭一次偶然测得的血压值超过正常即诊断为高血压病。

(3) 并发症多且严重　老年高血压病症状不明显，容易被忽视而得不到及时诊断和合理治疗，而且因老年人生理上的老化，常合并较严重或严重的动脉硬化，进而导致靶器官受损，故心、脑、肾并发症多。

(4) 易出现体位性低血压　老年高血压患者常于卧位起立时出现头晕、眼花，甚至晕厥，这是由于体位性低血压所致，其发生原因是老年人的主动脉弓和颈动脉窦的反应性随增龄而降低，而使体位变化或服药后应有的代偿性心率增快和反射性血管收缩能力减弱所造成。血压卧位高，坐位低；睡眠时低，睡醒时高；排大小便时高。

(5) 老年高血压患者常常同时患多种疾病　比如同时患糖尿病、高脂血症、支气管哮喘、前列腺肥大等，因此，给老年高血压患者选用降压药时，应注意到这些情况，以免造成不利影响。老年人神经系统功能较低，更易发生药物治疗时的抑郁症，因此应避免选用作用于中枢神经系统的抗高血压药物如可乐定、甲基多巴等。

3. 治疗原则　老年高血压患者用药应个体化，提倡先用一种降压药，力求摸索出最小的有效剂量；对于顽固性高血压，则要联合用药。不仅可提高疗效、消除心血管危险因素和防治心血管并发症，而且可减少降压药物的不良反应，提高用药的依从性。老年高血压常用的降压药：①钙拮抗剂，包括硝苯地平、非洛地平、氨氯地平、维拉帕米、地尔硫䓬等。②利尿剂，包括氢氯噻嗪（双氢克尿塞）、吲达帕胺（寿比山、纳催离、美利巴）等。③β受体阻滞剂，包括普萘洛尔、美托洛尔、吲哚洛尔、拉贝洛尔等。④血管紧张素转化酶抑制剂(ACEI)，包括卡托普利、依那普利、贝那普利、西拉普利、赖诺普利、培哚普利、福辛普利等。⑤血管紧张素受体拮抗剂（ARB），包括氯沙坦、缬沙坦等。

【护理评估】

1. 病史　护士在询问病人时要仔细询问病人是否有过高血压、询问病人是否有活动无耐力、呼吸困难、尿量减少；询问病人的血压控制情况，用药剂量与疗效，有无家族史。

2. 心理-社会评估　病人由于治疗效果的不同，会表现出不同的心理状态，尤其是因本病难于治疗和控制，护士应尽可能收集相关资料，确定病人的心理问题，为帮助病人做准备。

3. 辅助检查　①尿常规、血脂、血糖、肾功能及心电图；②24 h 动态血压监测可以判断血压水平，了解血压昼夜变化及药物治疗效果。

【常见护理诊断/医护合作性问题】

1. 疼痛：头痛、胸痛　与血压升高、心肌缺血、缺氧有关。

*2. 有受伤的危险　与脑供血不足或降压药所致低血压有关。

3. 焦虑　与活动耐力下降、反复心悸、胸痛有关。

4. 潜在并发症　高血压急症、脑血管病、心力衰竭、肾功能衰竭。

【护理措施】

1. 一般护理

（1）休息与活动　根据老人的病情指导老年人进行适当运动，如散步、练气功、打太极拳、跳舞等。运动量适度，以不感疲劳为宜。不宜参加剧烈活动，登高，提重物等。

（2）饮食护理　高血压病人的钠排泄常减少，任何方式的摄入钠盐均可加重症状，应限制钠盐的摄入，<6 g/d。病人应进易消化的清淡饮食，以流食或半流食为宜，避免摄入难消化及产气多的食物。适当限制热量摄入，以减少心脏负担。适量进食和平衡饮食。多食用新鲜蔬菜和牛奶以补充钾盐和钙。

2. 用药护理　①应用利尿剂；②血管紧张素转化酶抑制剂，如卡托普利可引起刺激性干咳与血管性水肿；③β受体阻滞剂可改善心肌收缩力和射血分数。应从小剂量开始，逐步增加，注意病人心率不低于 50 次/min。

老年人高血压的主要治疗手段是药物治疗。老年人心血管调节功能减退，降压药物应尽可能口服，小剂量开始，根据血压对药物的反应逐渐增加剂量，防止血压骤降而产生心、脑、肾的供血不足，发生眩晕或诱发胸闷、心绞痛。坚持长期用药，如果突然停药，在劳累、激动等情况下，可能出现高血压危象、高血压脑病等高血压急症，威胁患者生命。告知老人药物的作用及副作用，当出现副作用时应及时报告医生，调整用药。在应用降压药物过程中，老年病人坐起、站起时，动作应尽量缓慢。尽量避免在晚上10 点到早上 6 点服药，以免血压过低，甚至引起脑血栓形成。

3. 心理护理　护理人员要给予病人足够的关注和心理安慰，随时了解老人的心理状态，让老年人认识情绪与健康和疾病的关系，指出良好的情绪和坚强的意志，有利于疾病向好的方向转归。使老人心情完全放松，安心养病。

【健康教育】

1. 了解高血压常见病因、诱因及防治知识。

2. 少食多餐,选择清淡、易消化、低脂和营养丰富的饮食,避免饱餐及进食刺激性饮料(如浓茶、咖啡等)、吸烟和酗酒,保持大便通畅。

3. 注意劳逸结合,生活规律,保持乐观、稳定的情绪。

4. 让病人理解继续服药的重要性:了解用药的目的、作用、剂量、用法、副作用。

5. 定期测量血压并记录,定期复查。

(三)冠状动脉粥样硬化性心脏病

冠状动脉粥样硬化使血管腔狭窄或阻塞,和(或)冠状动脉功能性改变(痉挛)导致心肌缺血缺氧或坏死而引起的心脏病,统称冠状动脉粥样硬化性心脏病,简称冠心病,也称缺血性心脏病。

1. 临床特点

(1)心绞痛的特点　突然发作的胸痛,多位于胸骨中上段的后方,可向左上肢放射;疼痛的性质为压迫性、缩窄性、紧握性的钝性疼痛;常有一定的诱因,如精神紧张、过度劳累、饱餐、寒冷刺激等(少数为自发性的);历时短暂,常为1~5 min,很少超过10~15 min;休息或含用硝酸甘油片(1~3 min,偶尔5 min后),迅速缓解。

(2)心肌梗死的临床特点

简述心肌梗死的临床特点。

1)疼痛　这是最先出现的症状,疼痛部位和性质与心绞痛相同,但常发生于安静或睡眠时,疼痛程度较重,范围较广,持续时间可长达数小时或数天,休息或含用硝酸甘油片多不能缓解,病人常烦躁不安、大汗淋漓、恐惧,有濒死之感。

2)全身症状　主要是发热,伴有心动过速、白细胞增高和红细胞沉降率增快等,由坏死物质吸收所引起。一般在疼痛发生后24~48 h出现,程度与梗死范围常呈正相关,体温一般在38 ℃上下,很少超过39 ℃,持续1周左右。

3)心律失常　见于75%~95%的病人,多发生于起病后1~2周内,尤其24 h内。心电图可呈现弥漫性异常。

4)低血压和休克　疼痛期中,会导致血压下降,可持续数周后再上升,且常不能恢复以往的水平。如疼痛缓解而收缩压低于80 mmHg,病人烦躁不安、面色苍白、皮肤湿冷、脉细而快、大汗淋漓、尿量减少、神志迟钝甚至昏厥者则为休克的表现。

5)心力衰竭　主要是急性左心衰竭,可在起病最初数日内发生或在疼痛、休克好转阶段出现。

2. 治疗原则　增加冠状动脉血供和减少心肌氧耗,使心肌供氧和耗氧达到新的平衡,尽最大努力挽救缺血心肌,降低病死率。

(1)常用于冠心病的药物治疗　硝酸酯类制剂、β受体阻滞药、钙拮抗药。

(2)溶栓治疗　目前我国常用的溶栓药为尿激酶(UK)、链激酶(SK)及重组组织型纤溶酶原激活剂(rt-PA)。老年人急性冠状动脉梗死再灌注治疗仍以溶栓治疗为主,发病6 h以内溶栓,病人获益最大;6~12 h虽获益较小但仍能挽救部分心肌,故溶栓时间已放宽到发病后12 h。

(3)冠心病的介入治疗　①经皮冠状动脉腔内成形术:即用经皮穿刺方法送入球囊导管,扩张狭窄冠状动脉的一种心导管治疗技术。②冠状动脉内支架术:应用金属支架支撑于病变的冠状动脉内壁,使狭窄或塌陷的血管壁向外扩张的技术。③冠心病的介入治疗还有经皮冠状动脉激光成形术、冠状动脉超声血管成形术、射频热球囊血管成形术等。

(4)手术治疗　冠心病的手术治疗主要包括冠状动脉旁路移植术,心脏移植及某些心肌梗死并发症的外科治疗。

【护理评估】

1.病史　护士在询问病人时要仔细询问病人是否有过高血压、心绞痛、心肌梗死、风湿性心脏病、心瓣膜疾病、心内膜炎和心包炎等。询问这些疾病的治疗康复情况;询问病人是否有活动无耐力、呼吸困难、尿量减少;询问病人的液体出、入量;询问病人对循环系统疾病知识的理解情况。

2.心理-社会评估　病人由于治疗效果的不同,会表现出不同的心理状态,尤其是本病难于治疗和控制时,病人常表现出紧张、恐惧。护士应尽可能收集相关资料,确定病人的心理问题,为帮助病人做准备。

3.辅助检查

(1)心电图　电图反映心脏的电活动,在临床对冠心病出现的心律失常、心肌缺血、心肌梗死(病变的定位、范围、深度等)诊断有较高的敏感性和重要的诊断意义。

(2)超声心动图　可连续记录患者24 h在日常生活中的心电图而不受体位的影响,因此它能够捕捉患者常规心电图不能记录到的短阵心律失常和一过性心肌缺血。对无症状心肌缺血、心绞痛、心律失常的诊断及评价药物疗效具有重要作用。

(3)放射性核素与磁共振显像(MRI)检查　核素心血管造影可测定左右心室收缩末期、舒张末期容积和射血分数。MRI能更精确地计算收缩末、舒张末容积,心搏出量和射血分数。MRI可清晰分辨心肌心内膜边缘,故可定量测定左室重量。MRI对右室心肌的分辨率亦很高,亦可提供右室的上述参数,此外还可以比较右室和左室的心搏出量,以测定二尖瓣和主动脉瓣的反流量,有助于判断基础疾病的严重程度。

(4)心电图运动试验　此试验是通过运动增加心脏的负荷,使心脏耗氧量增加。当运动达到一定负荷时,冠状动脉狭窄病人的心肌血流量不随运动量增加,即出现心肌缺血,在心电图上出现相应的改变。对无症状性心肌缺血的诊断、急性心肌梗死的预后评价有意义。

(5)血脂、血糖　冠心病时血清高脂蛋白血症,表现为胆固醇、三酰甘油、LDL-C增高,血糖增高等。

(6)心肌酶谱　心肌梗死时可出现血清心肌酶检查的异常,肌酸激酶、乳酸脱氢酶、谷氨酸草酰乙酸转氨酶增高;尤其 CK-MB 增高;LDH1/LDH2>1 等有诊断价值。

(7)血清心肌坏死标记物　心肌梗死:①血清肌钙蛋白Ⅰ(cTnⅠ)或T(cTnT)在起病3~4 h后升高,cTnⅠ于11~24 h达高峰,7~10 d降至正常;cTnT于24~48 h达到高峰,10~14 d降至正常。②肌红蛋白于起病后2 h内即升高,12 h内达到高峰,24~48 h内恢复正常。

(8)冠状动脉造影(含左室造影)　目前仍是诊断冠心病,选择冠心病病人手术和介入治疗适应证的可靠方法。使用按冠脉解剖构型的导管,经外周动脉将导管插入并送至冠状动脉开口,把造影剂直接注入左、右冠状动脉,显示冠脉及其分支的解剖形态、病变部位和病变程度。

【常见护理诊断/医护合作性问题】

1.疼痛:头痛、胸痛　与血压升高,心肌缺血、缺氧有关。

2. 活动无耐力　与心排血量减少、组织缺血缺氧有关。

3. 焦虑　与活动耐力下降、反复心悸、胸痛有关。

4. 恐惧　与心肌坏死、濒死感有关。

5. 潜在并发症　心律失常、心力衰竭、心源性休克。

【护理措施】

1. 一般护理

（1）休息与活动　急性期卧床休息,如无并发症,24 h 在床上活动,第 3 天可下床,之后可根据老人的体质、病情指导老年人进行适当运动,如散步、练气功、打太极拳、跳舞等。运动量适度,以不感疲劳为宜。

（2）饮食护理　病人应进低盐、低脂、低胆固醇、易消化的清淡饮食,以流食或半流食为宜,避免摄入难消化及产气多的食物。要少食多餐,以减轻心脏负担。适量进食和平衡饮食有助于减少冠心病发病率或推迟冠心病进程。

2. 用药护理

（1）血管扩张剂　通过扩张容量血管,减少回流、降低左心室舒张末期容量和室壁张力以减轻前负荷;通过扩张动脉,降低体循环阻力和左室射血时的阻抗,降低后负荷,从而降低心肌耗氧量,增加缺血心肌的收缩性,减少瓣膜反流和异常分流,心搏血量增加,心功能改善,如硝酸甘油、硝酸异山梨酯、硝普钠等。

（2）注意不良反应　老年冠心病患者均有不同程度的肝、肾功能减退,药物代谢能力减缓且易在体内蓄积,故需严格掌握药物适应证和剂量,注意不良反应。如心绞痛、急性心肌梗死患者需静脉滴注硝酸甘油时,开始剂量应较成人量小,使用输液泵控制滴速,逐渐增加剂量至胸痛缓解,密切观察血压的变化。老人合并心力衰竭时,洋地黄剂量约为成人的 2/3,必须动态观察有无洋地黄中毒倾向。

异山梨酯、硝酸甘油、硝普钠等药物常可引起一系列不良反应,如头痛、头晕、体位性低血压、面红、恶心、腹痛、心律失常、皮疹、皮肤瘙痒等症状,应严密监测血压、脉搏的变化,使收缩压维持在 90 mmHg 以上,起床、起立动作宜慢,避免直立性低血压。教会病人自测脉搏,出现眼花、黑蒙等症状及时报告。

肠溶阿司匹林,该类药物对胃肠道刺激较大,故宜饭后顿服;阿司匹林可引起皮下瘀斑、瘀点,消化道的便血、呕血,应严密观察有无出血倾向,用药前后正确采取血标本检测各项出凝血指标,如凝血酶原时间、凝血时间、出血时间、纤维蛋白原等。嘱患者尽可能少做剧烈活动,避免意外损伤而加重出血。

3. 心理护理　护理人员要采用不同方式将知识介绍给老人,让老人认识情绪与健康和疾病的关系,指出良好的情绪和坚强的意志,有利于疾病向好的方向转归。使老人心情完全放松,安心养病。同时多以乐观的老人为例鼓励抑郁的老人,帮助其消除各种原因所致的负面情绪。

【健康教育】

1. 了解冠心病常见病因、诱因及防治知识。

2. 少食多餐,选择清淡、易消化、低脂和营养丰富的饮食,避免饱餐及进食刺激性饮料(如浓茶、咖啡等)、吸烟和酗酒,保持大便通畅。

3. 注意劳逸结合,生活规律,保持乐观、稳定的情绪。

4. 适当运动,保持心脏代偿功能　根据心脏病的性质、心功能和体力情况,在保证充足睡眠的前提下选择适当运动,避免长期卧床。

5. 有晕厥史的病人应避免有危险的工作,有头昏、黑蒙时立即平卧,以免晕厥发作时发生摔伤等意外。

6. 家属学会胸外心脏按压及紧急药物的服用,记住抢救电话。当病人发生危险时切勿惊慌,先就地抢救,当症状好转后护送病人到医院。

7. 定期复查。

(四)心律失常

心律失常指心律起源部位、心搏频率与节律及冲动传导等任一项异常。老年人中心律失常的发生率颇高,除有增龄所致的心脏改变,最重要的是病态窦房结综合征,阵发性心房颤动和传导阻滞。

1. 病因　心律失常可见于各种器质性心脏病,其中以冠状动脉粥样硬化性心脏病(简称冠心病)、心肌病、心肌炎和风湿性心脏病(简称风心病)为多见,尤其在发生心力衰竭或急性心肌梗死时。发生在基本健康者或自主神经功能失调患者中的心律失常也不少见。其他病因尚有电解质或内分泌失调、麻醉、低温、胸腔或心脏手术、药物作用和中枢神经系统疾病等。

2. 临床特点

(1)病因多、诱因多　引起老年人心律失常的原因很多,包括炎症、退行性病变、纤维化、缺血等。

(2)老年心律失常的发生率高　用动态心电图检测60岁以上的老年人,发现房性期前收缩检出率高达96%、室性期前收缩为67.1%,窦性心动过速为19.7%,室上性心动过速为15%,房颤为8.5%,窦性心动过缓及窦性静止占6.5%。

(3)老年人易发心肺部疾患　随着病情发展,出现呼吸困难、胸闷、心悸等症状,当由于冠状动脉供血不足引起心绞痛时,常伴有心律失常,如房性期前收缩、室性期前收缩、窦性心动过速等;反过来,心律失常又会加重上述疾病,使原发病的症状更加明显,也因此而忽视心律失常的存在。

(4)部分老年人心律失常症状不典型,易误诊　有的人频发期前收缩,自己并没有不适的感觉,阵发性的心悸、疲乏、气短,也有可能被认为是年老体衰的特点。在出现眩晕、昏厥或抽搐时,甚或误认为是其他重病,其实,这都可能是出现心律失常的一种表现,有些人心律失常,还可能导致心绞痛和心力衰竭的发生。

(5)其他　老年人发生急性心律失常可使心脏的血排出量减少,血压下降,加之老年人血管的舒缩功能减退,调节血压的能力降低,会出现头晕、晕厥,甚至抽搐。有的则出现口眼歪斜,肢体活动不灵等脑血管意外的症状。

3. 治疗原则

(1)病因治疗　包括纠正心脏病理改变、调整异常病理生理功能(如冠脉动态狭窄、泵功能不全、自主神经张力改变等),以及去除导致心律失常发作的其他诱因(如电解质失调、药物不良副作用等)。

(2)药物治疗　缓慢心律失常一般选用增强心肌自律性和(或)加速传导的药物,如拟交感神经药(异丙肾上腺素等)、迷走神经抑制药物(阿托品)或碱化剂(克分子乳酸钠或碳酸氢钠)。治疗快速心律失常则选用减慢传导和延长不应期的药物,如迷走神经兴奋剂(新斯的明、洋地黄制剂)、拟交感神经药间接兴奋迷走神经(甲氧明、去氧肾上腺素)或抗心律失常药物。

(3)非药物治疗　包括机械方法兴奋迷走神经,心脏起搏器,电复律,电除颤,电消融,射频消融和冷冻或激光消融及手术治疗。

【护理评估】

1. 病史　护士在询问病人时要仔细询问病人是否有过高血压、心绞痛、心肌梗死、风湿性心脏病、心瓣膜疾病、心内膜炎和心包炎等。询问这些疾病的治疗康复情况;询问病人是否有活动无耐力、呼吸困难、尿量减少;询问病人的液体出、入量;询问病人对循环系统疾病知识的理解情况。

2. 心理-社会评估　病人由于治疗效果的不同,会表现出不同的心理状态,尤其是本病难于治疗和控制时,病人常表现出紧张、恐惧。护士应尽可能收集相关资料,确定病人的心理问题,为帮助病人做准备。

3. 辅助检查　心电图可反映心脏的电活动,在临床对心律失常的诊断有较高的敏感性和重要的诊断意义。

【常见护理诊断/医护合作性问题】

1. 活动无耐力　与心排血量减少,组织缺血、缺氧有关。
2. 焦虑　与活动耐力下降、反复心悸、胸痛有关。
3. 潜在并发症　猝死。

【护理措施】

1. 一般护理

(1)休息与活动　根据老人的体质、病情指导老年人进行适当运动,如散步、练气功、打太极拳、跳舞等。运动量适度,以不感疲劳为宜。心功能不全者宜卧床休息。

(2)饮食护理　心力衰竭、高血压病人的钠排泄常减少,任何方式的摄入钠盐均可加重症状,应限制钠盐的摄入。病人应进易消化的清淡饮食,以流食或半流食为宜,避免摄入难消化及产气多的食物。要少食多餐,对于夜间有阵发性呼吸困难的病人,可将晚饭提前。对于血浆蛋白低,营养缺乏的病人,蛋白摄入不低于 $1\sim1.5\ g/(kg\cdot d)$。适当限制热量摄入,以减少心脏负担。适量进食和平衡饮食有助于减少冠心病发病率或推迟冠心病进程。

2. 用药护理　应用抗心律失常药时,密切观察药物的效果及不良反应,防止毒副作用的发生。

3. 心理护理　护理人员向老人指出良好的情绪和坚强的意志,有利于疾病向好的方向转归。使老人心情完全放松,安心养病。同时多以乐观的老人为例鼓励抑郁的老人,帮助其消除各种原因所致的负面情绪。

【健康教育】

1. 了解循环系统疾病常见病因、诱因及防治知识。
2. 注意劳逸结合,生活规律,保持乐观、稳定的情绪。
3. 让病人理解继续服药的重要性,了解用药的目的、作用、剂量、用法、副作用,尤其是洋地黄类药物的毒副反应。
4. 适当运动,保持心脏代偿功能,根据心脏病的性质、心功能和体力情况,在保证充足睡眠的前提下选择适当运动,避免长期卧床。

5. 有晕厥史的病人应避免有危险的工作,有头昏、黑蒙时立即平卧,以免晕厥发作时发生摔伤等意外。

6. 自测脉搏,出现脉搏明显改变或有头晕、乏力、晕厥等不适时应及时就医。

(孟王桃)

第四节 老年期消化系统常见疾病的护理

一、老年期生理变化及特征

消化系统是人体获得营养赖以生存的重要组织器官,由消化管和消化腺组成,其基本功能是摄取吸收营养食物,排泄消化吸收后的食物残渣。由于老年人食管括约肌的萎缩,易伴发反流性食道炎或食道溃疡。随着机体变老,消化道分泌能力减弱,游离酸与总酸分泌减少,胃黏膜血流量改变,易患胃炎,尤其是萎缩性胃炎(可达70%以上)。随着老年人年龄增长,消化器官功能减退,日常活动减少,基础代谢率下降,各种胃黏膜保护机制减弱,易发生胃溃疡、胃癌、胆囊结石、大肠癌等消化系统疾病。

1. 口腔 进入老年后口腔的唾液腺分泌减少,质较稠,易造成口腔干燥,也使天然的清洁与保护的功能降低,容易发生感染和损伤,尤其是在吞咽时,若无足够的唾液分泌,会造成吞咽困难。老年人随着年龄的增长,牙齿咬合面的釉质和牙本质逐渐磨损,牙龈萎缩,齿根外露,牙齿松动;牙釉质丧失,牙齿易磨损。味蕾逐步萎缩,数量减少,味觉减退,故老年人口味较重。舌和咬肌萎缩,咀嚼无力,食欲下降。

2. 食管 老化过程中,平滑肌纤维萎缩,舒张幅度变小,蠕动波减少,排空延迟,部分老年人食管下端括约肌压力下降,易发生反流性食管炎、食管裂孔疝。

3. 胃肠道 老年人胃黏膜变薄,腺细胞萎缩、退化,胃液分泌减少。胃酸、胃蛋白酶分泌减少易造成胃黏膜的损伤,胃酸对随食物进入胃内的细菌杀灭作用减弱。促胰液素的释放降低,加之内因子分泌功能部分或全部丧失,失去对钙、铁、维生素 B_{12} 的吸收能力,致巨幼细胞贫血和造血障碍。胃肠壁平滑肌的萎缩使胃肠蠕动减弱,食物排空延迟,消化酶分泌的减少,导致消化能力减弱,老年人易引起消化不良和便秘。

4. 肝与胆囊 肝会因老化而变小,肝细胞数减少、变性,结缔组织增多,易造成肝纤维化和硬化,肝功能减退,合成蛋白能力下降,对毒素的解毒功能下降,易引起药物性肝损害,由于老年人消化吸收功能差,易引起蛋白质等营养缺乏,导致肝脂肪沉积。老年人胆囊及胆管变厚、弹性减低,胆汁排泌功能有所下降,容易出现胆汁淤滞,胆汁变稠,因含大量胆固醇,易发生胆囊炎、胆石症。

5. 胰腺 老年人因胰腺萎缩,胰液分泌减少,消化酶量及活性下降,影响淀粉、蛋白、脂肪等消化吸收;胰岛细胞变性,胰岛素分泌减少或延迟,对葡萄糖的耐量下降,增加了发生2型糖尿病的危险。

二、常见疾病及特点

(一)慢性胃炎

慢性胃炎是指各种病因引起的胃黏膜慢性炎症性改变,是老年人消化系统最常见疾病。50岁以上老年人其发病率达80%~90%,占各种胃病总数的1/2,且随着年龄增加而增加,慢性胃炎一般分为浅表性胃炎和慢性萎缩性胃炎,老年人以萎缩性胃炎多见。

1. 病因　引起慢性胃炎的病因目前尚未明确。可能与以下几种因素有关:①急性胃炎;②幽门螺杆菌感染;③长期不良的生活习惯如暴饮暴食、酗酒、抽烟、辛辣或粗糙食物等;④长期服用刺激性药物(水杨酸、肾上腺皮质激素等)。

2. 临床特点　老年人慢性胃炎无特异性症状,常见食欲减退,恶心,反酸,无规律的上腹疼痛。伴胃黏膜糜烂者可有较明显上腹痛,可有出血;萎缩性胃炎由于胃酸缺乏,常有上腹胀满不适或有消瘦、腹泻、贫血等,可发展为胃癌。胃镜检查及病理组织学检查是慢性胃炎最有效的诊断方法,同时可确定胃炎类型,并检测幽门螺杆菌。

3. 治疗原则　尚无特效药物,主要是去除各种可能的病因,生活规律,保持乐观情绪;饮食宜选用营养丰富,易消化,对胃黏膜无刺激的食物,勿饮浓茶、浓咖啡,戒烟、酒;慎用对胃黏膜有损害的药物,如吲哚美辛、阿司匹林等。慢性胃炎目前尚无特效药,可根据病情选择胃黏膜保护剂,给予抑酸和碱性药物。

【护理评估】

1. 病史　询问病人发病原因,是否与接触变应原、饮食、用药种类有关;询问有无家族史;既往治疗经过,是否进行长期规律的治疗等。

2. 身体评估　注意病人的精神意识状态,有无营养不良等体征。

3. 心理-社会评估　有无焦虑情绪,有无家庭角色或地位的改变,家属和病人对疾病的认知程度,前者对后者的支持程度,病人家庭经济状况和社区保健情况等。

4. 辅助检查　对胃液检查、血清检查、胃镜和组织活检、Hp检查的评估。

【常见护理诊断/医护合作性问题】

1. 疼痛:腹痛　与胃黏膜炎性病变有关。
2. 营养失调:低于机体需要量　与畏食、消化吸收不良等有关。
3. 活动无耐力　与A型胃炎致恶性贫血有关。
4. 焦虑　与病情反复、病程迁延有关。
5. 缺乏知识　缺乏对慢性胃炎病因和预防知识的了解。

【护理措施】

1. 饮食护理　鼓励病人养成定时进餐、少量多餐、细嚼慢咽的饮食卫生习惯。以高热量、高蛋白、高维生素、易消化的饮食为原则,避免摄入粗糙、过冷、过热、过咸、过甜和辛辣的刺激性食物和饮料,戒除烟酒。

慢性胃炎的护理措施有哪些?

2. 活动、休息　指导患者合理安排休息时间,以保证充足睡眠。病变活动期或有并发症时需绝对卧床休息。

3. 心理护理　向病人及家属讲解有关病因,并指导病人避免诱发因素。如病人平时生活要有规律,劳逸结合;避免使用对胃黏膜有刺激的药物;戒除烟酒等。

4. 药物护理　护理遵医嘱给病人以根除 Hp 感染治疗时,注意观察药物的疗效及副作用。胶体铋剂治疗时注意以下几点:①不得与牛奶同服;②不宜与强制酸药物同服;③餐前半小时服用;④用药时大便可呈黑褐色。服用抗菌药物时注意病人的过敏史,应用过程中注意有无迟发性过敏反应,如出现皮疹等症状。

【健康教育】

老年慢性胃炎患者的饮食原则是什么?

1. 饮食　有规律的定时进食,以维持消化活动的正常节律。避免刺激性食物或饮料,以清淡饮食为主,忌烟酒。

2. 活动　生活有规律,注意劳逸结合,体力和脑力相互调剂。病变活动期或有并发症时需绝对卧床休息。

3. 其他　①让患者及家属了解消化系统疾病的病因、发病情况及诱因;②嘱患者按医嘱服药,指导患者正确服药,不随便停药,以免复发,学会观察药物的疗效及不良反应;③定期复查。

(二) 消化性溃疡

消化性溃疡是老年期常见的胃肠道疾病,主要是指胃溃疡和十二指肠球部溃疡,以胃溃疡多见,十二指肠溃疡少见。

1. 病因　与遗传因素、长期辛辣等刺激性食物及药物、精神因素、幽门螺杆菌感染等有关。

2. 临床特点　①老年人消化性溃疡症状不典型,疼痛可无规律,与饮食关系不密切,腹痛表现比青年人轻,个别可有放射性疼痛如出现胸骨后疼痛,易被误诊为心绞痛。②老年期胃溃疡多发于胃体部,呈高位性。病变靠近贲门和胃体,易与食管疾病相混淆,可出现吞咽困难,胸骨下紧迫感和疼痛。③并发症多,老年人最常见的并发症有出血(呕血或黑便)、幽门梗阻、穿孔和癌变。老年消化性溃疡以出血为首发症状者占13%,出血前40%的老人毫无感觉,即使有些不适也说不准确,等到出血积累到一定量时,突然发生呕血或柏油样便。④病情迁延易复发,老年期消化性溃疡80%以上是由年轻时的溃疡病延续而来,老年以后新发病者较少。因此,老年人消化性溃疡具有治疗难度大,易复发等特点。

3. 治疗原则　老年人消化性溃疡治疗时应加强饮食疗法,注意饮食卫生,少食多餐,生活要规律。应用药物要慎重,预防复发和避免并发症,清除病因,控制症状,以促进溃疡愈合。

【护理评估】

1. 健康史

(1) 既往史　了解患者是否曾患过消化道疾病,患病时间,发作时是否曾有呕血、黑便。是否有不良嗜好如嗜烟酒、浓茶、浓咖啡等。是否有暴饮暴食,喜食辛辣、冷凉、腌菜、咸鱼、咸肉和烟熏制品等不良生活习惯。过去是否患有慢性萎缩性胃炎、胃溃疡、胃息肉等。

(2) 现病史　询问老人此次发病时间,发作时有无饮食不当、天气变化或情绪激动等明确诱因。有否恶心、呕吐、食欲不振、反酸,有否呕血和柏油样大便,疼痛部位、性质及时间,有无检查及治疗情况。了解居住地区,询问老年人有无进行性加重的食欲减退、上腹饱胀、隐痛、不适等,随病情发展,上述症状有无加重。

(3) 家族史　了解老年人家族中有无胃溃疡及消化道肿瘤的患者。

(4) 用药史　了解有无服用吲哚美辛、阿司匹林等对消化道有刺激的药物史。

2. 身体评估　①全身状况:有否贫血、消瘦、皮肤黏膜改变、浅表淋巴结肿大,生命体征是否正常。②腹部检查:腹部有否压痛、反跳痛、腹肌紧张等腹膜刺激征的表现,有无固定的压痛点,有无腹部肿块。

3. 实验室及其他检查

(1) 胃镜检查和黏膜活检　是诊断胃癌最可靠的手段,也是早期发现胃癌最有效的方法。胃镜下可直接观察到病变情况及发生的部位,并可夹取组织进行活检以明确诊断。

(2) X射线钡餐检查　观察是否有不规则的充盈缺损或龛影。气钡双重造影更有助于发现早期胃癌。

(3) 幽门螺杆菌检测　幽门螺杆菌检测结果,有助于对治疗方案的选择。

(4) 胃液分析　胃溃疡患者胃酸分泌多正常,十二指肠溃疡胃酸分泌增多。

(5) 其他检查　B超检查或CT是诊断胆囊结石的有效手段。纤维结肠镜检查是确诊结肠癌、直肠癌的可靠方法。

(6) 实验室检查　①大便潜血试验,如持续阳性,具有诊断意义。②血清学检查,40%~70%老年消化道肿瘤患者血清癌胚抗原(CEA)超过正常水平,1/3~2/3的胃癌标本CEA可高于正常,50%患者胃液中的CEA有明显升高。

【常见护理诊断/医护合作性问题】

1. 舒适的改变:恶心、呕吐、疼痛　与胃酸刺激溃疡面及溃疡周围充血水肿有关。

2. 营养失调:低于机体需要量　与食物摄取不足及溃疡损伤导致消化吸收功能障碍、幽门梗阻导致恶心、呕吐及化疗引起胃肠道反应,恶性肿瘤对机体的慢性消耗有关。

3. 知识缺乏　缺乏了解药物和饮食的相关知识　与缺乏信息、缺乏正确指导有关。

4. 疼痛　与手术和疾病有关。

5. 焦虑　与疾病病程长且反复发作、担心疾病预后有关。

6. 有感染的危险　与慢性消耗及放、化疗所致粒细胞减少,机体抵抗力下降有关。

7. 潜在并发症　出血、穿孔、幽门梗阻、癌变。

【护理措施】

1. 饮食护理

(1) 使患者了解每日饮食与热量需要量及合理的膳食结构的重要性,根据患者的营养状况,制订合理的营养膳食计划,宜进食营养丰富、清淡、易消化吸收的食物,避免进食粗糙、坚硬或纤维过多等不易消化的食物。

(2) 饮食要规律,细嚼慢咽,定时定量,必要时少量多餐。避免过冷、过热及辛辣等刺激性食物。少吃甜食、易胀气和油炸食物。

(3) 避免诱因,戒烟酒,保持情绪稳定。临床表现大量出血者应禁食水,无明显活动性出血者,可选用温凉清淡无刺激性流食。待出血停止后,可逐渐恢复流质、半流质

患者,女,65岁,消化性溃疡。近来感上腹饱胀,疼痛于餐后加重,且反复大量呕吐。该患者可能出现了何种情况?

饮食、软食,给予营养丰富、少渣或无渣易消化食物,开始少量多次,随病情稳定后改为正餐饮食。

(4)安静舒适的环境、清新的空气、适宜的温度都有利于增进患者食欲。因此,应为患者提供舒适的进餐环境,避免不良因素刺激。

2. 活动、休息　生活要有规律,注意劳逸结合,尤其在长时间的脑力劳动后要适当活动。指导患者合理安排休息时间,以保证充足睡眠。病变活动期或有并发症时需绝对卧床休息。

3. 心理护理　避免精神过度紧张,使患者保持良好心态,多安慰患者,积极配合治疗。护士应经常与患者沟通,让其了解消化系统疾病规律及治疗效果,增强治疗信心。长期处于精神紧张、恐惧不安等应激状态下可导致胃黏膜损伤,使保护因素减弱,因此对溃疡病人进行心理护理十分重要。消除易引起老年人烦躁、生气、激动等的不良因素,多关心安慰患者。

4. 药物护理　遵医嘱给予药物治疗,应让患者及家属了解药物的作用和不良反应。

(1)碱性抗酸药　常用氢氧化铝、铝碳酸镁等。有中和胃酸,缓解疼痛的作用。应在饭后 1 h 和睡前服用。应避免与奶制品同时服用,因两者相互作用可形成络合物。服用片剂时宜嚼服。氢氧化铝可引起便秘,老年人尤其要注意。可与氧化镁交替服用以防止便秘。

(2)胃黏膜保护剂　保护胃黏膜,促进溃疡愈合。常用硫糖铝(胃溃宁),服药时间宜在饭前 1 h 及睡前。可引起恶心、便秘、口干、胃部疼痛等不良反应。

(3)抑制胃酸的药物　常用药物有西咪替丁、雷尼替丁、法莫替丁、奥美拉唑(洛塞克)等。能有效抑制胃酸分泌,促进溃疡愈合。应在餐中服药,睡前加服一次。长期大量用药者,应遵医嘱减量或停药,以防反跳。老年患者治疗期间应定期检测肝肾功能和白细胞计数。

【健康教育】

1. 饮食:有规律的定时进食,以维持消化活动的正常节律。避免刺激性食物或饮料,以清淡饮食为主,睡前不宜进食,饮食不宜过饱以免胃窦部过度扩张而增加胃泌素的分泌;忌烟酒。溃疡活动期应少食多餐(5~6 次/d),症状控制后改为 3 次/d。做粪便隐血检查前 2~3 d 应禁食肉类和其他含血饮食。

2. 活动:生活有规律,注意劳逸结合,体力和脑力相互调剂。病变活动期或有并发症时需绝对卧床休息。避免过度紧张、焦虑、沮丧等不良情绪刺激,而使大脑高级神经功能紊乱进而加重病情。

3. 让患者及家属了解消化系统疾病的病因、发病情况及诱因;嘱患者按医嘱服药,指导患者正确服药,不随便停药,以免复发,学会观察药物的疗效及不良反应;定期复查。

4. 患者学会自我护理,消除各种诱因,保持良好心态和乐观精神,以积极的态度配合治疗。服药期间如出现呕血、黑便、突发性上腹疼痛须及时就诊。

(三)胃癌

胃部肿瘤,不论良性或恶性,大多源于上皮。在恶性肿瘤中,95%是腺癌,即通常所称胃癌。是最常见的消化道癌肿,在老年人中发病率最高,以 40～60 岁为多见,男性多于女性。

1. 病因　霉粮、霉制食品、咸菜、烟熏及腌制鱼肉,可增加发生胃癌的危险性。遗传素质对胃癌的发病也有作用。五种病变易演变成胃癌,称癌前病变:①慢性萎缩性胃炎伴肠化生与不典型增生;②胃息肉;③残胃炎;④恶性贫血胃体有显著萎缩者;⑤少数胃溃疡患者。

2. 临床特点　早期胃癌无症状。进展期胃癌最早出现的症状是上腹痛,常同时有食欲缺乏,食无味,体重减轻。腹痛可急可缓,开始可仅有上腹饱胀不适,餐后更甚,继之有隐痛不适,偶呈节律性溃疡样胃痛,最后持续而不能缓解。发生并发症或转移时可出现一些特殊的症状。贲门癌累及食管下端时可出现咽下困难。胃窦癌引起幽门梗阻时可有恶心、呕吐。溃疡型胃癌有出血时可引起黑粪甚至呕血。如转移至肺并累及胸膜产生积液时可有咳嗽和呼吸困难。转移至肝及腹膜而产生腹水时则有腹胀不适。剧烈而持续性上腹痛放射至背部时表示肿瘤已穿透入胰腺。体征主要有腹部肿块,多在上腹部偏右相当于胃窦处,呈坚实可移动的结节状肿块,有压痛。胃体肿瘤有时可触及。肝可因转移而肿大并可触及坚实结节。腹膜有转移时可发生腹水,有移动性浊音。有远处淋巴结转移时可在左锁骨上内侧摸到,质硬而不能移动。

3. 治疗原则

(1) 手术治疗　手术效果取决于胃癌的病期、癌肿侵袭深度和扩散范围。对早期胃癌,胃部分切除术属首选,如已有局部淋巴结转移,同时加以清扫,仍有良好效果。对进展期患者,如未发现有远处转移,应尽可能手术切除,有些需做扩大根治手术。对已有远处转移者,一般不做胃切除,仅做姑息手术以保证消化道通畅和改善营养。

(2) 化学治疗　抗癌药物常用以辅助手术治疗,在术前、术中及术后使用,以抑制癌细胞的扩散和杀伤残存的癌细胞,从而提高手术效果。一般早期胃癌术后不给化疗,中晚期胃癌能被手术切除者必须给予化疗,做根治性切除的病人或不能施行手术者,可试用联合化疗。

(3) 其他疗法　高能量静脉营养疗法亦常用作辅助治疗,术前及术后应用可提高病人体质,使更能耐受手术和化疗。

【护理评估】

1. 健康史

(1) 既往史　有否有喜食腌菜、咸鱼、咸肉和烟熏制品等不良生活习惯。过去是否患有慢性萎缩性胃炎、胃溃疡、胃息肉等。

(2) 现病史　询问老人此次发病时疼痛部位、性质及时间,有无检查及治疗情况。了解居住地区,询问老年人有无进行性加重的食欲减退,上腹饱胀、隐痛、不适等,随病情发展,上述症状有无加重。

(3) 家族史　了解老年人家族中有无消化道肿瘤的患者。

2. 身体评估　①全身状况:有否贫血、消瘦、皮肤黏膜改变、浅表淋巴结肿大,生命体征是否正常。②腹部检查:腹部有否压痛、反跳痛、腹肌紧张等腹膜刺激征的表现,有无固定的压痛点,有无腹部肿块。

3. 实验室及其他检查

(1) 胃镜检查和黏膜活检　是诊断胃癌最可靠的手段,也是早期发现胃癌最有效的方法。胃镜下可直接观察到病变情况及发生的部位,并可夹取组织进行活检以明确诊断。

(2)X射线钡餐检查　气钡双重造影更有助于发现早期胃癌。

(3)实验室检查　①大便潜血试验,如持续阳性,具有诊断意义。②血清学检查,40%~70%老年消化道肿瘤患者血清癌胚抗原(CEA)超过正常水平,1/3~2/3的胃癌标本CEA可高于正常,50%患者胃液中的CEA明显升高。

【常见护理诊断/医护合作性问题】

1. 营养失调:低于机体需要量　与食物摄取不足及恶性肿瘤对机体的慢性消耗有关。

2. 知识缺乏　缺乏胃癌的知识。

3. 疼痛　与手术和疾病有关。

4. 焦虑　与担心疾病预后有关。

5. 有感染的危险　与慢性消耗及放、化疗所致粒细胞减少,机体抵抗力下降有关。

【护理措施】

1. 饮食护理　使患者了解每日饮食与热量需要量及合理的膳食结构的重要性,根据患者的营养状况,制订合理的营养膳食计划,宜进食营养丰富、清淡、易消化吸收的食物,避免进食粗糙、坚硬或纤维过多等不易消化的食物。少吃或不吃烟熏和腌制食物。

2. 活动、休息　指导患者合理安排休息时间,以保证充足睡眠。

3. 心理护理　避免精神过度紧张,使患者保持良好心态,多安慰患者,积极配合治疗。护士应经常与患者沟通,让其了解消化系统疾病规律及治疗效果,增强治疗信心。嘱家属给予患者精神及物质上的支持,使其早日适应现实生活。

4. 疼痛护理　①观察和了解疼痛的部位、性质、程度、持续时间,询问有无诱因、放射、减轻方法等。当患者出现腹痛症状时,指导患者转移注意力、听轻音乐或采取与病人交流等方法以缓解疼痛;或采取按摩、热敷或针灸,以减轻疼痛。遵医嘱给予止痛药物治疗,止痛剂应慎用,避免掩盖病情。②提供安静的环境和舒适的体位,消除精神紧张、恐惧不安等一切刺激,嘱老年患者做深呼吸等,缓解疼痛。与老年患者共同找出诱发因素以防止复发。病情加重时应及时通知医生,进行对症处理。

【健康教育】

1. 患者保持良好心态和乐观精神,以积极的态度配合治疗。

2. 消化道肿瘤的早期症状往往不典型。指导老年患者自我识别消化道肿瘤的早期征象,如有进行性吞咽困难、进食哽噎感、不规律的上腹部胀痛、恶心、呕吐、乏力、体重下降、大便隐血试验持续阳性者,应及时到医院检查。

(四)急性胆囊炎

急性胆囊炎是老年人一种常见疾病,女性多于男性,常与胆石症合并存在。胆囊炎继发于胆结石引起的不同程度的梗阻,梗阻后胆汁淤滞,细菌入侵繁殖而导致感染。所以胆囊炎与胆结石存在着互为因果的关系,二者常常同时存在,其病发率为70%~90%。

1. 病因　与胆道梗阻、胆道感染、胆道结石、胆道肿瘤等有关。

2.临床特点 ①症状不典型,老年人反应迟钝,只有轻微的上腹或右上腹隐痛、不适、饱胀、食欲不振等消化不良表现,长期被当作"胃病"或"慢性肝炎"治疗。②急性发作,病情凶险,常常在饱餐或高脂进食后发作,但表现轻重不一,持续时间长短不一。患者入院时往往已发生中毒性休克、胆囊穿孔等。主要症状是腹痛,其特点是先有上腹疼痛再转至右上腹部,呈持续性剧烈疼痛,可放射至右肩或肩胛下区,有时阵发性加剧。严重时可出现胆绞痛,体格检查时出现 Murphy 征阳性。③并发症多,老年人常同时患有多种疾病,使临床表现变得复杂而严重,增加了诊治的难度。心血管疾病、呼吸系统疾病和代谢性疾病是老年胆囊炎患者的三个最常见并发症。

3.治疗原则 老年人手术风险较大,治疗应以非手术为主。可采取消炎、解痉止痛、排石利胆等药物治疗。饮食控制,避免进食高脂肪、高蛋白食物,多运动,防止久坐久卧。如需手术治疗,应严格手术指征,做好围术期并发症处理。

【护理评估】

1.健康史 询问老人此次发病时间,发作时有无饮食不当、暴饮暴食等明确诱因。有否恶心、呕吐、食欲不振、疼痛部位、性质及时间,有无检查及治疗情况。了解居住地区,询问老年人有无食欲减退,上腹饱胀、隐痛、不适等,随病情发展,上述症状有无加重。

2.身体评估 腹部有否压痛、反跳痛、腹肌紧张等腹膜刺激征的表现,有无固定的压痛点。

3.实验室及其他检查 B超检查或CT是诊断胆囊结石的有效手段。

【常见护理诊断/医护合作性问题】

1.知识缺乏 缺乏疾病相关知识。

2.疼痛 与疾病及手术后伤口疼痛有关。

3.有感染的危险 与腹部切口及多种导管(引流管、尿管、输液管)有关。

4.营养失调:低于机体需要量 与胆汁流入肠道受阻有关。

5.焦虑 与手术及担心预后有关。

【护理措施】

1.饮食护理 急性腹痛发作,可暂禁食,能进食者,可给清淡的流质或半流质易消化的食物,应少食脂肪类食品,病人常食欲不振,进食不佳,易产生离子紊乱,应嘱病人多饮果汁。

2.活动、休息 指导患者合理安排休息时间,以保证充足睡眠。病变活动期或有并发症时需绝对卧床休息。

3.用药护理 静脉补液及给予抗生素。

4.疼痛护理 右上腹疼痛时可热敷,并给解痉镇痛剂如阿托品等。

5.观察病情变化 ①注意体温,脉搏血压的变化。如体温上升,脉快,血压下降,可能由感染、中毒所致感染性休克,应备好抢救用品,寒战时注意保温,高热时,按高热病人常规护理,并通知医生。②严密观察疼痛的性质,部位和发作时间,注意黄疸出现的时间及黄染程度的变化,并做好记录。③如出现明显的胆绞痛、腹膜炎和休克症状时,要注意观察是否有腹肌紧张等穿孔的症状。

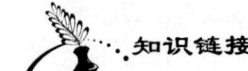

当结石阻塞胆管并继发感染时可致典型的胆管炎症状：急腹痛、寒战高热和黄疸，称为 Charcot 三联症（因结石嵌顿、Oddi 括约肌痉挛导致）。出现腹膜刺激征或出现 Reynolds 五联症者应即行胆总管切开取石及引流术。胆绞痛者给解痉、止痛药，注意不可使用吗啡止痛。

【健康教育】

1. 饮食　有规律的定时进食，以维持消化活动的正常节律。避免脂肪性食物，以清淡饮食为主。

2. 活动　病变活动期或有并发症时需绝对卧床休息。

3. 其他　①让患者及家属了解疾病的病因、发病情况及诱因；②嘱患者按医嘱服药，指导患者正确服药，不随便停药，以免复发，定期复查。

（五）大肠癌

1. 病因

（1）环境因素　大肠癌的发病率与食物中的高脂肪消耗量有正相关关系。另外，也可能与微量元素缺乏、生活习惯改变有关。

（2）遗传因素　大肠癌的易感性与发病机制均与遗传因素有关。

（3）大肠腺瘤　腺瘤的病人其大肠癌的发生率比无腺瘤者高 5 倍。

（4）慢性大肠炎症　血吸虫导致肠道的炎性改变，其中一部分会发生癌变。肠道的其他慢性炎症也有癌变的可能，如溃疡性结肠炎，有 3%～5% 癌变。

2. 临床特点　早期多无症状。随着肿瘤的增大和病情的继续进展，才显露出症状，可见粪便形状改变，排便次数增多，但却排不出粪便。反复的痔疮不愈，不明原因的贫血、体重减轻、肚子胀痛。晚期大肠癌可有以下表现。

（1）右侧结肠癌　主要表现为消化不良，乏力，食欲不振，腹泻，便秘，或便秘、腹泻交替出现，腹胀，腹痛，腹部压痛，腹部包块，进行性贫血。包块位置随病变位置而异。此外可有发热、消瘦，并有穿孔及局限性脓肿等并发症，此时病变已进入最晚期。

（2）左侧结肠癌　由于乙状结肠肠腔狭小，且与直肠形呈锐角，因而易发生狭窄和进行性肠梗阻，多有顽固性便秘，或排便次数增多。由于梗阻多在乙状结肠下段，所以呕吐较轻或缺如，而腹胀、腹痛、肠鸣及其肠型明显。癌肿破溃时，可使粪便外染有鲜血或黏液。梗阻近端肠管可因持久性膨胀、缺血、缺氧而形成溃疡，甚至引起穿孔。

（3）直肠癌　主要表现为大便次数增多，粪便变细，带有血液或黏液，伴有里急后重。由于癌肿可侵犯骶丛神经，可出现剧痛。如果累及膀胱可出现尿频、尿痛、尿急、尿血等症状。

（4）肛管癌　主要表现为便血及疼痛。疼痛于排便时加剧。当癌肿侵犯肛门括约肌时，可有大便失禁。肛管癌可转移至腹股沟淋巴结，故可于腹股沟触及肿大而坚硬的淋巴结。

3. 治疗原则　大肠癌的治疗关键在于早期发现和早期诊断。大肠癌的治疗以手术切除癌肿为首选,辅之以放射治疗、化疗药物治疗及中医药治疗等;最近不少学者对早期大肠癌采用经内镜下切除治疗,也取得较好疗效。

【护理评估】

1. 健康史　①既往史:了解患者饮食习惯,有无便秘史等;②现病史:询问老人排便习惯和粪便性状是否改变;③家族史:了解老年人家族中有无消化道肿瘤的患者。

2. 身体评估　①全身状况:有否贫血、消瘦、皮肤黏膜改变、浅表淋巴结肿大。②腹部检查:腹部有否压痛、反跳痛、腹肌紧张等腹膜刺激征的表现,有无固定的压痛点,有无腹部肿块。

3. 实验室及其他检查

(1)纤维结肠镜检查是确诊结肠癌、直肠癌的可靠方法。

(2)实验室检查:①大便潜血试验,如持续阳性,具有诊断意义。②血清学检查,40%～70%老年消化道肿瘤患者血清癌胚抗原(CEA)超过正常水平,1/3～2/3的胃癌标本CEA可高于正常,50%患者胃液中的CEA有明显升高。

【常见护理诊断/医护合作性问题】

1. 焦虑、恐惧或绝望　与癌症威胁、个人意志及生活环境等因素有关。

2. 营养失调:低于机体需要量　与癌症消耗、饮食控制、手术创伤或化疗反应有关。

3. 知识缺乏　与缺乏大肠癌知识和疾病经历有关。

4. 疼痛　与手术和疾病有关。

5. 有感染的危险　与慢性消耗及放、化疗所致粒细胞减少,机体抵抗力下降有关。

6. 自我形象紊乱　与人工肛门病人对自己身体结构和功能的改变不能接受有关。

【护理措施】

1. 术前护理

(1)饮食　宜进高蛋白、高热量、高维生素、易于消化、营养丰富的少渣饮食,以增加机体的抵抗力;忌辛辣、坚硬食物,减少对肠道的刺激。

(2)检查　除做好直肠指检和直肠镜检外,病人还要进行心、肺、肝、肾等脏器的功能检查。

(3)肠道准备　可减少或避免术中污染、术后感染,增加手术的成功率。①饮食的控制:术前2 d给足够的流质,4～5餐/d,量300～500 mL,如稀饭、蒸蛋、菜汤、藕粉等,以减少粪便,清洁肠道,有梗阻的病人应禁食。②抗生素的应用:术前3 d口服甲硝唑、庆大霉素等,3次/d,饭后服用。其作用是抑制肠道细菌、预防术后感染。由于肠道在使用抑菌剂时对维生素K吸收障碍,故同时要口服维生素K。③缓泻剂的使用:在无梗阻的情况下,术前晚需口服蓖麻油等缓泻剂。④机械性准备:术前晚8:00和术晨6:00清洁灌肠,直至无粪渣为止。灌肠途中,如出现剧烈腹痛、面色苍白、出冷汗等,要及时报告护士,立即停止操作并处理。⑤胃肠减压:术晨插胃管行胃肠减压。

2. 术后护理

(1)严密监测生命体征　同时注意病人的一般情况、渗血情况及造瘘口血运是否良好。

(2)多种管道的护理　病人同时有胃管、尿管、氧气管、腹腔引流管或会阴部引流管,要注意维持管道的正确位置,保持通畅,注意无菌操作,特别要记录好各管道的引流量、颜色。

(3)体位 麻醉清醒后6 h,血压平稳者取半卧位,以利于引流。人工肛门术后,应向人工肛门侧侧卧,以防止大便或肠液流出污染腹部切口。

(4)饮食 禁食3~4 d,待肠蠕动恢复,肛门排气(人工肛门排气是指有气泡从造瘘口溢出)后,可进流食,1周后进半流食,2周左右可进容易消化的少渣普食,以减轻肠道负担,利于吻合口的愈合。为了防止人工肛门排出大便有恶臭,病人宜吃酸奶、藕粉等食物,避免蛋、蒜、葱、虾等食物,以防止食物消化吸收后产生臭气。

(5)会阴部伤口的护理 术后会阴部伤口感染或裂开时,可用1:5000高锰酸钾做温水坐浴,2次/d,坐浴后更换敷料。利于减轻或消除会阴及肛门部的充血、炎症、水肿和疼痛,保持清洁舒适,预防伤口感染,促进伤口愈合。

(6)人工肛门的护理 ①局部皮肤护理:术后2~3 d开放结肠造瘘口,先用生理盐水棉球洗净造瘘口周围皮肤,涂上氧化锌软膏,以防止排出的大便浸渍皮肤而出现皮炎。待粪便成形有规律时,可只用清水洗净皮肤,保持干燥。②换袋方法:由于人工肛门无正常肛门的收缩功能,初期排便无感觉,不能控制,故使用人工肛门袋。换袋时,宜取坐位,袋内积粪要及时倾倒清洗,避免感染,减少臭气;取肛袋时,应从上环轻掀起,防止损伤皮肤。③大便成形及养成定时排便的习惯后,病人就可以在每天排便后用棉垫将造瘘口盖好,用绷带固定。④扩肛护理方法:人工肛门开放1周后,应开始扩肛,以松弛肛周肌肉,保持人工肛门通畅,避免因腹肌收缩及肠管回缩引起肛门狭窄,致排便困难。其方法为:戴手套用示指伸入肛门内4 cm左右,1~2 min/次,1次/d,插入手指时,切勿粗暴过深,防止肠穿孔;扩肛时,可张口呵气,防止增加腹压。

【健康教育】

1.宜进食少渣、易消化的软食,避免辛辣刺激性食物,一日三餐应有规律。

2.出院后正确使用假肛袋,造瘘口每1~2周扩张1次,预防其狭窄,持续2~3个月,如发现造瘘口狭窄、排便困难,应到医院检查,进行必要的处理,防止发生肠梗阻等并发症。术后3个月左右避免腹内压增加的动作,以防造瘘口周围疝、结肠外翻和脱垂。

3.术后如使用化学治疗,应每周查白细胞及血小板计数1次。出院后病情无特殊变化,每3~6个月来门诊复查1次。

(孟王桃)

第五节 老年期内分泌和代谢系统常见疾病的护理

让我们一起改变糖尿病

内分泌系统是重要的调节系统,由内分泌腺和分布于其他器官的内分泌细胞组成,主要通过合成和分泌激素进行体液调节,它包括下丘脑、脑垂体、甲状腺、肾上腺、性腺、胰腺等内分泌腺。随着年龄的增加,系统的组织结构发生老化性改变。随着人类寿命的延长,老年人代谢与内分泌系统方面的问题越来越突出,它不仅涉及面广、症状隐匿,而且多种疾病间相互影响,治疗、护理错综复杂,给护理工作带来了一定的难度。所以,护理人员不仅要了解该系统正常老化过程,还要具备一定的识别能力,才能对老年人现存的或潜在的代谢与内分泌系统方面的健康问题做出正确的评估,实施整体护理。

一、老年期生理变化及特征

人体有哪些内分泌器官？它们的主要功能是什么？

1. 脑垂体　正常人脑垂体平均重 400 mg,老年人垂体的重量可减轻 20%,组织结构呈纤维化和囊状改变,生长激素分泌减少,但促肾上腺皮质激素、促甲状腺激素分泌量随年龄变化不大。

2. 甲状腺　随着年龄增加,老年人甲状腺渐缩小,有纤维化、淋巴细胞浸润和结节化现象,甲状腺素分泌减少,一般老年男性血 T_3 水平约降低 20%。老年女性血 T_3 水平约降低 10%。

3. 肾上腺　肾上腺皮质和髓质细胞均减少,肾上腺重量逐渐减轻,肾上腺功能减退。

4. 胰腺　老年人胰岛萎缩,胰岛内有淀粉样物质沉积。胰岛功能减退,胰岛素释放延迟,或分泌减少。

二、常见疾病及特点

(一) 糖尿病

糖尿病是老年人常见的疾病之一,是由于体内胰岛素分泌不足或胰岛素作用缺陷,内分泌失调导致的物质代谢紊乱,导致各种组织,特别是眼、肾、心脏、血管、神经的慢性损害、功能障碍,如不加以控制,日久导致慢性并发症,影响生存和生活质量。为此,老年人患糖尿病备受人们关注。老年糖尿病是指 60 岁以后发病或 60 岁以前发病而延续到 60 岁以后的糖尿病。

1. 病因　老年糖尿病的发病存在遗传和环境因素,生理性老化和病理因素引起的胰岛素抵抗和胰岛素作用不足。血糖过高可使葡萄糖介导的胰岛 β 细胞分泌胰岛素反应受到抑制,产生"葡萄糖毒性作用",形成老年糖尿病发病第三环节,肥胖、应激、体力活动减少、饮食方式的改变、吸烟等构成综合病因,对老年糖尿病致病有重要影响。

老年糖尿病常见于哪种类型？与日常行为习惯有何关系？

2. 临床特点　①临床表现不典型:老年糖尿病患者轻型居多,肥胖型多见。典型的"三多一少"症状少见。老年人口渴中枢敏感性降低,因而血糖高而少口渴多饮症状。②随年龄增长:由于动脉硬化,使肾小球滤过率低,表现为尿糖阳性率低或血糖和尿糖阳性程度不符。③老年患者多因大血管或微血管病变的并发症而就诊,如高血压、高血脂、肥胖、冠心病、痛风、肾脏病变、皮肤瘙痒症、脑卒中和各种感染症状。

3. 诊断标准　老年人糖尿病的诊断标准和中青年糖尿病相同。符合以下三条之一者即可诊断为糖尿病,但必须隔日重复至少一次(三条之一)才能确诊。

(1) 有糖尿病症状,如多尿、烦渴、多饮,不明原因的体重下降等,随机血糖 ≥ 11.1 mmol/L(200 mg/dL)。

(2) 空腹血糖(隔夜禁食 8 h 以上)≥ 7.0 mmol/L(120 mg/dL)。

(3) 餐后 2 h 血糖 ≥ 11.1 mmol/L(200 mg/dL)。

4.治疗原则　早期治疗、长期治疗、综合治疗、个体化治疗。国际糖尿病联盟(IDF)提出了糖尿病现代治疗的5个要点,分别为:饮食控制、运动疗法、血糖监测、药物治疗和糖尿病教育。

【护理评估】

1.健康史

(1)现病史　评估患者有无多尿、多饮、多食的表现,有无明显体重下降,有无动脉粥样硬化、心脑血管疾病、糖尿病肾病、视力下降、周围神经病变、糖尿病足、严重感染、肺结核等并发症的相关症状。本次发病后是否用过降糖药,治疗及转归情况。

(2)既往史　了解有无糖尿病、高血压、高血脂、心脑血管病史,其首次发现时间、治疗护理经过及转归情况。了解日常休息、活动量及活动耐力情况。了解平时每餐摄入量及摄入食物主要成分。

(3)用药史　了解本次发病前曾用药物名称、剂量、用法、用药时间、效果及不良反应。尤其注意使用降糖药、胰岛素的情况。了解老年人及家属能否掌握所用药物的有关知识。

(4)家族健康史　评估是否有家族性糖尿病、心脑血管疾病、脂代谢异常等病史。

(5)心理社会　评估老年人如何评价自己目前状况,能否以平静心态对待疾病。是否有忧虑、恐惧、悲观情绪。家属对老年人的关心程度。

2.身体评估　测量生命体征,注意有无糖尿病并发症及相应体征,是否肥胖。

3.实验室及其他检查　了解血糖、尿糖、口服葡萄糖耐量试验(OGTT)、糖化血红蛋白(HbA1c)、血浆胰岛素和C肽测定、血脂、CT检查结果。了解眼科检查情况。

【常见护理诊断/医护合作性问题】

1.营养失调　与机体需要量与糖类代谢异常有关。

2.活动无耐力　与糖、脂肪、蛋白质代谢紊乱有关。

3.有感染的危险　与高血糖、微循环障碍、机体防御功能减弱有关。

4.有受伤的危险　与低血糖反应、末梢感觉功能障碍有关。

5.知识缺乏　与缺乏信息、缺乏正确指导有关。

【护理措施】

1.一般护理

(1)饮食指导　饮食治疗是各种类型糖尿病治疗的基础,也是控制血糖和减轻症状的重要途径,应贯穿于糖尿病患者健康的全过程。护理人员应对患者及家属进行正确的饮食指导,防治血糖过高,预防和推迟并发症的发生。①定期测量体重:标准体重(kg)=身高-105(cm),超过标准体重10%为超重,超过20%为肥胖;低于标准体重10%为低体重,低于20%为消瘦。②制订总热量:根据患者理想的体重和劳动强度,参照原来的生活习惯等因素,确定患者每日需要的总热量。③确定每日摄入营养素的量:主要指三大营养素的确定,其基本原则是高糖类、低脂肪、适量蛋白质。一般要求每日的糖类的量占总热量的55%~60%,提倡用粗制米、面和一定的杂粮。忌食用葡萄糖、蔗糖、蜜糖及其制品(各种糖果、甜糕点、冰激凌、含糖饮料等)。蛋白质量占每日总热量的15%~20%,蛋白质的来源至少1/3来自动物蛋白质,以保证必需氨基酸的供给。脂肪量占每日总热量的20%。④合理分配:每日热量分配,结合饮食习惯,可按每日三餐分为1/5、2/5、2/5或1/3、1/3、1/3,少量多餐,防止血糖浓度过多波动。此外,各种富含可溶性食用纤维的食品可延缓食物吸收,降低餐后血糖高峰,有利于改善血糖、脂代谢紊乱,并促进胃肠蠕动,防止便秘。提倡食用绿叶蔬菜、豆类、块根类、粗谷物、含糖成分低的水果等。限制饮酒。

(2)运动疗法 增加体力活动可改善机体对胰岛素的敏感性,降低体重,减少身体脂肪量,增强体力,提高工作能力和生活质量。根据年龄、性别、体力、病情、有无并发症等不同条件,循序渐进和长期坚持。对于老年糖尿病患者,活动方式常为散步、打太极拳、干些家务活,以活动时身体微汗,不感疲劳为度。特别注意的是在口服降糖药物或注射胰岛素之后,运动会造成暂时性低血糖,通常选择餐后1.0~1.5 h进行运动,能较好地减少低血糖的发生。

(3)心理护理 由于长期的饮食控制,严格用药,及对并发症的恐惧,往往使老年糖尿病病人烦躁易怒,血糖波动较大。随着病情的发展出现多脏器功能受损及各种并发症,给患者和家属带来很大的经济及心理压力。此时,护理人员要鼓励他们讲出自己的感受,耐心解答他们的疑问,帮助他们树立信心,以良好的心态配合治疗与护理。

(4)血糖监测 应用强化治疗使血糖接近正常可减少微血管病变的发生。除控制空腹血糖,还应注意餐后血糖达标。观察有无糖尿病并发症表现,有无低血糖症状。

2.用药护理 以饮食治疗和适当的体育锻炼为基础,根据病情选用药物治疗。90%以上老年糖尿病病人经口服降糖药加控制饮食可以得到满意疗效。

(1)种类 老年糖尿病病人常用以下四类口服降糖药。①磺脲类:甲苯磺丁脲(D860)、格列本脲(优降糖)、格列齐特(达美康)、格列喹酮(糖适平)等。此类药通过作用于胰岛β细胞表面的受体促进胰岛素释放、同时提高机体对胰岛素的敏感性。主要不良反应为低血糖。②双胍类:苯乙双胍(降糖灵)、二甲双胍(美迪康)、格华止等,主要通过促进外周组织对葡萄糖的摄取和利用而降低血糖,常用于治疗2型糖尿病,是肥胖糖尿病者的第一线用药。常见的不良反应为胃肠道反应。③α-葡萄糖苷酶抑制剂:阿卡波糖(拜糖平)等,主要通过抑制肠道葡萄糖苷酶的活性,使葡萄糖吸收减少,也可作为2型糖尿病第一线药物。常见的不良反应为胃肠道反应。④胰岛素增敏剂(噻唑烷二酮类)主要通过增强骨骼肌、肝和脂肪组织对胰岛素的敏感性,促进葡萄糖的利用和吸收,而降低血糖。

(2)方法及注意事项 口服降糖药时间与进餐时间密切相关。磺脲类药物宜餐前30 min服用;双胍类药物宜餐中或餐后服用;α-葡萄糖苷酶抑制剂宜在进餐第一口时服用;胰岛素增敏剂宜早餐前30 min服用。

(3)胰岛素治疗 老年糖尿病病人有5%~10%需用胰岛素治疗。①按作用时间分类:胰岛素制剂可分为速(短)效、中效和长(慢)效三类。②使用原则:胰岛素治疗在一般治疗和饮食治疗的基础上进行,并按患者反应情况和治疗需要做适当调整。③主要不良反应:胰岛素的主要不良反应是低血糖反应,与剂量过大和(或)饮食失调有关,其次有局部过敏反应。部分患者注射胰岛素后视力模糊,数周内自然恢复。

3.低血糖防治 低血糖比高血糖对老年人危害更大,甚至危及生命,所以,老年糖尿病病人的治疗目标是:控制血糖宁高勿低。发生低血糖时,神志清醒者可给予糖水、糖块、饼干等口服,昏迷者应及时给予50%葡萄糖注射液6 mL静脉注射,切忌经口喂食,以防窒息而死亡。

4. 皮肤护理　糖尿病病人易发生皮肤感染。由于皮肤老化，老年糖尿病病人更易发生皮肤感染，加强老年糖尿病病人皮肤护理十分重要。

5. 糖尿病足护理

(1) 防止损伤　指导病人勿赤足行走或赤足穿凉鞋或拖鞋，防止异物损伤足部皮肤。剪指甲注意勿将趾甲剪得过深，不要用锐器抠老茧和鸡眼。慎用热水袋、电热毯，以防烫伤。

(2) 保持清洁　用温水（不超过40 ℃）洗脚；用柔软、吸水性强的毛巾轻柔地将脚擦干，特别要擦干足趾间；将脚擦干后用羊毛脂或植物油轻轻涂擦足部；每次洗脚不要超过10 min。

(3) 合适鞋袜　要选择纯棉或纯毛织品，袜口不能过紧，以免影响血液循环。鞋子要挑选头部宽大、大小适合，透气性好，不挤压足趾，感觉舒适的真皮或布鞋。

【健康教育】

1. 掌握正确的洗澡方法　洗澡应依清洁的需要而不是习惯进行。春、秋、冬季可每隔3~5 d洗一次澡。夏季一般每天一次，用中性香皂或沐浴露清洁皮肤。洗澡水应暖而不烫。洗澡后轻轻擦干皮肤，忌过度用力，然后在身上擦一层油或乳液。

2. 学会自我监测血糖　教会老年糖尿病病人自我监测血糖（SMBG）、尿糖。SMBG是近十年来糖尿病病人管理方法的主要进展之一，应用便携式血糖计可经常观察和记录病人血糖水平，为调整药物剂量提供依据。

3. 加强自我保护　向患者与家属强调控制血糖是防止并发症及恶化的重要措施，指导患者与家属识别糖代谢改变的症状、体征及处理方法，随身携带糖尿病诊断卡，外出备好药品及食物，以防意外。

4. 定期复查　每2~3个月定期复查血糖，了解糖尿病病情控制程度；每年全面复查1~2次，着重了解血脂水平，心、肾、神经功能和眼底情况，以便尽早发现大血管、微血管并发症。

(二) 甲状腺功能减退症

甲状腺功能减退症（hypothyroidism，简称甲减）是由于甲状腺激素合成及分泌减少，或其生理效应不足所致机体代谢降低的一种疾病。其病理特征是黏多糖在组织和皮肤堆积，表现为黏液性水肿。老年甲减较老年甲亢更为多见，女性多于男性。

1. 病因　常由于自身免疫性甲状腺炎引起，部分病人是因甲状腺手术切除或 ^{131}I 放射治疗的后遗症，服用含碘药物（如胺碘酮等）、抗甲状腺药物过量以及恶性肿瘤的颈部放疗等也可引起老年甲减。

2. 临床特点　老年甲减患者多无明显的临床症状或症状不典型，应依据老年患者的临床特点，仔细进行检查，以明确诊断。

(1) 起病隐匿、病程长　除手术切除或放疗等造成甲状腺腺体毁损外，多起病隐袭，发展缓慢，有些患者甚至在发病十余年后才有明显临床表现。

(2) 临床表现　临床表现复杂多样、难以识别。由于血液中甲状腺激素水平降低，会影响多个器官系统的功能，除了怕冷、少汗、水肿、动作缓慢等一般性表现外，还可能有表情淡漠、反应迟钝、记忆力减退、智力低下等精神神经系统表现；胸闷、气短、心动过缓、心脏扩大等心血管系统表现；食欲减退、顽固性便秘等消化系统表现；性欲降低、阳痿及女性月经不调等生殖系统表现;肌肉无力、水肿、痉挛和关节肿胀、疼痛等运动表现。

(3)黏液性水肿昏迷的发生率较高　黏液性水肿昏迷是本病最严重的表现,可在几小时至几日内引起死亡,多见于60岁以上长期未被诊断和治疗的患者。常发生于冬季温度降低,机体对甲状腺激素需要量增加,黏液性水肿恶化,患者嗜睡越来越严重,以致失去知觉,昏迷常在几日内缓慢发展。有时亦可在感染、创伤、手术、麻醉和镇静剂应用不当时突然发生,临床表现有嗜睡、低体温、低血压、低血糖、心动过缓、呼吸困难和四肢肌肉松弛,可伴休克及心、肺、肾功能衰竭而危及生命,病死率极高。

(4)容易误诊、漏诊　老年人甲状腺功能减退症的各种特异或非特异性表现,都易与正常老化或老年人常见的其他疾病混淆,导致漏诊、误诊。例如,疲乏、动作缓慢、活动减少也可由体质虚弱导致;眼周水肿和睑部黏液性水肿与老年相关的正常脸部改变的鉴别也常常会比较困难;肌肉疼痛和软弱经常酷似风湿性多发性肌痛或多发性肌炎,且肌酐激酶水平升高使鉴别诊断更为困难。

3.治疗原则　甲状腺激素终身替代治疗是治疗本病唯一有效的方法。老年患者伴心脏病者尤其应注意从小剂量开始给予甲状腺激素,然后逐渐增加剂量,以免突然加重心脏负担。继发性甲减如同时有肾上腺皮质功能低下,应先补充皮质激素,然后补充甲状腺激素,以免诱发肾上腺皮质功能减退危象。

【护理评估】

1.健康史

(1)现病史　评估患者精神、神经系统方面的改变及饮食情况。是否有不明原因怕冷、少汗、水肿、动作缓慢、记忆力减退、智力低下、胸闷、气短、心动过缓、心脏扩大等表现。

(2)既往史　了解有无甲状腺切除史,有无患甲状腺炎,有无患甲状腺功能亢进症及用药过量治疗,有无放射性^{131}I治疗史、服用含碘药物(如胺碘酮等)及恶性肿瘤的颈部放疗等病史。

(3)用药史　了解本次发病前曾用药物名称、剂量、用法、用药时间、效果及不良反应。

(4)家族史　是否有甲状腺功能亢进症、甲状腺功能减退症等病史。

(5)心理社会　评估老年人如何评价自己目前状况,是否有忧虑、恐惧、悲观情绪。家属对老年人的关心程度。

2.身体评估　测量生命体征,注意有无甲状腺功能减退症并发症及相应体征,是否有黏液性水肿。

3.实验室及其他检查　了解患者甲状腺功能、心电图、脑电图等情况。

【常见护理诊断/医护合作性问题】

1.营养失调:低于机体需要量　与进食量减少有关。

2.个人应对无效　与性格及情绪改变有关。

3.有组织完整性受损的危险　与黏液性水肿、机体抵抗力下降有关。

4.潜在并发症　黏液性水肿、昏迷。

【护理措施】

1.饮食护理　甲减患者应给予高热量、高蛋白质、高维生素饮食,并应多进食粗纤维食物。

2.排便护理　老年甲减患者常有顽固性便秘,主要预防措施除了调整饮食外,还应注意多活动、腹部按摩等,以促进胃肠蠕动。对已有便秘者,可酌情使用缓泻剂、开塞露。

3.防止低体温　保持适当的居室温度,加厚衣物、被褥,使用热水袋等。

4.用药监测　①老年人心脑血管疾病比较常见,尤其要注意药物剂量的调整 T_4 和 TSH 水平是指导给药剂量的良好指标。②尿量增加、体重明显减轻,提示病情好转。③治疗中如发生心动过速、心律不齐、心绞痛等症状时,宜减量或暂停。

【健康教育】

1.告诉患者甲减的病因、病理、临床表现要点及基本病程。

2.告知患者终身服药的必要性,随意停药或改变药物剂量的危险性,以及定期门诊随访的重要性。

3.让患者了解服用甲状腺激素过量时的临床表现,并注意自我观察,一旦有可疑的症状和体征出现应及时就诊。

4.应慎用镇静剂、麻醉药品等。

5.一旦遇到比较严重的应激事件,如感染,患者应住院治疗。

(三)脂代谢异常

血脂代谢异常是由遗传基因和(或)环境条件等因素,使血浆中脂质及脂蛋白的生成增多、分解和清除障碍,导致血液中脂质或脂蛋白的组成成分浓度异常。血浆脂质成分浓度超过正常称高脂血症。血浆脂蛋白浓度超过正常称高脂蛋白血症。其临床意义主要是引起或加重动脉粥样硬化(AS)。老年人的脂代谢异常与老年人原发性高血压、糖尿病等常合并存在,是构成老年人冠心病的危险因素。

脂代谢异常为什么会加重动脉粥样硬化?

1.病因　遗传因素、长期高热量、高胆固醇、高饱和脂肪酸饮食,饮酒,吸烟,长期高度精神紧张等。

2.临床特点　①脂代谢异常:初期多数没有临床症状,但它却能直接加速全身动脉粥样硬化,隐匿地、逐渐地、进行性地损害机体。②老年人常见病:脑卒中、冠心病、心绞痛、心肌梗死、高血压、糖尿病、甲状腺功能减退、肾动脉硬化引起的肾功能不全等,与脂代谢异常密切相关。③脂代谢异常:有显著的人群差异,一般老年人高于青壮年,女性高于男性,脑力劳动者高于体力劳动者,肥胖者高于正常人群,城市高于农村,荤食者高于素食者,吸烟、饮酒者高于不吸烟、不饮酒者,长期高度精神紧张者高于一般人群,有遗传基因者高于无遗传基因者。

3.治疗原则　①合理膳食、适当运动:是治疗老年人脂代谢异常最重要的基本措施,应长期坚持。②药物治疗:药物治疗是饮食治疗及运动治疗的辅助措施,老年人经调整饮食、加强运动3~6个月后降血脂仍无效时,或已有冠心病,或虽无冠心病但血脂过高时,均需药物治疗。

【护理评估】

1.健康史

(1)现病史　询问患者有无动脉硬化、心脑血管疾病、糖尿病肾病等与脂代谢异常密切相关疾病的临床表现。

(2)心理社会 评估老年人如何评价自己目前状况,是否有忧虑情绪。家属对老年人病情重视程度。

(3)既往史 了解是否有上述疾病病史。若有,需进一步了解患病时间、治疗护理经过及转归情况。了解既往是否喜食高脂饮食,是否喜食甜食,是否大量饮酒,是否长期吸烟。了解平时生活自理能力情况、活动习惯、运动方式、运动量等。

(4)家族健康史 是否有脂代谢异常、糖尿病、心脏病、肥胖等家族史。

2. 身体评估 注意有无黄色瘤、角膜环及眼底改变。

3. 实验室检查 ①了解血糖、血脂、肝肾功能检查结果;②采集血脂蛋白标本前,应禁食 12～14 h。

【常见护理诊断/医护合作性问题】

1. 营养失调:低于机体需要量 与脂代谢异常有关。
2. 知识缺乏 缺乏高脂蛋白血症的预防和自我护理知识。

【护理措施】

1. 一般护理

(1)观察 ①观察与脂代谢异常密切相关疾病的临床表现;②观察肝、肾功能:因多数老年人肝、肾功能减退,且调节脂质代谢的药物对肝、肾功能影响较大,所以,用药期间,要特别注意老年人黄疸情况,注意尿量,定期检查肝、肾功能,如发现异常应及时向医生反映。

(2)适度运动 向患者讲述积极的体育活动对调节血脂的重要性。老年人应在医务人员指导下坚持进行快走、骑自行车、慢跑、游泳等中等强度的运动,每次 30 min 以上,每周至少 3 次。

(3)饮食、嗜好 ①限制总热量摄入:限制总热量摄入是降低血脂、控制体重的关键。60 岁以上老年人、轻体力劳动者每日总热量摄入应限制在 6 699～8 374 kJ 为宜。避免暴饮、暴食,不吃过多甜食,做到饮食有节律。②低脂、低胆固醇膳食:每日摄入脂肪以不超过 30 g 为宜,并且以植物油(豆油、花生油、玉米油等)为主;每日摄入胆固醇控制在 200 mg 以下为宜,避免食用高胆固醇食品(动物内脏、蛋黄等)。③高纤维膳食:膳食中的纤维素有降低血清胆固醇的作用。纤维含量丰富的食物主要有粗杂粮、麦麸、干豆类、海带、蔬菜、水果等,每日摄入纤维量 35～45 g 为宜。④足量蛋白质:为防止老年人营养不良,应注意提供足量的蛋白质。⑤戒烟限酒,减少吃喝应酬:长期吸烟酗酒,可干扰血脂代谢,使血脂升高。

(4)心理 情绪激动、失眠、过度劳累、生活无规律、焦虑、忧郁等都可使脂代谢紊乱。要指导老年人自我调节,心理放松,避免紧张,生活规律,劳逸结合。

2. 用药护理 让患者认识到药物治疗只是饮食和运动治疗的辅助手段,一个疗程为 3 个月,停药后血脂可再度异常;调节血脂的药物可引起恶心、厌食、腹胀等胃肠道反应,应从小剂量开始;注意药物对肝、肾功能的损害。

【健康教育】

1. 宣传教育 对老年高危人群(肥胖、糖尿病、冠心病、甲减等)进行宣传教育,使他们对脂代谢异常的危害有所认识,并能主动积极要求降低体重,积极治疗糖尿病、甲状腺功能减退等原发病。

人体脂肪摄入量是越少越好吗?摄入脂肪的原则是什么?

2. 相关知识普及　向患者及家属讲解血脂异常与冠心病、糖尿病、高血压病之间的关系,引起足够的重视。

3. 合理膳食　指导建立合理的膳食结构,即低热量、低脂肪、低胆固醇、低糖、高纤维膳食。

4. 合理用药　指导老年脂代谢异常病人坚持按医嘱用药,用降血脂药后1~3个月复查一次血脂、肝肾功能。用药期间密切观察有无黄疸,有无尿量减少等情况,发现异常立即就诊,以便根据病情及时调整治疗方案。长年用药者,可于3~6个月复查一次。

(许昌学院　王许乐)

第六节　老年期神经系统常见疾病的护理

神经系统是机体的重要组成部分,进入老年阶段后,神经系统的结构和功能会发生一系列的变化,如神经细胞的数量减少;脑重量的逐步减轻;神经细胞中脂褐质色素沉积,出现少量神经元纤维缠结。神经递质特别是多巴胺、胆碱能水平的降低与功能改变等。这些因素结合在一起,使老年人出现躯体活动障碍、思维过程改变、语言沟通障碍、睡眠型态紊乱等一系列问题,从而更加降低了机体对环境的适应能力。

一、老年期生理变化及特征

1. 脑细胞减少与脑萎缩　人体脑细胞数量20岁时达高峰,此后逐年减少,每年约减少0.8%,60岁时大脑皮质细胞减少20%~25%。脑细胞数量的减少导致脑重量减轻,25岁时脑重量约1 400 g,60岁时约减少84 g,80岁时约减少140 g。70岁以后多数人出现脑萎缩。脑萎缩主要见于大脑皮质,以额叶、颞叶最显著,基底节和丘脑的体积也有所减少,顶、枕叶一般不受累。由于脑萎缩,颅腔内蛛网膜下腔的空间相对增大、脑室扩大。但智能良好的老人极少发生严重的皮质萎缩。

2. 老年斑、脂褐质、神经纤维缠结　老年斑多分布于大脑皮质,特别是额叶和颞叶,也可见于杏仁核、纹状体、丘脑,偶尔在脑干内。这些斑块使神经细胞传递及接收信息的能力下降,老年斑的多少常与智能衰退程度相关;另外,健康老年人脑内还可见神经元纤维缠结,这些缠结的神经纤维沉积于神经细胞的胞体内,随着年龄的增长逐渐增加,55~60岁时发生率可达43%,90岁时可达90%,海马区神经细胞内缠结最多。神经纤维缠结量过多时可引起阿尔茨海默病。人的脂褐质约从8岁开始出现,以后随着年龄增加而增多,它是含有蛋白质和高浓度中性和酸性的类脂多聚物,是酸溶性物质。由于细胞不能将其排除出去,可影响细胞内的合成代谢,从而影响神经细胞的功能与生存。脂褐质增加到一定程度会导致细胞萎缩和死亡。

3. 丘脑-垂体系统变化　老年人丘脑-垂体系统发生退行性改变,使丘脑对内环境稳定性的控制能力降低,导致应激能力减弱,代谢紊乱,引起动脉硬化及高血压的发展,并使蛋白质和酶的合成能力降低。

4. 神经递质变化　老年人大脑内某些中枢神经递质减少。儿茶酚胺类递质如肾上腺素、去甲肾上腺素和多巴胺含量减少,可导致老年人睡眠障碍、精神抑郁、表情淡漠、动作缓慢、运动震颤。乙酰胆碱含量与活性也同时下降,出现功能紊乱,可导致衰老时记忆和认知功能的衰退。

5. 其他生理变化　老年人由于形态学和生化方面的变化,必然会引起老年人脑部血液循环阻力增大,血液流速减慢,脑血流量与氧代谢率降低,神经生理功能减退,表现为记忆力衰退,思维活动缓慢,行动不敏捷等,注意力不集中。近期记忆力减退为逻辑记忆所代偿,远期记忆和高水平的智力活动保留较久。触觉、听觉、嗅觉、味觉等功能伴随老化也日渐降低,因人而异,有所不同。

二、常见疾病及护理

(一) 老年性痴呆

老年痴呆症是一种进行性高级神经功能活动障碍,即在没有意识障碍的状态下,记忆、思维、分析判断、视空间辨认、情绪等方面出现障碍,是智能损害的综合征。其主要包括:老年性痴呆(AD)、血管性痴呆(VD)、混合性痴呆(既有 AD 又有 VD)及其他类型的痴呆(也称继发性痴呆)。本节重点讲述老年性痴呆患者的护理。

1. 病因　目前尚未完全清楚。研究发现与多种因素有关,如遗传因素、饮食中铝含量过高、胆固醇过高、高血压、动脉硬化、糖尿病、中风等疾病因素,其发病还往往与受教育程度低、不爱动脑子、性格内向、不良生活方式(如吸烟或嗜酒)等有关。

(1) AD 具有家庭聚集性　40% 的患者有阳性家族史,呈常染色体显性遗传及多基因遗传,有人提出遗传学说(或基因学说),认为和唐氏综合征一样,在第 21 对染色体上均有淀粉样变性基因。

(2) 环境因素　①铝的蓄积,AD 的某些脑区的铝浓度可达正常脑的 10~30 倍,老年斑(SP)核心中有铝沉积。铝选择性地分布于含有神经纤维缠结(NFT)的神经之中,铝与核内的染色体结合后影响基因的表达,铝还参与老年斑及神经纤维缠结的形成。故有学者提出"铝中毒学说"。②病毒感染,发现许多病毒感染性疾病可发生在形态学上类似于 AD 的神经纤维缠结和老年斑的结构变化。

(3) 免疫系统　功能障碍老年人随着增龄 AD 患病呈明显增高,而增龄与免疫系统衰退、自身免疫性疾病增加有关。

(4) 神经递质学说　AD 病神经药理学研究证实 AD 患者的大脑皮质和海马部位乙酰胆碱转移酶活性降低,直接影响了乙酰胆碱的合成和胆碱能系统的功能及 5-HT、P 物质减少。

(5) 正常衰老　神经纤维缠结和老年斑也可见于正常人脑组织,但数量较少,只是 AD 时这些损害超过了一定的"阈值"水平。70~74 岁的人老年痴呆的患病率为 3%,75~79 岁的人患病率为 7%,80~84 岁的人患病率为 17%,85 岁以上的人患病率为 29%。

(6) 雌激素　长期服用雌激素的妇女患 AD 危险低,研究表明雌激素可保护胆碱能神经元。

2. 临床特点

(1) 智力减退　①开始表现为短期内出现思维迟缓,情感不稳,注意力不集中,做

关注阿尔茨海默症的意义有哪些?

关爱父母,关爱阿尔茨海默症

事马虎,进而出现进行性遗忘,起初,近期记忆力丧失,随后远期记忆力也丧失,最终发展为连姓名、年龄、家人都遗忘,并常伴有计算力下降,同时有定向力障碍(出门不知回家路线,如上完厕所不知卧室)。理解力及判断力差,严重时无法与人交流。②联想困难,理解力减退,判断力差。起初表现为工作毫无计划性与创造性,继则连原来熟悉的工作都无法完成。严重时,连他人言谈都无法理解,令其脱衣则张口,令其伸手则久站不动。

(2)行为改变　常出现幼稚行为,强迫行为,无目的行为。例如翻箱倒柜,乱放东西;爱藏废物,视作珍宝;不注意个人卫生习惯。也有动作日渐少,端坐一隅,呆若木鸡。晚期均不能行动,卧床不起,两便失禁,生活全无处理能力,形似植物状态。

(3)情感障碍　早期有情绪易激动,有欣快感,后期表情呆板、迟钝。

(4)外貌改变　显得老态龙钟,满头白发,齿落嘴瘪,瞳孔反应迟钝,生理反应迟缓,躯体弯曲,步态蹒跚。

(5)其他表现　体重减轻、口齿含糊,失语,以及各种失用、失认、失算症、书写困难等。最终认识能力可全部丧失。

3.治疗原则　老年痴呆症目前没有特效治疗方法,但早期发现非常重要。早期服用吡拉西坦、安理申、艾斯能、石杉碱甲等药物,对轻、中度老年痴呆有一定延缓效果。此外,临床试验有报道银杏叶提取物对老年痴呆症亦有良好延缓的疗效。为提高患者的认知能力,还可以适量服用胆碱酯酶阻断剂和提高碱能受体感受性激动剂,增加脑内乙酰胆碱浓度。

【护理评估】

1.健康史

(1)现病史　起病缓慢,逐渐进展,病程5～10年。怀疑痴呆症的老年人,应注意有无情绪抑郁、精神恍惚,行为是否合理,观察其个人及家庭卫生是否整洁,衣着是否合时宜,特别注意观察经常出现的病态行为。凡60岁以上的老年人出现进行性、不可逆性记忆障碍、认知障碍及人格行为改变,均应考虑老年性痴呆症的可能。

(2)既往史　有无颅脑外伤史及其他颅脑器质性疾病。

(3)用药史　本次发病前用药情况,尤其要注意是否有药物中毒史。老年病人及家属能否掌握所用药物的有关知识。

(4)家族史　是否有老年性痴呆症阳性家族史。

2.身体评估及智能评估　评估病人有无记忆力、认知、言语、思维、定向障碍,性格改变。常用一些量表进行评估。

3.实验室检查及其他检查

(1)脑电图　脑电图显示正常或弥漫性慢波,无特异性。

(2)CT或MRI　广泛性轻度至中度脑萎缩,脑室系统扩大,不对称性以额颞叶和顶叶萎缩明显者具有诊断参考价值。

【常见护理诊断/医护合作性问题】

1.思维过程改变　与认知、记忆缺陷和对环境理解不正确有关。

2.生活自理缺陷　与认知功能障碍及活动能力下降有关。

3.语言沟通障碍　与认知障碍、构音不清有关。

4. 有受伤的危险　与反应迟钝、步态不稳及判断力障碍等有关。

5. 保持健康能力改变　与认知障碍有关。

6. 个人及家庭应对无效　与家属对疾病认识不足、经济困难等因素有关。

【护理措施】

1. 日常生活护理　仔细评估老年人生活自理能力，哪些尚可以自理，哪些协助后自理，哪些完全需要照护。不断给予老年人精神安慰和生活调养，丰富生活内容，组织锻炼，经常看电视，反复进行记忆力、计算能力、手工操作、语言沟通等训练，提高生活自理能力和生活质量，延缓老年痴呆进程。

2. 记忆障碍的护理　记忆不只是认知的过程，它与情感交流过程也是密切相关的。愉快回忆持续刺激可以使其记忆再生。有研究表明，回忆治疗是一项有效的护理措施，当痴呆老人由衷地谈论记忆起的愉快事件时，他们的语言变得较流畅，提高老人的生活满意度。对待健忘老人应多鼓励，避免大声训斥。经常用老人敏感且愉快的语言刺激，体现尊重和爱护，取得老人的信任，改善记忆状况。

3. 行为异常的护理　痴呆老人常见的行为异常表现为激越行为，即不能用老年人的特定需求或意识混乱来解释的某些不恰当的语言、声音和运动性行为。当老年人身体不适，自身要求过高未得到满足时，在生理上存在着听力和视力下降，可因幻觉、妄想而产生思维紊乱，表现出注意力的改变，出现受威胁幻觉而产生躁动，叫喊甚至打人等攻击行为来表达其恐惧心理。因此，应该尽量避免一切应激原，病房环境应尽量按老年人原有的生活习惯设置，使其感受到家的氛围；了解老年人过去的生活习惯和喜好，尽量满足其需要。在进行护理的过程中，鼓励老人自己完成任务，可使老人易于配合护理和较少有激越行为。在有激越行为的病人中，试图去转移病人的注意力，也可有效地减少激越行为的发生。不能用禁止、命令语言，更不能在病人存在激越行为时将其制动或反锁在屋内，这样会增加病人的心理压力使病情加重。

4. 心理护理　老年痴呆症患者大多伴有不同程度的精神症性心理活动异常。因此，应鼓励病人与家人和亲友交往，从思想上、情感上尽可能沟通，以减少病人的孤独感。有幻觉症，特别是有迫害妄想症的病人临床表现是思维偏激、固执，对这类病人除给予语言抚慰外，应采取暗示和诱导等方法转移其注意力。应尊重病人，理解病人且态度要诚恳，尽量满足其合理的要求，不能满足的应耐心解释，忌用伤害感情或损害病人自尊心的语言和行为。老年痴呆病人，理解能力下降，应主动与之交谈，要有足够的耐心，说话要缓慢，句子要简短，如果病人一次没有听懂，可以重复2~3遍，直到病人明白为止。

5. 为家属提供健康教育　照护痴呆老年人是一个漫长的阶段，住院费用不菲，多数家庭选择居家护理，家庭成员的精心护理对于巩固疗效，延缓病程具有重要意义。但由于家属缺乏照护知识，特别是护理技能的缺乏，因此，应对家属或照料者进行痴呆疾病常识的宣教，通过定期家访提高照料者的护理技能，指导照料者掌握与老年痴呆病人交流的方法，提高中晚期老年痴呆病人的生活质量。

6. 定向力障碍的护理　应避免老年人单独外出，外出时给老年人带上标记家庭地址、电话号码和回家路线用的卡片，老人可以依据卡片勾起回忆，好心人也能够将病人护送回家。家里将重要电话号码做成卡片放在显眼的位置，最好在电话号码的旁边贴上该号码使用者的照片。

【健康教育】

1. 预防

(1) 均衡饮食　均衡摄取蛋白质、食物纤维、维生素和无机盐,低盐、低动物性脂肪、低糖饮食,降低血脂,减少动脉硬化,减少血管性老年痴呆。美国康奈尔大学科研发现果汁中的酚具有抗氧化作用,能够阻止有伤害性的物质和毒素进入神经细胞,从而保护神经细胞免遭破坏。含酚最多的是苹果,其次是香蕉和橙子。乙酰胆碱能增强记忆力,常吃富含胆碱的食物,如豆类及其制品、蛋类、花生、核桃、鱼、瘦肉等。维生素B能有效地降低老年痴呆的发病率,富含维生素B的食物有贝类、海带等。

(2) 减少铝质炊具的使用　铝与酸、碱、盐都可发生化学反应,常用铝质炊具加工或盛放含酸、碱、盐的食物,食物易被游离出来的铝元素污染。过量进入身体的铝会损害中枢神经系统,引起智力下降、反应迟钝,易导致痴呆。

(3) 活动锻炼　锻炼和劳动能使血液循环加快,大脑供血量增加,脑细胞得到充足的营养素和氧,大脑细胞活力增强,健脑防痴呆。维持腰部及脚的强壮。活动手指,如经常写字、绘画、手工编织、转动健身球、弹奏乐器等,能直接刺激脑细胞,延缓脑细胞衰老,防止脑退化。

(4) 勤动脑　活到老学到老,勤动脑,大脑接受信息刺激多,脑细胞才能发达并有生命力。退休后应该安排一定时间看书、学习、写文章,让头脑得到活动机会,保持大脑的灵活性。广交朋友,关心他人,开心多,信息多,活动多,会使自己感到年轻。

(5) 劳逸结合　避免过度操劳和精神紧张,充分休息,情绪稳定,积极乐观,使血压稳定,保持脑细胞活力和精力旺盛。避免睡得过久血流过缓,增加冠状动脉和脑血管梗塞的危险。

(6) 遵医嘱用药　六味地黄丸,具有抗衰老、抗氧化、增强记忆、改善健忘的作用,对预防老年痴呆有一定的作用。服用雌激素,延缓女性老年痴呆的发病年龄和减轻症状。

(7) 治疗原发病　控制动脉硬化、糖尿病、高血压和肥胖等病。早发现、早治疗。避免过度喝酒、抽烟。

2. 出院指导　①培养老年人的生活兴趣和爱好,丰富老年人的生活内容;②家庭成员间应保持和谐气氛,关系融洽;③进行功能锻炼,如记忆训练、技能训练等。

(二) 睡眠障碍

睡眠障碍是指睡眠量不正常及睡眠中出现异常行为的表现,也是睡眠和觉醒正常节律性交替紊乱的表现,如睡眠缺少或睡眠过多,有时出现如梦游、梦话、夜惊等症状,是老年人常见的症状之一。睡眠是维持人体生命的重要的生理功能,对人体健康有极其重要的意义。

哪些因素会影响老年人的睡眠?

1. 病因

(1) 环境的改变　老年人对外界环境的变化比较敏感,喜欢自己习惯的环境。如果改变他们的居所或床饰,可使他们整夜不眠,并易受声音、光线等刺激。

(2) 生理病理因素　多因年老体弱,大脑皮质功能减退,新陈代谢减慢及体力活动减少,影响正常的睡眠过程。许多老年病可以引起失眠,如脑动脉硬化症、原发性高血压、老年性慢性支气管炎、心脏疾病、夜尿增加等。

(3) 心理与社会因素　情绪的急剧变化(如过分悲伤、激动、高兴)或情绪上的疾病可导致睡眠障碍。如老年期抑郁症最易引起以早醒为特征的睡眠障碍。

(4) 生活方式改变　有些老年人的睡眠障碍实际上是由他们不良的生活方式所引起的。如白天睡得过多引起夜间失眠;睡前饮用咖啡、浓茶等刺激性饮料,兴奋中枢神经系统;晚餐吃得过饱或白天活动太少等。

(5) 药物所致的失眠　如服降压药、利尿药、激素、支气管扩张剂等。

2. 临床特点

(1) 睡眠时间缩短　睡眠时间随年龄的增加而缩短,一般夜间睡 5～7 h,而白天打瞌睡或午睡时间长。

(2) 睡眠浅,夜间易醒　老年人一夜要醒两次以上,连续睡眠时间较短。夜间多次觉醒的老年人,醒后常感疲乏,整日精神不振,昏昏欲睡。

(3) 入睡困难或容易早醒　老年人有入睡困难或容易早醒,上床 2 h 以后未能入睡或凌晨 4 时左右便醒来就不能再睡,常感睡眠不好。

(4) 嗜睡　嗜睡是老年人睡眠障碍的常见现象,其原因有脑部疾病(脑萎缩、脑动脉硬化、脑血管病、脑肿瘤等)、全身病变(肺部感染、心衰、甲状腺功能低下等)、药物因素(安眠药)及环境因素等。由于老年人对身体病变的反应迟钝或症状不明显,有时仅表现为嗜睡;因此,了解老年人嗜睡的意义就在于明确嗜睡的原因,并使之得到及早的治疗。

3. 治疗原则　老年睡眠障碍常与躯体疾病或精神障碍相伴发生,因此,应鼓励老年人积极治疗引起睡眠障碍的原发疾病,加强对症护理,控制症状,防治并发症,消除或减轻病痛折磨,以减少对老年人睡眠质量的影响。同时,养成良好的睡眠习惯,去除干扰因素,进行睡眠训练,停用易引起睡眠障碍的药物,治疗原发疾病(如心力衰竭、肺气肿、内分泌疾病、抑郁症等)。

【护理评估】

1. 健康史

(1) 现病史　了解老年人睡眠情况如"每晚睡多少小时?""有无入睡困难及早醒?""采用什么方式帮助睡眠?"等。

(2) 既往史　是否患有高血压、冠心病、糖尿病、肺气肿等疾病。

(3) 用药史　了解老年人以往用药情况,是否有这些药物中毒史。老年人及家属能否掌握所用药的有关知识。

(4) 家族史　有无睡眠障碍阳性家族史。

2. 心理-社会评估　老年人思维专一而固执,情绪起伏明显,敏感多虑,易激动易怒,直接影响睡眠或导致睡眠障碍加重。有的老年人性格内向,遇事不愿与人交流,在遭遇重大精神打击时,容易出现睡眠障碍。

3. 身体评估　①老年人长时间(1 个月以上)有效睡眠时间减少、睡眠觉醒次数增加、睡眠质量下降,PSG(多导睡眠图)提示睡眠潜伏期大于 30 min、觉醒时间每晚大于 30 min、实际睡眠时间每晚少于 6 h,均可诊断为睡眠障碍。②睡眠障碍程度足以造成主观的疲劳、焦虑或客观的工作效率下降,无法扮演正常生活中的角色。③老年人受多种病因或干扰因素影响,入睡困难和不能维持睡眠。主要表现为睡眠潜伏期延长,有效睡眠时间缩短,并伴有情绪不稳定、容易激动、烦躁不安、好发脾气、精神疲乏、消化不良、食欲减退、抵抗力下降等。

【常见护理诊断/医护合作性问题】

1. 睡眠形态紊乱　与焦虑、恐惧、压抑、疼痛及不适当的刺激等因素有关。
2. 活动无耐力　与睡眠不足、老年疾病干扰等因素有关。

【护理措施】

1. 一般护理　①安排有助于睡眠休息的环境，保持周围环境安静，勿大声喧哗。关闭门窗及拉闭窗帘。房间温度适宜，床铺舒适。睡眠时关闭大灯，尽量不开床头灯，可开地灯。②建立活动和休息时间表，身体许可时，可增加白天活动量。适当减少白天睡眠次数和时间。积极参与社会活动或多与朋友交谈。③集中进行护理活动，减少对病人的干扰。④睡前排尿可以把便器放靠床边，晚上8点钟以后限制饮水量。⑤提供促进睡眠的措施，减少睡前活动量，睡前避免饮用咖啡或浓茶，可喝热牛奶。睡前热水泡脚或洗澡，局部适当按摩。如有身体不适或疼痛，应遵医嘱给药，摆放舒适的体位。根据病人的习惯，睡前可听轻音乐，可阅读娱乐性读物。

2. 行为疗法

（1）睡眠控制　帮助失眠者减少与睡眠无关的行为，建立规律性睡眠-觉醒模式，包括在有睡意时上床，床及卧室只用于睡眠，不在床上阅读、看电视或工作，若上床15 min 或 20 min 不能入睡，则起床，白天不午休或打盹，清晨准时起床。

（2）放松训练　通过放松来减少精神和躯体的紧张而治疗失眠。方法有肌肉放松训练、生物反馈、沉思、练气功、打太极拳等。

【健康教育】

1. 预防　①晚餐不宜过饱，保持情绪稳定；②睡前准备，如漱口、梳头、温水浴或温水泡足、开窗通风；③睡前不饮浓茶、咖啡、利尿剂；④睡前可进食帮助睡眠的食物，如大枣等。

2. 出院指导　建立有规律的生活习惯，老年人应正确对待睡眠障碍，不要为此焦虑不安，要有信心找出原因，积极治疗。

（三）脑血管意外

脑血管意外是一组由于脑部血管病变所致的脑局部血液循环障碍性疾病，是老年期发病率高、死亡率高、致残率高的一种脑部疾病，是目前人类最常见的死亡原因之一。

1. 脑血管疾病的危险因素和病因

（1）危险因素　①可干预因素：高血压、糖尿病、心脏病、高同型半胱氨酸血症、TIA 或脑卒中病史、肥胖、无症状性颈动脉狭窄、酗酒、吸烟、抗凝治疗、脑动脉炎等。②不可干预因素：年龄、性别、种族、遗传因素等。其中高血压是脑卒中最重要的独立危险因素。

（2）基本病因　①血管壁病变：高血压性脑细小动脉硬化；脑动脉粥样硬化为最常见；血管先天性发育异常和遗传性疾病；各种感染和非感染性动、静脉炎；中毒、代谢及全身性疾病导致的血管壁病变。②心脏病：风湿性心脏病、先天性心脏病、细菌性心内膜炎、心房纤颤等。③其他原因：血管内异物如空气、脂肪等。

（3）促发因素　①过度劳累；②情绪激动；③负重、排便用力等；④突然的体位改变;⑤饱餐和饮酒;⑥寒冷或气温突然下降;⑦看情节紧张、激烈的影视节目;⑧性生活不当;⑨其他疾病(如高血压、动脉硬化)等。其中以过度疲劳和情绪激动最为常见。

2. 分类 临床上常按起病的缓急,将脑血管疾病分为急性和慢性两种类型。急性脑血管疾病是指急性起病、迅速出现局限性或弥漫性脑功能缺失征象,又称脑卒中(stroke)。其主要病理过程为短暂脑缺血发作、脑梗死、脑出血和蛛网膜下腔出血。慢性脑血管病是指脑部慢性供血不足,致脑代谢障碍和功能衰退,起病隐匿、进展缓慢。

3. 特点 老年人突然偏瘫、失语、头痛、呕吐,并出现不同程度的意识障碍。①脑梗死:可能有前驱的短暂性脑缺血发作。常在安静休息或晨间醒后出现。症状在几小时或较长时间内逐渐加重。意识清楚而偏瘫、失语等局灶性神经功能缺失比较明显。常伴有高血压、糖尿病等。脑脊液清澈,压力不高。②脑出血:常在体力活动或情绪激动时发病。发病时常有反复呕吐和头痛。突然起病,病情进展迅速,常有意识障碍和局灶性神经体征。有高血压动脉硬化病史,血性脑脊液。CT、MRI可明确诊断。

4. 治疗原则 治疗原发病,改善微循环,控制脑水肿,预防并发症,促进脑神经功能的恢复。

【护理评估】

1. 健康史 重点询问病人有无颅内动脉粥样硬化、高血压、高血脂及糖尿病病史;有无不良生活方式及饮食习惯,有无烟酒嗜好等;询问患病时间,有无诱因,发病前有无头痛、头昏等前驱症状;有无TIA发作病史;主要症状体征的特点,有无失语、肢体运动障碍及其部位;以往用药情况,是否有药物中毒史。

2. 身体评估 ①评估病人有无意识、瞳孔、生命体征的变化;②有无不对称肢体瘫痪;③有无构音困难等。

3. 实验室检查 ①CT或MRI检查是否显示梗死灶;②脑血管造影是否发现血管狭窄及闭塞部位。

【常见护理诊断/医护合作性问题】

1. 语言沟通障碍 与失语症或语言中枢神经受损有关。
2. 自理缺陷 与偏瘫认知障碍有关。
3. 知识缺乏 与缺乏信息、缺乏正确指导有关。

【护理措施】

1. 一般护理

(1)体位 脑梗死的病人宜取平卧位,以便较多的血液供给脑部,禁用冰袋等冷敷头部以免血管收缩、血流减少而加重病情。脑出血病人急性期应绝对卧床休息,抬高床头15°~30°,以促进脑部静脉回流,减轻脑水肿;头置冰袋或冰帽,以减轻脑耗氧量。

(2)饮食护理 给予低盐低脂饮食,如有吞咽困难、饮水呛咳,可给予糊状流食或半流食,小口缓慢喂食,必要时给予鼻饲流质饮食。脑出血病人应禁食24~48 h,发病3 d后,如意识仍不清楚不能进食者,应鼻饲流质,以保证营养供给。

(3)生活护理 协助卧床病人完成日常生活活动(如穿衣、洗漱、沐浴、大小便等),保持皮肤清洁干燥,及时更换衣服、床单,定时翻身,以免压疮的发生。恢复期尽量鼓励病人独立完成生活自理活动,如鼓励病人用健手进食、洗漱等,以增进病人自我照顾的能力和信心,恢复部分生活、工作能力。对意识障碍和躁动不安的病人,床周应加护栏,以防坠床;对步行困难、步态不稳等运动障碍的病人,地面应保持干燥平整,以防跌倒;走廊和卫生间等病人活动场所均应设扶手。

2. 康复护理

（1）心理护理 患者突然丧失部分肢体活动能力及语言能力,以致丧失生活自理及工作能力,缺乏思想准备和(或)家庭经济条件较差者,病程较长,容易产生焦虑、抑郁等情绪变化,喜怒无常,甚至人格改变,对生活失去信心,不愿意配合治疗与护理。一是家属要关心尊重老人,不能有嫌弃情绪,要为病人创造良好生活环境,尽量避免老人情绪激动。二是护士应细心观察病人的心理反应,及时做好心理疏导,调解其情绪,反复说明疾病,承认现实,既安心享受家人提供的精神物质,又积极进行康复锻炼,争取最大的生活自理和功能恢复。做到遇喜不极乐,遇烦不大怒,保持愉快心情。对明显焦虑、抑郁、疑病等,可遵医嘱使用抗焦虑抑郁药,或求助心理医师。

（2）肢体活动康复 ①脑出血病人绝对卧床4周以上,避免不必要的搬动,并保持手足等部位的关节置于功能位。每2 h翻身一次,适当按摩肌肉,热敷或理疗,减少肌肉强直,协助患肢波动活动每日3次。②鼓励和促进病人早期下床活动,练习行走。护理人员及家属要有极大的耐心,教会病人注意力集中,在步行的各个阶段要尽量保持体位平稳,逐渐增加活动量,要注意安全,防跌倒及扭伤。

（3）言语训练康复 目前尚无特效药物作用于语言中枢,主要是积极治疗原发病,大多数老人的失语可随原发病变的好转而逐渐恢复,在病后3个月内恢复较快;其次是语言的康复训练,包括发音训练、短语训练、会话训练、朗读训练、复诵句子训练、文字辨识、指出物品名称、执行命令及图片、实物配对练习等。我们要向老年人及家属说明语言功能的可能恢复性,家属和护士要特别耐心、细心体会老年人的需要,及时给予协助和关心,制订详细、有序语言锻炼计划。让患者看电视看报纸,待能发音后鼓励病人大胆发音,克服害羞心理,不要怕说不准、说错了,先从发原音开始,如"a、o、e"等,再逐渐过渡到单字、单词、简单句子,最后练习完整段落。感觉性失语症老年人可运用视觉逻辑法、手势方法进行训练。混合性失语症的病人功能训练更困难,必须采取说、视、听三结合的方法反复多次进行。护士定时听老年人发音、讲话,及时进行效果评价、多鼓励老年人,增强自信心。

【健康教育】

1. 预防 ①积极防治高血压、脂代谢异常、糖尿病和动脉硬化。②建立合理的饮食习惯,通过饮食的调节来降低血脂。饮食以低脂、低胆固醇、低盐、高蛋白、高维生素为宜。③经常保持适当的活动,以促进血液循环和新陈代谢。④戒烟限酒。

2. 健康指导

（1）合理膳食 养成科学的饮食习惯,正确控制食量,少吃甜食,勿营养过剩,避免肥胖,肥胖是公认的脑卒中的危险因素之一。

（2）生活规律 按时入睡,按时起床,按时定量进餐,定时大便,适当活动,保持清洁。

（3）劳逸结合 根据自己的特点来安排工作和生活,做到松紧有度,适当休息,不做力不从心的事。老年知识分子要注意科学用脑,切忌长时间紧张从事脑力劳动而用脑过度。

(4)体育锻炼　坚持"长期、循序渐进、适度和个别化"的原则。选择适合自己的运动方式,如:步行、打太极拳、跳舞、做保健操等。掌握合适的运动量,切忌操之过急,用亚极量心率来进行检测,心率超量时减少或终止活动。亚极量心率=195－年龄。循序渐进,持之以恒:运动最好每天一次,每周不少于3次,每次30~40 min。注意自我检查:锻炼过程中注意情绪、睡眠、体重、心率、肌力等自我感觉指标,以检查运动量和身体状况是否相适应。体育运动注意"六戒":戒负重训练,戒屏气使劲,戒急于求成,戒活动量过大,戒争强好胜,戒过分激动。

(王许乐)

第七节　老年期运动系统常见疾病的护理

运动系统主要由骨骼、关节、骨骼肌等部分组成,在神经系统的调节和其他系统的配合下,对人体起着支持、保护和运动的作用。老年人运动系统的功能随着年龄的增长而减退,直接影响老年人的姿态和功能,给老年人带来了许多健康问题。因此,护士必须掌握老年人运动系统的生理变化和常见疾病的护理,提高老年人生活质量,保持老年人良好的运动状态和身心健康。

一、老年期生理变化及特征

> 老年人为什么成为骨关节病的多发人群?其危害有哪些?

随着人口的老化,骨与关节损伤的发生率明显增高,现在已成为老年人的一种多发病、常见病。据统计65岁以上的老年人每增加5岁,骨折的危险增加1倍。众多的研究表明,老年人骨与关节系统损伤明显增高的原因是运动系统自身老化与退行性变,而导致了解剖上的一系列变化及生理功能的明显衰退。

1. 骨骼　骨骼是支撑身体、保护脏器的器官。进入中老年阶段后,骨骼逐渐发生退行性变,骨的大小和外形变化虽然不明显,但是骨皮质变薄,骨小梁减少、变细,以致单位容积中的骨量(骨密度)减少,出现骨质疏松,骨骼变脆,容易骨折。老年人因椎间盘萎缩变薄,脊柱变短弯曲易致驼背,而出现身高降低,男性40~60岁平均身高下降2.3 cm,女性下降2.7 cm。骨骼的退行性变与性激素分泌减少,钙质、维生素D、蛋白质、无机盐摄取减少、吸收不良等因素有关。另外,活动量小、骨骼肌的运动减少、血液循环减慢、营养不良或长期使用类固醇药物均可引起骨骼的改变。

2. 关节　正常的关节都有柔软的软骨,软骨富有弹性,在关节受压和运动时有保护关节、缓冲骨与骨之间冲击的作用。老年人关节的退化是由于胶原细胞的形成减少,使关节的弹性和伸缩性降低,变化最多的是关节软骨。关节软骨纤维化、弹性减弱、滑囊僵硬,导致关节僵化。有的关节软骨周围发生骨质增生,形成骨刺,产生疼痛,致使关节活动不灵敏,运动受限。

3. 肌肉　老年期肌纤维的体积变小,数量减少,肌肉的灵活性和弹性也减弱。50岁后,肌肉衰退速度更快。腰腿部的变化较为明显,肌肉收缩功能降低,易产生疲劳,发生腰腿酸痛。面部、颈部和背部肌肉紧张度降低,背部肌肉明显萎缩。胸部肌肉及软骨弹性减弱,导致肺扩张的容积和贮存量变小,使老年人易疲劳,患肺炎率较高。引起老年人肌肉老化的原因很多与缺乏蛋白质、热量、维生素 B_6、维生素 B_{12}、维生素 A 等有关,也与钙、镁、锌的摄入不足有关。

二、常见疾病及护理

(一)老年骨质疏松症

骨质疏松症是一种渐进性的以骨组织退行性改变为主的全身代谢性骨骼疾病,其表现为骨量减少,有机成分生成不足,继发钙盐沉着减少,致其负载能力下降,其特征是骨强度下降、骨折风险性增加。目前在世界常见病、多发病中居第 7 位,患者总数超过 2 亿人,美国、西欧、日本有 7 500 万人,而中国患者已超过 9 000 万,其所引起的骨折已成为一个严重的社会问题而备受关注。

1. 病因　目前病因尚不明确。一般认为骨质疏松的发生通常是遗传、激素、营养、生活方式和环境等因素相互影响的复杂结果。综合起来有雌性激素的减少、降钙素的减少、钙的吸收减少、活性型维生素 D_3 的减少、运动量的减少、甲状旁腺素的增加。

2. 临床特点

(1) 年龄和性别　多见于绝经后妇女及 60 岁以上老年人,男女之比为 1∶2。

(2) 疼痛　以腰背疼痛为主,占 70%~80%,由脊柱向两侧扩散,久坐或久立疼痛加重,仰卧或坐位疼痛减轻,有时为负重性疼痛。

(3) 身高缩短和驼背　正常人有 24 节椎体,每个椎体高度约 2 cm,老年性骨质疏松症每个椎体缩短 2 mm,身长平均缩短 3~6 cm。

(4) 骨折　骨质疏松的主要并发症是骨折,常见部位为脊椎、肱骨外科颈、股骨颈及桡骨下端,股骨颈骨折危害最大。常在变换体位、持物和轻微外伤时发生,有时根本不被人所注意。

3. 治疗原则　治疗目的主要是消除引起骨矿物质丢失的原因,预防和治疗骨量减少,预防和治疗骨折,提高患者生活质量。

(1) 病因治疗　按不同病因进行特异的治疗。

(2) 抑制骨转换率　适用于骨转换率增高者,常选用骨吸收抑制剂以防止骨量进一步丢失,主要药物有雌激素、氨基二磷酸盐、降钙素等。

(3) 增加骨量　可选用刺激骨形成。①氟化物:小剂量氟(5~20 mg/d)可刺激骨形成,减少骨折发生率 50%,副作用少;②合成类固醇:有防止骨量丢失、刺激骨形成的作用。

(4) 改善骨质量　活性维生素 D_3 衍生物,氨基二磷酸盐和 PTH 片断等可能有帮助,但早期进行预防性治疗是最可靠的。

(5) 其他治疗　增加皮肤日光照射,进行适合自己的体力活动是非常有益的。此外,骨痛治疗临床上必不可少,可选用一般止痛药和降钙素。

【护理评估】

1. 健康史

(1) 现病史　评估饮食结构,是否长期进低钙、高盐饮食,是否有偏食、吸烟、嗜酒、爱喝咖啡等情况。询问腰痛的性质、持续时间及诱因。了解运动和体力活动情况,是否经常从事散步、慢跑、打网球、游泳等多项运动,是否经常参加体力劳动等。

(2) 既往史　是否有骨折史。

(3) 用药史　本次发病前用药情况,是否有药物过敏史和中毒史。停经妇女是否应用雌激素替代治疗骨质疏松症。

2. 身体评估　是否有沿脊柱向外扩散、夜间或清晨明显、日间减轻的腰痛。疼痛是否在弯腰、肌肉运动、咳嗽、打喷嚏和排便用力时加重。

3. 实验室及其他检查　常见的检查方法有骨 X 射线检查、CT 骨量或单纯骨密度测定、定量磁共振、核素扫描。目前世界卫生组织诊断骨质疏松症的标准是:病人骨矿密度(BMD)或骨矿含量(BIN)低于同性别年轻人均值2.5个标准差。

【常见护理诊断/医护合作性问题】

1. 疼痛　与肌肉痉挛、骨吸收增加有关。
2. 营养失调:低于机体的需要　与激素水平改变和钙、维生素摄入不足有关。
3. 有受伤的危险　与骨质疏松易骨折有关。
4. 知识缺乏　与缺乏信息、缺乏正确指导有关。

【护理措施】

1. 缓解疼痛　保证患者休息,局部疼痛可温热敷、按摩,促进血液循环,减少肌肉痉挛,缓解疼痛。物理疗法不能缓解疼痛时,遵医嘱使用镇痛药或抗炎药,使用镇痛药时要注意对消化系统的影响。

2. 适当运动　在病情允许的情况下,应积极进行适当运动。对骨折必须卧床休息者,也不应时间太长,以防失用性肌萎缩,一旦疼痛改善,应尽早争取起床行走锻炼。运动时要由易到难,循序渐进,避免剧烈的运动,以防骨折。鼓励多做户外活动。阳光充足、空气清新的环境,可促进维生素 D 在体内合成和利用,有利于预防骨质疏松症。

3. 合理饮食　调整饮食结构,增加饮食中钙的摄入,多吃富含钙的食物如牛奶、豆制品及鱼类等。戒烟限酒,少喝咖啡。吸烟不利于维持钙平衡,并会增加老年人发生骨折的危险;饮酒后会影响正常进食,长期如此会引起营养不良,钙吸收差,故应限制饮酒;咖啡也会影响小肠对钙的吸收,助长骨质疏松的发展,故不宜多喝咖啡。

4. 用药护理　骨质疏松症属于慢性病,须长期服药,护士应向患者说明疾病的性质、服药注意事项及药物的不良反应。

【健康教育】

预防大于治疗,如何对老年人群做骨质疏松方面的宣教?

1. 预防骨质疏松症　预防比治疗更为重要,老年人膳食应合理,做到高钙饮食,同时给予高热量、高蛋白、高维生素饮食,少饮酒和咖啡,不吸烟,不滥用止痛药,妇女绝经后如无禁忌证可应用雌激素替代治疗5~10年。遵医嘱适当补充钙剂和维生素 D,以减少骨折的发生。

2. 运动指导　运动时应遵守如下原则:①力所能及,不能超负荷;②持之以恒,平均每日半小时以上;③关节和肌肉均活动,强调腰腹肌的锻炼,腕关节和肌肉活动,股骨外展等活动;④注意环境安全,避免跌倒。

(二) 老年性骨关节炎

骨关节病是一种慢性退行性非炎症性关节疾病,多发于老年人,所以又称为老年性关节炎、骨性关节炎或退行性关节炎等,简称为骨关节炎(osteoarthritis,OA)。其病理变化主要有关节及其周围软组织的退变,关节软骨面退化、断裂甚至脱落,软骨下骨质增生硬化,关节边缘骨刺形成,继发滑膜和关节囊充血、肥厚、增生。关节退行性变多见于老年人,以承受体重最大的关节最为明显。有人统计,60岁以上的老年人中80%被证实有骨关节炎,但有症状者仅为20%~30%。

1. 病因

(1) 年龄　随着年龄增加,关节软骨中蛋白多糖含量减少(尤其是硫酸软骨素),聚集能力、含水量和抗疲劳性均有下降,骨关节炎的发病率随之上升。

(2) 机械和外伤因素　创伤是造成骨关节炎的重要条件之一,关节软骨具有较强的耐磨性,但抗冲击力差,积累性微小损伤能产生软骨下的硬化,可进一步影响软骨对关节负重的抵抗力,并且导致软骨的退行性改变。肥胖及日常生活中经常遇到的钝性、重复性损伤更易引起骨关节炎。

(3) 酶对软骨基质的降解作用　分解代谢酶在骨关节炎的病理过程中起着重要的作用。

(4) 其他因素　研究表明,免疫反应是骨关节炎的重要发病因素,因为软骨原来是一个无血管的封闭屏障,当软骨受损后,这种屏障被打破,在体液和细胞媒介之间,产生多种软骨抗原的免疫反应。另外也有研究发现,细胞因子和氧自由基在骨关节炎的发生、发展过程中均有一定的作用,正在越来越多地被人们所重视。

2. 临床特点　①发病年龄:多在50岁以上,女性较男性多见,是负重关节最常见的疾病,如髋关节、膝关节、踝关节、脊柱等最多见,是影响老年人活动最常见的原因。②典型症状:是关节疼痛。常于晨间发生,稍活动后症状反而减轻,但如果活动过多时,疼痛加剧。受累关节活动不灵,长时间取一种体位后,感觉关节僵硬,要经过一定时间活动后才能活动自如;活动关节时有摩擦声和喀喇声并伴有疼痛;如继发性滑膜炎,可出现关节腔积液;早期活动无明显受限,晚期由于关节变形,疼痛加剧使关节活动出现不同程度受限。③一般无全身症状,也很少发生关节畸形或造成残疾。

3. 治疗原则　骨关节炎的治疗包括药物和非药物治疗两类,通过治疗一般可以缓解疼痛,改善关节功能。

(1) 药物治疗　包括解热镇痛药,如对乙酰氨基酚(扑热息痛);非类固醇抗炎药(NSAIDs),如布洛芬、阿司匹林或萘普生;关节腔内注射皮质类固醇激素。

(2) 非药物治疗　包括运动、减肥、理疗、关节功能保护等。

(3) 手术治疗　对那些严重的骨关节病和经上述保守治疗无效的患者,应采用手术治疗。手术疗法包括关节镜(修复软骨和韧带)、骨切除术(去除病变骨)、关节固定术(骨融合)以及关节成形术(关节替换)。

【护理评估】

1. 健康史

(1) 现病史　观察患者是否肥胖,并询问有无关节不适及关节活动障碍。询问老年人关节疼痛的起因、性质、持续时间以及与气候的关系。

(2) 既往史　是否有关节脱位、扭伤史;是否从事过易使关节劳损的工作(如建筑业、测绘、园艺等)。

(3) 用药史　本次发病前用药情况及疗效。

2. 身体评估　是否有关节疼痛,关节僵硬,是否有摩擦音及关节腔积液,关节活动是否受限。

3. 辅助检查

（1）X射线检查　X射线检查关节面不规则，关节间隙狭窄，软骨下骨质硬化，关节边缘骨赘形成，骨关节端出现小囊状改变，骨质疏松，关节内可有游离体出现。

（2）关节镜检查　关节镜检查可见滑膜绒毛明显增生，红、肿、多呈细长形羽毛状，绒毛端分支乱，有薄膜状物，并杂有黄色脂肪或白色纤维化绒毛。关节面软骨光泽度减退、变色、发黄、粗糙、软化、溃烂及纤维化，骨的边缘隆起，棘突尖锐。半月板光泽度减退、变色、发黄或断裂。

【常见护理诊断/医护合作性问题】

1. 疼痛　与骨关节炎引起骨质病理改变有关。
2. 活动受限　与关节肿痛、畸形有关。

【护理措施】

1. 减轻体重　身体超重者由于下肢承重多，关节长时间负荷，易加速关节退化。为此，应指导超重的老年人合理膳食，坚持体育锻炼，达到控制体重的目的。

2. 缓解疼痛　①局部理疗：特别是热疗可缓解关节疼痛，可以促进血液循环。用热水袋或毛巾热敷关节后，做轻度按摩可减轻肌肉痉挛，止痛效果好。②中医推拿疗法：中医推拿对减轻症状效果显著，加用活血通络中药效果尤佳。

3. 体育锻炼　适当体育锻炼以增强肌力，维持关节的稳定性，但又应避免不利于病变关节的活动。做100次直腿抬高运动（双腿），每天2～3遍。此外还可以选择一些温和方式的锻炼，如做体操、慢跑、打太极拳等。

4. 用药护理　使用镇痛药物或非甾体抗炎药，最常见的副作用是胃肠道不适，可能出现溃疡和消化道出血，宜饭后服用以减轻不良反应，西咪替丁与非甾体抗炎药同时服用可减轻溃疡的发病率。

【健康教育】

注意保暖，防止过度劳累。天冷要加衣，冬天可选用羽绒服，既保暖又轻便，特别是关节位要保护好。纠正不良姿势，进行适当的体育锻炼，避免关节过度承受压力，可缓解关节的退行性变化。

（三）老年人颈椎病

颈椎病又称颈椎综合征，是指颈椎间盘退行性变及继发椎间关节和韧带退行性病变所致的脊椎、神经、血管损害而引起的一系列相应的临床症状和体征。

1. 病因　正常情况下，颈椎具有生理性前凸，颈椎是脊柱中体积最小、活动频率最高的节段。因而随着年龄增加，在各种负荷和损伤的作用下颈椎间盘、椎间关节和韧带易发生退行性变而致颈椎的稳定性下降，影响颈椎的神经根、脊髓、椎动脉和颈部交感神经。以下几个因素在颈椎病的发展过程中起着决定性作用。

（1）颈椎退行性变　由于颈椎及周围组织发生退化，颈椎僵硬或骨质增生，两个椎体之间的软组织即颈椎间盘突出，使通过颈椎的骨髓和神经根受到压迫。颈椎退行性改变是颈椎病发病的主要原因，其中椎间盘的退变尤为重要，是颈椎诸结构退变的首发因素，并由此演变出一系列颈椎病的病理解剖及病理生理改变。

（2）颈椎的急慢性损伤　急性损伤可导致上述病变的加重而使颈椎的稳定性进

一步下降。慢性损伤可加速和提前颈椎病变。如不良的睡眠体位、不当的工作姿势、不适当的体育锻炼均可加重颈椎的负荷。

（3）颈椎椎管狭窄　先天性和后天性原因所致颈椎椎管狭窄，在此病变基础上，轻微的急慢性损伤即可引起颈椎病。

（4）运动　在颈椎发生退变的基础上，运动在颈椎病发作上起到至关重要的作用，是颈椎病发作的重要诱发因素。

2.分型　颈椎病按病变的部位、范围及不同的受压组织可出现不同症状，临床常分为颈型、神经根型、脊髓型、椎动脉型等。

3.临床特点

颈椎病的
自我疗法

（1）颈型颈椎病　颈型颈椎病以局部软组织病变为主，多数病人因颈椎处于强迫姿势过久而发病。表现为颈痛，颈肌紧张，枕后区放射痛。晨起颈部僵硬、疼痛，表现为"落枕"症状。头颈活动时疼痛加剧，活动受限。

（2）神经根型颈椎病　神经根型颈椎病发病率最高，临床上多有颈肩痛，并向上肢放射；皮肤可有麻木、过敏等感觉改变，上肢肌力下降，手指动作不灵活。检查可见患侧颈部肌肉痉挛，上肢牵拉试验阳性，压头试验阳性。

（3）脊髓型颈椎病　脊髓型颈椎病病变呈慢性进行性发展。临床以侧束、椎体束受损最明显，以四肢症状表现为主，表现为四肢瘫。多数下肢步态不稳，步态蹒跚或痉挛步态，双上肢动作笨拙，不能做精细动作，四肢不自主"抽筋"及麻木。部分病人有性功能减退及排尿不畅等表现。

（4）椎动脉型颈椎病　椎动脉型颈椎病引起椎动脉供血不足的症状。①眩晕：表现为旋转性、浮动性或摇晃性；②头痛：发作性胀痛，以枕部、顶部为主，有时放射至颞部；③视觉障碍：突发性弱视、复视或失明，短期内可恢复；④猝倒：是由于椎动脉刺激性痉挛所致。其他有记忆力减退、耳鸣、眼花、视物不清或复视等。

4.治疗原则　根据不同类型、病情轻重、病程长短选择治疗方案。对神经症状不严重或初发者可采取非手术治疗，包括牵引、颈托、手法按摩、推拿、药物、封闭、理疗。对个别长期非手术治疗无效，严重影响生活者考虑手术治疗。

【护理评估】

1.健康史

（1）现病史　评估患者颈肩、肩疼痛的性质、持续时间、放射部位及有无压痛点等。

（2）既往史　老年人曾经是否长期坐位，尤其是低头工作，睡眠时的姿势，是否喜好高枕、弹簧床等。

2.身体评估　①查体时病人有无颈部肌肉痉挛，当头部歪向患侧时，可出现患侧颈部上耸的表现。②上肢牵拉试验是否阳性（一手扶老年人的患侧颈部，另一手握住其手腕部，使患侧上肢外展，两手向相反方向牵拉，可出现患侧上肢放射性疼痛及麻木）。③压痛试验是否阳性（病人端坐，使头部后仰并偏向患侧，检查者站立在老年病人背后，用单手或双手掌在病人头顶部向下压，病人出现颈部疼痛并向患侧上肢和手部放射）。④颈椎X射线摄片，显示颈椎病样改变。

【常见护理诊断/医护合作性问题】

1.舒适的改变疼痛　与颈部血管、神经受压有关。

2. 焦虑　与颈、肩、臂疼痛及脊髓或椎动脉压迫症状有关。

3. 有受伤的危险　与不稳定的步态、眩晕有关。

4. 自理缺陷　与肌肉无力有关。

【护理措施】

1. 一般护理

（1）注意睡眠体位　理想的睡眠体位,胸腰保持自然曲度,双髋及双膝呈屈曲状,此体位能使全身肌肉放松。但并非每个人都习惯这种体位。可根据个人习惯选择侧卧或仰卧,不宜俯卧位。俯卧时颈部扭曲,不利于呼吸。特别是脊髓型颈椎病更不宜俯卧位睡眠。

（2）选择合适的枕头　枕头是维持头颈段在睡眠状态下生理曲线的工具。此种生理曲线,不仅是颈部肌群平衡的保证,对保持椎管内的生理解剖状态也是必不可少的条件。老年人枕头不宜过高或过低。枕头的高度以不超过 15 cm、睡者感到舒适、下缘靠至肩部为宜(可使用中式长圆枕),以防止引起和加速颈椎的退行性变。

（3）选择合适床铺　首先选用木板床,因木板床可维持脊柱的平衡状态。其次可选用木板上置席梦思床垫,可随脊柱的生理曲线有相应的调节作用,且感觉舒适。

（4）纠正不良姿势　定期改变头颈部姿势,定期远视,调整桌面高度,工作时适当休息,并进行颈部活动等。

2. 枕颌带牵引　解除肌痉挛、增大椎间隙、减少椎间盘压力,从而减轻对神经根的压力和对椎动脉的刺激,并使嵌顿于小关节的滑膜皱襞复位。患者可根据自己的不同情况选择坐位、平卧位或半坐卧位。头前屈 15°左右,牵引重量 2～6 kg。牵引时间以项、背部肌能耐受为先,每日数次,每次 1 h。如无不适者,可持续牵引,每日 6～8 h,2 周为 1 个疗程。

3. 颈托和颈围　颈托和颈围限制颈部做过多活动,缓解和改善椎间隙内的压力,增加颈部的支持作用,有助于增加颈部的肌力,利于颈椎病的康复。

4. 颈部保健操　颈部保健操对加强颈背肌肉锻炼、改善颈椎骨关节活动功能方面有一定作用,适宜慢性期病人练习。老年人取坐位:①头部转动,从右至左,再从左至右,缓慢进行;②头前屈,头后仰;③头右侧,眼望左上方,头左侧屈,眼望右上方。颈部保健操,每日可做 4～6 次,每次 10 min 左右,坚持 1 个月,症状可减轻或消失。

【健康教育】

1. 避免高枕,注意睡眠姿势,颈部适当运动是防止本病发作的有效措施。

2. 出院指导:老年人适当进行体育活动,坚持每日做颈部保健操,并学会在家庭中进行枕颌式和充气式支架颈椎牵引。注意避免颈部外伤,防止颈椎超限度活动,防止颈部受凉等。

老年运动操

小 结

随着年龄的增长,人体各器官和组织细胞逐渐发生形态、功能和代谢等一系列变化,出现退行性改变或功能衰退状态,使老年人在各个系统都容易发生疾病。"三分法规则"认为,老年人各系统功能下降,1/3 源于疾病,1/3 源于不活动或废用,1/3 则由老化本身所造成。护士应能鉴别正常老化和病理表现,并鼓励老年人积极活动,充分发挥其功能,积极防治疾病,以维护和促进身心健康,促进健康老龄化。

问题分析与能力提升

1. 李某,男,68 岁,工人。因"慢性咳嗽、咳痰、气促 18 年,心悸,下肢水肿 5 年,加重 1 d"入院。患者 18 年前开始每遇天气转冷咳嗽、咳痰发作,晨起明显。冬春两季多发,每年发病时间达 3 个多月,并逐渐加重,近 5 年来出现心悸、气促,间歇性双下肢水肿。1 d 前因受凉后,上述症状明显加重,静卧也感气促,咳黄色脓痰,伴恶心、腹胀、食欲缺乏,烦躁不安,夜间失眠,白天昏睡。在厂医院治疗无效抬送入院。既往有长期吸烟史,每日 15~20 支。查体:T 39 ℃,P 110 次/min,R 34 次/min,BP 90/60 mmHg。

问题:①患者首优的护理问题是什么?②主要的护理措施有哪些?

2. 女性,68 岁,间断性头晕 10 年,活动后胸闷、气短 1 个月。患者 10 年前因经常头晕,检查发现血压增高:160/100 mmHg,此后感头晕时测血压多在 160~170/100~105 mmHg,间断服用降压药。近 1 个月出现活动后胸闷、心悸、气短,休息可以缓解。偶有四肢乏力,无发作性头痛和呕吐,二便正常。既往无糖尿病、冠心病史,无药物过敏史,吸烟 20 年,每天 1 包,少量饮酒,父 54 岁时死于高血压病、脑出血。查体:T 36.5 ℃,P 89 次/min,R 18 次/min,BP 160/100 mmHg。

问题:①患者首优的护理问题是什么?②主要的护理措施有哪些?

3. 患者,女,70 岁,因"发热 2 d 伴神志不清 1 h"来急诊,原因是因为自认为血糖控制得很好,而近 2 周未服用降糖药。查体:T 38.6 ℃,BP 85/50 mmHg,R 36 次/min,HR 90 次/min,神志不清,烦躁不安,脱水貌。血糖 39 mmol/L,尿酮体(++),血气:pH 值 6.91(正常值:pH 值 7.35~7.45),HCO_3^- 5 mmol/L(正常值:21~27 mmol/L),电解质:血钾 3.35 mmol/L(3.5~5.5 mmol/L),Na^+、Cl^-、Ca^{2+} 正常。

问题:①患者首优的护理问题是什么?②主要的护理措施有哪些?

同步练习

一、选择题

1. 为老年患者痰液黏稠不易咳出者提供的护理措施,错误的是 ( )

　　A. 遵医嘱给予雾化吸入,以稀释痰液

　　B. 做呼吸练习前可先做胸部叩击

　　C. 胸部叩击时,护士应规律地在背部进行自下而上的拍背叩击 10 min 左右

　　D. 胸部叩击可在餐后进行

　　E. 咳嗽练习有助于患者排痰

2. 对于老年患者,预防心衰的诱因,最重要的是 ( )

　　A. 防止药物应用不当　　　　　　　　B. 预防和控制感染,尤其是呼吸道感染

C. 避免体力过劳、情绪激动 D. 及时纠正心律失常
E. 防止环境、气候急剧变化

3. 为老年病人提供管喂饮食时,注意事项不正确的是 ( )
   A. 插管动作应轻柔,以免损伤食管黏膜　　B. 长期鼻饲者,需每周进行一次口腔护理
   C. 每次灌注前都应检查胃管是否在胃内　　D. 饮食配制必须无菌操作,温度适宜
   E. 食管静脉曲张,食管梗阻的病人应慎用管喂饮食

4. 可作为糖尿病老人首发症状的并发症为 ( )
   A. 感染 B. 高渗性非酮症糖尿病昏迷
   C. 乳酸性酸中毒 D. 肾病变
   E. 视网膜病变

5. 阿尔茨海默病与老年良性记忆减退最主要的区别是后者为 ( )
   A. 社会功能减退不明显 B. 记忆障碍程度轻
   C. 非进行性发展 D. 疾病进行性发展
   E. 智能减退不明显

6. 老年骨质疏松症临床表现描述下列哪项不妥 ( )
   A. 本病早期多无明显表现
   B. 易发生骨折,多见于脊椎、股骨和桡骨骨折
   C. 脊柱椎体压缩性骨折可引起身长缩短
   D. 疼痛的原因是骨关节病
   E. 主要症状是关节疼痛

二、名词解释

1. 支气管哮喘 2. 心力衰竭 3. 消化性溃疡 4. 2型糖尿病 5. 骨质疏松症

（王许乐）

第九章 老年人常见健康问题与护理

学习目标

1. 掌握：老年人常见健康问题的预防和护理措施。
2. 熟悉：老年人常见健康问题的临床特点。
3. 了解：老年人常见健康问题的病因及评估方法。

第一节 跌 倒

跌倒(fall)是一种不能自我控制的意外事件,指个体突发的、不自主的、非故意的体位改变,而脚底以外的部位停留在地上、地板上或更低的地方。国际疾病分类(LCD-10)将跌倒分为两类：①从一个平面至另一平面的跌倒；②同一个平面的跌倒。

跌倒的发生率随着年龄增长和疾病的发生而不断增加。据统计,65岁以上老年人曾跌倒一次或多次的占30%,80岁以上的老年人发生过跌倒事件的占50%。跌倒可导致肌肉或韧带损伤、骨折、外伤出血和脑部等身体和心理伤害,是老年人意外受伤和死亡的主要原因,对老年人的健康和生活自理的威胁较大。

【护理评估】

> 引起老年人伤害最常见的原因是什么？

1. 危险因素　引起老年人跌倒的原因较多,可归纳为内因和外因两大类。

(1)内因　人能够保持行走及身体姿势平衡稳定是人体感觉器官、中枢神经系统和肌肉、骨骼系统三者共同协调作用的结果,任何影响上述系统的任一环节的因素,皆可能打破这一平衡,而导致跌倒的发生。

1)生理因素　随着年龄增加,老年人的视觉、触觉能力下降、本体感觉和前庭感觉功能减退,神经传导和中枢整合能力明显下降,平衡功能减弱,加上老年人骨骼、关节和肌肉老化,导致动作迟缓、步态蹒跚,易发生跌倒。

2)疾病因素　常见的能够引起老年人跌倒的疾病有以下几种。①心脑血管疾病:如椎基底动脉供血不足、体位性低血压、高血压、脑血管缺血性疾病等；②神经系统疾病:如痴呆症、帕金森病、周围神经系统病变等；③骨关节疾病:如骨质疏松症、老年性关节炎、类风湿关节炎等；④感觉功能减退:白内障、青光眼、老花眼、听力减退、肢体感觉异常等;⑤其他:如身体虚弱、贫血、糖尿病等。

3)药物与饮酒因素　老年患者经常服用的药物,如镇静催眠药、抗高血压药、抗心律失常药、降糖药、血管扩张剂等,有些可使反应变慢或削弱认知能力,有些可致低血糖、低血压,进而增加了老年人跌倒的危险。另外,在相同药物剂量治疗的情况下,老年人更容易出现直立性低血压。饮酒过量也是老年人跌倒常见诱因。

4)心理因素　由于老年人大多患有慢性疾病或独居生活,易产生抑郁、焦虑、恐惧等心理障碍,表现为注意力不集中,不服老、不愿麻烦他人等,导致跌倒的危险性明显增加。

(2)外在因素

1)环境因素　有研究表明,65岁以上的老年人发生跌倒51%与环境因素有关。①地面因素:地面不平、过滑,走廊或过道有障碍物等;②光线因素:光线过暗或过强;③家具及设施:室内摆放家具过多或摆放不当,环境杂乱,走廊、浴室无扶手,台阶过高或过低。

2)衣着因素　鞋子过大、鞋底不防滑,裤腿或裙摆过长等。

3)其他因素　拐杖等辅助工具不合适。

2.健康史

(1)评估老年人本次跌倒时的状况　包括跌倒的时间、地点、方式及跌倒时的活动状态。跌倒的诱因,如有无饮酒或服用可疑药物。有无先兆症状,如头晕、心慌、气短、胸痛、感觉障碍、肢体无力、共济失调等。跌倒后有无意识丧失、受伤及大小便失禁,能否站立,处理方式,有无目击者等。

(2)既往史　重点评估老年人既往有无跌倒史,跌倒的次数及情况,有无害怕跌倒的心理问题,有无与跌倒相关的疾病及诊疗情况,有无服用可增加跌倒危险的药物。

3.身体状况　老年人跌倒后可并发多种损伤,如软组织损伤、骨折、关节脱位及内脏损伤等。损伤部位、程度依跌倒时的具体情况而不同。因此在进行身体评估时,首先要检查其意识及生命体征,随后进行全身检查,尤其应重点检查着地部位、受伤部位及常见的受伤部位。

4.心理-社会状况

(1)心理状况　跌倒后的严重后果,可使老年人对再次跌倒产生恐惧感,因此不敢再活动或活动时随意抓住物体保护自己,导致更易跌倒,如此反复形成"跌倒—丧失信心—更易跌倒"的恶性循环。

(2)社会状况　老人跌倒负伤后家庭要长时间付出人力、财力照护老人;社会医疗保险、福利有些也要高投入,对家庭、社会的影响大,负担较重。

【辅助检查】

依据老年人跌倒后的具体情况进行相应的实验室和影像学检查。辅助检查包括:①影像学检查;②实验室检查;③诊断性穿刺等。

【常见护理诊断/医护合作性问题】

1.有受伤的危险　与跌倒有关。

2.急性疼痛　与跌倒后损伤有关。

3.恐惧　与害怕再跌倒有关。

4. 自理缺陷 与跌倒后损伤有关。

【护理措施】

(一) 跌倒的预防原则

1. 评估老年人的活动能力　可根据易造成老年人跌倒的多种不安全因素设计评估量表(表9-1)并根据各项不安全因素在临床所占比例建立相应的分值,满分100分。通过打分找出易导致老年人跌倒的危险因素,提出预防措施,以便防护照顾。

表9-1　老年患者不安全因素评估表

因素	分值
老年病人自身因素	
平衡性差,身体倾斜度大	5.0
起床、站立时头晕	5.0
听觉、视觉减弱	5.0
感觉减弱	5.0
体弱无力	5.0
有骨关节疾病,活动不便	5.0
患有脑血管病或帕金森病	5.0
患有大面积心肌梗死	5.0
肥胖或消瘦	2.5
夜间如厕频繁	5.0
衣裤鞋袜不合适	2.5
存在吞咽障碍、咀嚼困难	5.0
患有老年抑郁、躁狂等精神病并伴精神症状	5.0
外界因素	
房间光线不合适	1.0
地面不能保持干燥平整	2.0
浴室没有防滑措施	1.0
房间行走空间不合理	1.0
陪护人照顾因素	
陪护人与病人的关系不够和谐	2.0
陪伴的时间无法保障	2.0
了解老人的生活习惯不够	2.0
陪护人安全意识不强	4.0
药物因素	
应用降低血糖类药	5.0

续表 9-1

因素	分值
长期服用镇静、安定类药	5.0
应用强心利尿药	3.0
应用抗凝药	3.0
应用抗精神病药	3.0
应用降压药	3.0
应用冠状动脉扩张药	3.0
合计	100.0

2. 预防为主　减少或避免多种不安全外在因素,加强防护;若由患者自身内因引起,积极采取措施,治疗相关疾病,减少内因导致的损伤。

(二)跌倒的处理原则

发现老年人跌倒,给予妥善处理的同时,及时通知医生,检查意识、瞳孔、血压、脉搏、呼吸,躯体着地部位有无疼痛、肿胀、畸形、功能障碍,询问自觉症状,及时判断病情。轻者就地处理,扶起;重者立即呼救急救,情况不明的,勿随意移动,以免加重病情。

1. 跌倒的预防性护理

(1)积极改善居住环境　为老年人提供安全、舒适的生活环境。房间布局简洁,光线充足,家居固定、摆放合理,帮助老年人熟悉家庭环境,加深对方位、布局、设施的记忆;卫生间靠近卧室,安装坐便器和扶手,卫生间通道保持安全通畅;浴池铺防滑胶毯;地面保持平整、干燥、无障碍物;楼梯设扶手,台阶平整、标示清晰可辨,高度合适(不宜超过 15 cm);睡床高度合适,床垫松软度适宜;电话机有报警装置,方便、易取。

(2)加强日常生活指导　穿着合适,衣、裤、裙不要过宽过长,尽量不穿拖鞋;行走时先站稳再起步,转换体位要缓慢,如大小便后起身、上下床、上下楼梯、转身、低头、弯腰捡东西等活动动作不宜过快;日常活动如起床、如厕、洗澡、散步、外出时要有人陪同;睡眠时可在床边加床栏,对直立性低血压、反应迟钝者,睡前最好把便器置于床边;冬春寒冷季节老年跌倒发生率较高,指导老年人开窗换气,保持室内空气新鲜,以增加白天活动量,改善夜间睡眠质量。

(3)去除病因　积极治疗可导致跌倒的相关疾病,如控制高血压、癫痫病、糖尿病、心脑血管病等,以防止或减少跌倒的发生。

(4)合理用药　尽量避免使用诱发跌倒的药物,必须使用时尽量减少药物种类、剂量、疗程,并对病人或照顾者加强指导,熟悉用药的最佳时间、不良反应及其处理措施,特别是患者服用镇静剂和催眠药后,在未完全清醒前禁止下床。

(5)加强运动锻炼　循序渐进、持之以恒的规律锻炼,能增强老年人肌力、柔韧性、协调性和平衡力,可以减少跌倒发生率。可根据老年人年龄、性别、兴趣、活动能力选择合适锻炼形式,如散步、慢跑、游泳、打太极拳、做运动操,还有现在的广场舞。

2.跌倒后护理

(1)跌倒后的自我处置 教会老年人在跌倒以后无人帮助的情况下安全起身或向他人求助(如打电话、示意)。跌倒后起身的正确方法:①休息片刻,等体力准备充分后,尽力使自己向椅子的方向翻转身体,使自己变成俯卧位;②双手支撑地面,抬起臀部,弯曲膝关节,然后尽力使自己面向椅子跪立,双手扶住椅面;③以椅子为支撑,尽力站起来;④休息片刻,部分恢复体力后,打电话寻求帮助——最重要的就是报告自己跌倒了。

(2)判断伤情,观察病情 监测老年人生命体征和意识,协助医生全身检查,确定有无损伤及损伤部位、类型、程度等。

(3)损伤护理 如肿胀、出血、疼痛、骨折等,按外科护理常规处理。

3.预防住院老年人跌倒的护理 ①易跌倒的老年患者床头上贴醒目标志;对意识模糊或定向障碍的患者,适当使用床旁护栏或有专人看护;指导活动能力受限的患者进行肢体功能锻炼,并协助易跌倒患者变换体位。②对长久卧床的患者,勤按摩其双下肢,助其适当增加活动量。③指导老年患者换衣服时取坐位,避免单腿站立穿裤子及鞋袜,以免跌倒。④观察用药反应,防止因低血压、低血糖而造成晕厥。⑤保持周围环境安全,将患者以护士站为中心就近安置,以方便观察。教会患者使用床旁呼叫器。将患者的生活用品(如眼镜、拐杖等)放在易取处。将病床调至低位,锁好床、轮椅的轮子,穿合适的衣裤及鞋,防止绊倒。在走廊及厕所、浴室设置扶手,尽量使用坐便器等。⑥心理护理:老年人跌倒后,往往有沮丧、焦虑、恐惧感、心理抑郁,担心自己不能行动、生活不能自理,不愿开口说话。护理人员应经常与老年人及其家属交谈,及时给予老年人心理疏导。对于不愿求助的老年人,让其认识自身的生理变化和跌倒的危险性,发现困难及时向医务人员求助;发生过跌倒的老年患者,约有50%对再次跌倒产生恐惧心理,因此,要帮助他们了解如何预防跌倒或克服恐惧心理、摆脱跌倒的阴影。

【健康指导】

1.在社区开展各种形式的健康教育,普及老年人保健知识,向高危人群讲授跌倒的原因、危险因素、不良后果及预防跌倒的措施,提醒其行动缓慢稳重。

2.嘱老年人结合自己的具体情况,加强运动锻炼,保持骨关节的灵活性,防止肌肉萎缩无力和骨质疏松;告知其上下楼梯都要扶扶手,转身、转头时动作一定要慢;厕所最好用坐厕而不使用蹲厕。

3.指导老年人不乱用药物、少饮酒。

4.指导老年人正确使用助行工具。

5.指导老年人跌倒时积极求助,能及时得到他人救护。

第二节 疼 痛

疼痛(pain)是机体受到伤害性刺激产生的痛觉反应,包括生理、心理及情感的不愉快,是老年人常见症状之一。资料显示,65岁以上老年人80%~85%存在一种诱发疼痛症状的疾病。许多老年人常年生活在各种疾病的疼痛之中。疼痛不仅严重影响老年人的生活质量,而且也增加了社会负担。

【护理评估】

1. 老年人疼痛病因、特点、分类

(1) 病因　①骨关节疾病:老年人骨关节劳损,脊柱畸形,关节强直,骨骼肌无机盐减少(如钙减少),骨密度下降,骨质疏松,骨骼肌萎缩,容易出现肌肉和骨关节疾病(如风湿病、类风湿关节炎、腰椎间盘突出、老年退行性骨性膝关节炎、骨折),导致疼痛。②神经系统疾病:脑卒中、脑肿瘤、神经鞘劳损等。③肿瘤:肺癌、胃癌、肝癌、肠癌等肿瘤导致疼痛。④慢性疾病:、胃炎、溃疡病、糖尿病、心绞痛等慢性疾病,都可以诱发老年人疼痛的发生。

(2) 特点　老年人的疼痛常为持续性疼痛,可导致功能障碍或生活活动受限,并伴有抑郁、焦虑、疲劳、睡眠障碍等;老年人疼痛常有多种疾病并存,如骨质疏松症、心血管疾病、肿瘤等多发病都可以导致疼痛;老年人疼痛反应不敏感,他们精神因素影响很大,所以,他们较少诉说疼痛感觉和影响疼痛因素。

(3) 分类

1) 根据病程分类　①急性疼痛:发病急,病程往往在1个月以内。有明确原因,如骨折、手术等。②慢性疼痛:发病缓慢,病程在3个月以上。最常见的原因为骨质疏松、糖尿病性周围神经病变等。具有持续性、顽固性和反复发作的特点,多伴有抑郁等心理障碍。

2) 根据发病机制分类　①躯体疼痛:常见原因为骨关节退行性病变、手术或转移性骨肿瘤,来源于皮肤、骨筋膜或深部组织,表现为钝痛或锐痛。②内脏性疼痛:如心绞痛、消化性溃疡引起的疼痛,表现为烧灼痛、钝痛或绞痛,来源于脏器的浸润、压迫或牵拉,压榨样疼痛牵涉到皮肤或肌肉。③神经性疼痛:如疱疹后神经痛、三叉神经痛、脑卒中后疼痛,以及由糖尿病性周围神经病变和椎管狭窄引起的疼痛等,表现为放射样烧灼痛,伴有局部感觉异常。

2. 身体状况评估　老年患者有无疼痛表现和情绪改变,以及疼痛伴随的躯体症状;有无心脑血管疾病,如高血压、高血脂及重要脏器的功能改变;有无生化指标变化。

3. 心理-社会状况　急慢性疼痛使老年人无法入眠,产生烦躁、焦虑、抑郁、社会适应能力下降,影响老年人日常生活活动和工作。

4. 辅助检查　通过头颅CT、X射线片、心电图检查,确诊疾病情况。使用各种疼痛评价量表,如视觉模拟量表(VAS)、数字评价量表(NRS)、语言评价量表(VRS)和修订版面部表情疼痛量表(FPSR)等。

【护理诊断】

1. 急慢性疼痛　与各种有害刺激作用于机体引起的不适有关。

2. 睡眠紊乱　与疼痛有关。

3. 焦虑、抑郁　与疼痛迁延不愈、治疗信心下降有关。

【护理措施】

1. 消除病因　骨关节疾病引起的疼痛通过饮食调节、针灸治疗、服用钙剂等方法缓解;外伤和骨折采取止血、清创、固定、包扎等措施护理。

2. 用药护理　药物治疗是治疗疼痛最常用的、最基本的方法,但要合理用药。目前世界卫生组织推荐"三阶梯治疗"方案,即第一阶梯:轻度疼痛,给予非甾体消炎镇痛药,常用药物为阿司匹林、对乙酰氨基酚、吲哚美辛(消炎痛、意施丁)、加合百服宁(主要成分为对乙酰氨基酚和咖啡因)等。第二阶梯:中度疼痛或轻度疼痛持续(或加剧),给予弱阿片类药物,常用药物为可待因、盐酸布桂嗪(强痛定)、曲马多、曲马多缓释片(奇曼丁)等。第三阶梯:重度疼痛或中度疼痛持续(或加剧),给予强效阿片类药物,常用药物为吗啡、长效缓释吗啡(美菲康、路泰、美施康定)、芬太尼缓释透皮贴剂(多瑞吉贴剂)等。国内外临床实践证明,严格按"三阶梯治疗"方案进行规范化治疗,90%以上的癌痛患者可以缓解疼痛,提高生活质量。

老年人疼痛多为慢性疼痛,最好使用长效缓释药物。

(1)非甾体消炎药(NSAIDs)　对于老年慢性、轻中度肌肉骨骼疼痛,美国老年协会推荐首选对乙酰氨基酚。老年人使用NSAIDs时须非常小心。

(2)阿片类药物　主要针对中度疼痛者和使用对乙酰氨基酚、曲马多无效的重度慢性疼痛者。老年人须注意从最小剂量开始,可使用滴定剂量至控制疼痛后,再改为控释制剂或缓释制剂。

(3)抗抑郁药物　三环类抗抑郁药阿米替林效果更好。

(4)曲马多　对于存在胃肠道(便秘)和肾问题的老年人,宜应用曲马多。

(5)其他　对于老年人骨质疏松引起的疼痛,可考虑使用降钙素及双膦酸盐类药物。

3.非药物镇痛方法

(1)物理治疗　包括光疗法、电疗法、磁疗法、超声疗法、热汽浴和温泉浴、按摩等。透热或超声疗法可解除亚急性期疼痛。超短波、微波、离子透入均有消炎镇痛的良效。按摩必须由专科医生进行,尤其是颈、腰椎骨质增生的老年人,若按摩不当造成骨折,常可出现神经损伤甚至瘫痪。

(2)微创介入治疗　对于药物、物理治疗不佳的慢性顽固性疼痛,可考虑使用微创介入治疗,包括神经阻滞、电刺激、经皮椎体成形术、硬膜外腔镜治疗及可编程吗啡泵植入术。经皮电刺激可用于肌肉萎缩。

(3)心理治疗　包括认知行为治疗、松弛治疗、操作行为治疗、生物反馈治疗。例如,让患者听收音机、看电视、谈话、散步、交友,分散患者对疼痛的注意力,从而有效地减轻患者对疼痛的反应,达到让其放松精神、稳定情绪的目的。

(4)其他　如转移镇痛法(通过分散注意力镇痛)、放松镇痛法、呼吸松弛法等,作为药物治疗的辅助手段。

4.运动锻炼　运动锻炼可改善全身状况,调节情绪,振奋精神,缓解抑郁症状;增加骨骼肌承受负荷及肌肉牵张的能力;帮助恢复身体的协调和平衡;改善心血管功能。

5.心理护理　对老年人的疼痛要理解、重视、关心,耐心倾听老年人的诉说;指导老年患者、家属和家庭照顾者正确使用镇痛药,或应用其他镇痛方法。

【健康指导】

1.加强社区健康教育,让老年人了解常用镇痛药的知识、不良反应的防治及镇痛药与老年人常用药物之间的相互作用和影响。

2.学会在家中缓解疼痛的物理疗法。

3.学会深呼吸、自我暗示、松弛疗法等心理疏导方法。

4.学会使用常用的疼痛评价方法和工具。

第三节 长期卧床

人类寿命的延长,人口结构老龄化,是当代的世界性趋势。因某种原因需要长期卧床的老年病人越来越多。卧床休息能降低机体基础代谢率,促进组织的修复和愈合,利于病人身心健康的恢复。但老年人长期卧床对循环系统、泌尿系统、呼吸系统、消化系统、骨骼肌肉系统、皮肤组织带来不同程度的影响,导致压疮、肢体挛缩、坠积性肺炎等许多并发症,并且与他人的互动减少,易出现定向力的丧失,易产生丧失感、孤独感,出现抑郁、焦虑,进一步促进老年病人的卧床,形成恶性循环。

【护理评估】

1. 危险因素

(1) 脑血管疾病　脑血管疾病是引起老年人久病卧床的首要病因,占50%以上。常见有:患严重脑血管意外,如脑出血、脑外伤;脑卒中合并其他疾患,如脑血栓合并心肌梗死。

(2) 骨关节疾病　引起久病卧床骨关节疾病包括:①骨折,骨折也是老年人长期卧床的主要原因之一(约占20%);②骨关节病,类风湿关节炎、痛风性关节炎、糖尿病骨关节病等发展至晚期引起关节变形强直,使病人活动受限进一步导致卧床不起。

(3) 高龄　长寿老人因多种疾病残疾和衰老的影响,近半数者生活不能自理,因此寿命延长而病残比例增加是久病卧床的常见原因之一。由于衰老的原因,高龄老人,即使是感冒也可引起卧床,并在短期内引起一系列的连锁反应,发展成卧床不起。

(4) 其他疾病　老年性痴呆和重症精神病;进行性疾病,如帕金森、小脑萎缩等;跌倒后综合征;晚期肿瘤和器官功能衰竭等均可引起老年人长期卧床。

2. 健康史　了解老年人有无伴发与长期卧床相关的疾病或因素,平素身体状况和日常生活自理能力,有无头晕、乏力、便秘、腰背疼痛、焦虑等不适症状,家属对老年人的支持照顾情况(有无忽视或过度照顾)等。

引起老年人长期卧床的危险因素有哪些?

3. 身体状况　老年人长期卧床可对机体各系统带来不同程度的影响。①神经系统:可出现感觉改变,运动功能减退和自主神经功能紊乱等;②肌肉、骨骼系统:可出现肌力耐力减退,失用性肌萎缩,协调不良与肌肉挛缩,骨质疏松与异位钙化,关节纤维变性与关节强直,腰背痛等;③心血管系统:可出现心悸,直立性低血压,水肿,静脉血栓形成等;④呼吸系统:可出现气短、咳嗽、咳痰,肺不张,坠积性肺炎等;⑤消化系统:可出现食欲减退,腹胀、便秘等;⑥内分泌与泌尿系统:可出现多尿,肾结石与尿路感染;⑦皮肤系统:可出现皮肤萎缩,压疮等。

4. 心理-社会状况　①老年人长期卧床,生活自理能力缺陷,并且与他人的互动减少,易丧失定向力,易产生丧失感、孤独感,出现抑郁、焦虑,自卑、自责、悲观、绝望,甚至厌世等心理。②老年人长期卧床可能会导致许多并发症,这些无论是在心理上或生活上都更加需要家庭和社会投入大量的人力、物力和财力,加重了家庭和社会的负担。

5. 辅助检查　依老年人的身体状况,行相应的实验室和影像学检查。

【常见护理诊断/医护合作性问题】

1.有皮肤完整性受损的危险　与长期卧床、皮肤受压有关。

2.有失用综合征的危险　与长期卧床、不活动有关。

3.焦虑　与长期卧床、社交活动较少有关。

4.自理缺陷　与长期卧床、活动受限有关。

5.潜在并发症　坠积性肺炎、血栓性静脉炎、体位性低血压、泌尿系统结石等。

【护理措施】

1.长期卧床的预防

(1)去除病因和诱因　积极预防、治疗或去除可能造成老年人活动受限和长期卧床的疾病及相关因素,如脑血管疾病、外伤、跌倒、糖尿病、心血管病、高脂血症、骨质疏松症等。

(2)避免人为的长期卧床　老年人因病卧床休息时要强调早期活动、早期下床,避免在床上进行日常活动,积极进行康复训练,以免造成不必要的、人为的长期卧床。

(3)及早进行康复训练　老年人患病后应遵医嘱尽早进行康复训练(包括主动训练和被动锻炼),最迟在发病后一周开始,以缩短卧床时间、提高日常活动能力和生活能力。

2.长期卧床的护理

(1)一般护理　卧床老年人应安置在光线充足的南向房间,并且保持室内空气清新,温度、湿度适宜,室内布置应优雅合理,将老人的日常用品放在容易取放的位置。偏瘫老人宜加床挡,防止老人坠床。

(2)饮食护理　长期卧床老年人由于缺少活动,使肠蠕动减弱,易引起胃肠胀气、食欲不振、便秘,饮食上宜给予营养丰富易于消化的软食和半流质,若患有糖尿病的给予无糖饮食,适量增加纤维素摄入,防止便秘,做到饮食规律,少食多餐。

(3)日常生活护理

1)皮肤护理　保持老人床铺松软、清洁、干燥、无渣屑,每日2~3 h协助老人翻身,对受压处皮肤进行环行按摩,动作轻柔,骨突处用垫圈,搞好老人个人卫生,定期给老人擦澡,更换衣裤、床单、被罩、枕套,剪指(趾)甲等,照顾好老人的大小便,注意清洁,及时更换被污染的衣裤等。

2)口腔护理　协助老人每天刷牙,勤漱口,如不能自理则要做口腔护理。常用漱口液棉球(生理盐水1∶5 000呋喃西林或3%硼酸溶液)浸泡后擦拭口腔,若口腔黏膜有溃疡,可外用锡类散或青黛,如有义齿应帮助老人取下刷洗,漱口后戴上。

(4)康复护理　对患有老年性痴呆的老人,根据个人的文化层次、习惯、爱好,采取个案化康复措施,着重加强记忆、思维能力的训练,如每天读书、看报、写字、复述书中的内容,定时收看老年人喜欢的戏曲节目,对老人的近期遗忘症状的恢复有一定效果。对肢体活动有障碍的老人,制订康复措施,帮助老人在床上被动运动和按摩,防止肌肉萎缩。

(5)防止并发症　老年人机体抵抗力差,卧床容易出现各种并发症,造成病情加重,甚至导致死亡。

1)防止压疮　详见本章第四节。

2)防止坠积性肺炎　由于老人卧床时间太长及重力作用,会引起排痰不畅甚至形成坠积性肺炎。应积极指导老人做深呼吸,主动咳嗽,同时轻拍老人背部,以促进痰液排出,根据病情更换卧位姿势,积极治疗上呼吸道感染,保证营养水分的摄入,防止痰液黏稠。

3)防止静脉血栓的形成　长期卧床使静脉血液回流减慢,老人血液黏滞度增加,易发生静脉血栓,尤其双下肢多见。每天给老人按摩机体肌肉,活动关节,以促进血液循环,同时鼓励老人多做自主运动,注意观察末梢血液循环,发生异常,及时处理。

4)防止泌尿感染　部分老人卧位时排尿不习惯,再加上膀胱肌无力,易发生尿滞留,继发尿路感染。应保证老人每日足够的摄水量,每晚用温水擦洗会阴部,需导尿者严格按照无菌操作,注意观察老人有无尿频、尿急、尿痛及发热症状,如发现异常,应及时按医嘱应用抗生素。

5)预防其他并发症　患者饮食上不要食用含草酸钙高的食物,多饮水,以防止产生结石;因肠蠕动缓慢,排便习惯改变易出现便秘,可实施热敷或按摩腹部,必要时给润肠通便药物;患者因长期卧床,年龄大,易发生消化不良,可给一些清淡营养易消化的食物,必要时给促消化的药物。

(6)心理护理　长期卧床老人突出的心理表现为:孤独、悲观、抑郁,甚至厌世。因此应主动与老人多交谈,多了解老人的心理活动,要及时疏导老人的郁闷,指导老人积极配合治疗和护理。对于老人的合理要求应尽量满足,与老人交谈要富有耐心和爱心,语言温和亲切,让老人保持心情舒畅,感受生活的快乐。

长期卧床老年人的常见并发症有哪些?

【健康教育与出院指导】

1.老年长期卧床者,应戒烟限酒。在饮食方面要做到"食物多样化,饥饱要适当,油脂要适当,三餐要合理",保证足够的营养。多食用新鲜水果、蔬菜及纤维素食物预防便秘。

2.预防并发症:①压疮的预防应注意,自发的和被动的翻身活动;选择合适的床垫;注意压疮好发部位的皮肤变化,避免局部皮肤受刺激;保持皮肤清洁、润滑,避免过度干燥,经常用温水擦浴,按摩皮肤。应保持床铺清洁、平整、干燥无碎屑,避免皮肤与碎屑及床单褶皱产生摩擦,要经常更换内衣;改善机体营养状态,给予高蛋白、高维生素饮食,以增加机体抵抗力。②预防坠积性肺炎:应经常更换体位,协助病人进行有效咳嗽,可叩击胸背部,促进痰液排出。

3.被动活动锻炼:当病人不同程度地失去活动能力时,应尽早进行被动的关节活动锻炼,避免关节发生挛缩和固定,每一关节的活动都应在正常曲线内进行,以避免肌肉关节损伤。同时多鼓励病人进行书写,用筷子进餐,编织等活动。

第四节　压　疮

压疮(pressure sores)是指由于某种原因,局部组织长时间受压,血液循环障碍,造成皮肤或皮下组织持续缺血、缺氧、营养不良而导致的软组织溃烂和坏死。一般表现为局部症状,但严重压疮伴继发感染致严重败血症也可产生全身症状,甚至危及生命。压疮最早称为褥疮,现更倾向于称为"压力性溃疡"或"压迫性溃疡"。老年人压疮的特点有以下几点。①较隐蔽：由于感觉减退、反应迟钝、痴呆等，常不能及早发现老年人压疮。②易继发感染：由于机体免疫力下降，老年人压疮局部及其周围组织易继发感染，严重者可并发全身感染而危及生命。③全身症状不明显：因感觉迟钝、身体虚弱及机体免疫力低下，即使继发全身感染时，中毒表现也常不典型，易贻误治疗时机。④愈合困难：由于营养不良、皮肤老化、组织修复能力差、合并慢性病等原因，一旦发生压疮，很难愈合。

长期卧床或局部肢体活动不便的老年患者，压疮发生率日益增加。老年人一旦发生压疮，其死亡率将提高40%；如果压疮迁延不愈，死亡率更将提高60%。此外压疮还使医疗费用增加，住院时间延长，严重影响了整个家庭生活质量。

【护理评估】

1. 危险因素　造成老年人压疮的原因众多，常见以下几类原因。

(1) 力学因素　包括压力（主要是持续性垂直压力）、摩擦力及剪切力（详见《基础护理学》相关章节）。

(2) 理化、环境因素　潮湿的皮肤有利于微生物的滋生，还可使皮肤浸润、变软，易因摩擦而破损。造成潮湿的情况有出汗、伤口引流液外渗、大小便失禁等。体温每升高1℃，组织代谢的氧需要量增加10%，持续压力引起组织缺氧时，温度升高将增加压疮的易发性。

(3) 生理及病理因素　①生理性因素：老年人皮肤老化、变薄，弹性变差，干燥粗糙，血运减少。其皮肤的结构及功能改变，排泄功能、调节体温功能降低，对冷、热、痛感觉迟钝，这些易使老年人发生压疮。②病理性因素：患有心血管系统疾病、糖尿病、神经系统疾病、骨折和风湿性疾病等的老年人，可增加发生压疮的危险；全身营养不良的老年人，受压处缺乏肌肉和脂肪组织的保护，引起血液循环障碍，易发生压疮；水肿的老年人，皮肤较薄，抵抗力弱，受压后皮肤易破损而发生压疮。

(4) 其他　①麻醉药物使受阻滞部位以下的血管扩张，血流变慢，受压部位推动正常的血液循环。由于麻醉药物影响，患者反应迟钝或暂时丧失了对身体某些部位不适的反应，这些因素都使皮肤组织缺氧加重，无氧代谢产物不能及时排出，极易形成压疮。②吸烟：据文献报道，吸烟者患压疮的危险性是非吸烟者的4倍，吸烟量与压疮的发生率及严重程度呈正相关。如果吸烟者停止吸烟，其压疮危险性就显著减低，且吸烟的不良作用可部分地被逆转。

压疮的临床
分期、好发
部位及处理

2. 健康史　了解老年人的既往史及现病史；平时的饮食营养状况、活动情况及精神状态；姿势、体位及其更换体位的频率和方法；居室的温度、湿度；衣物、床被的面料和质地，皮肤、床铺的清洁、平整和干燥程度；护理用具的完好程度；家属及照顾者的支持照顾情况等。

询问有无皮肤受损及其特点，如出现的时间、部位，病灶数目，创面大小，外观性状，有无分泌物，分泌物的色、质、量和气味，有无气味、寒战、疼痛、皮下出血点、四肢厥冷、意识障碍等伴随症状。

3. 身体评估　压疮一般表现为局部症状和体征，严重时出现并发症主要为感染，表现为发热、寒战、食欲不振、意识障碍、皮肤和黏膜瘀点等全身反应。

压疮的临床分期与好发部位详见《基础护理学》。

4. 辅助检查　根据压疮的不同临床表现选择相应的检查，如可疑合并感染时，可行创面分泌物和血液细菌学检查。

5. 心理-社会评估

（1）心理状况　压疮引起的疼痛及其不洁创面,能影响老年人正常的生活起居规律;若压疮主要由于长期卧床、局部压力造成,压疮本身又加强了其卧床行为,而形成恶性循环。因此压疮可给老年人造成巨大的心理创伤,出现心理、情绪和行为的改变,如抑郁、焦虑、抱怨、悲观、绝望、对人缺乏信任感、不愿与人交往、对治疗失去信心、加强病人角色的被动性等。

（2）社会状况　压疮给老年人造成的身心创伤,加重其卧床行为,造成其生活自理能力及社交能力的下降,需要家庭、社会投入大量的人力、精力和财力进行照顾,对个人、家庭、社会造成了很大的负担。

【常见护理诊断/医护合作性问题】

1. 皮肤完整性受损　与局部组织长期受压、营养不良、愈合困难有关。
2. 潜在并发症　感染,与局部组织破损坏死、老年人机体抵抗力下降、营养不良等因素有关。

【护理措施】

如何做好老年人压疮的护理?

一旦发生压疮,应立即治疗,原则上以局部治疗为主,辅以全身治疗,主要包括解除压迫、物理治疗、药物治疗、手术治疗及全身营养支持。

1. 积极治疗原发病,去除危险因素　如解除局部压迫、改善潮湿的环境等。
2. 定时翻身　是预防压疮的最有效措施。坐位时每小时更换体位,卧床时每 2 h 更换体位。
3. 定期检查　骨骼突出处及受压部位皮肤颜色、质地(软硬),观察温度,有无变红。
4. 保持皮肤清洁干燥　每日用温水洗浴、擦背,大小便失禁的患者要及时更换其尿垫,使用便盆时应协助病人抬高臀部,防止局部皮肤擦伤。
5. 改善全身营养,促进压疮愈合　良好的营养是压疮愈合的重要条件;给予患者高热量、高蛋白、富含维生素的饮食;不能进食者给予鼻饲,必要时需加支持疗法,如补液、静脉高营养等,以增加抵抗力及组织修复能力;对于多脏器衰竭、低蛋白血症的住院老人,应遵医嘱给予白蛋白静脉补充。
6. 适当地活动身体　有活动能力的老人,不要睡卧过多;不能单独行动者,应在他人帮助下适度活动;因病卧床者,一旦病情许可,应尽早离床。
7. 合理使用减压用品　轮流充气床垫、水床、海绵垫、小垫子、小枕头。
8. 选择皮肤保护贴　皮肤保护贴能防止微生物的渗透,防止细菌侵入,防止局部感染的发生;密闭的透明贴保持局部抵氧张力,毛细血管生成快,改善局部组织的微循环,有消除红肿的作用;皮肤保护贴薄且有弹性,能顺应皮肤移动,黏性好,减少局部皮肤张力,有效防治局部血供不足等,皮肤保护贴能够预防压疮高危病人压疮的发生。
9. 压疮创面的处理及分期护理　详见《基础护理学》。
10. 积极防治并发症　压疮如处理不当或不及时可并发全身感染,引起败血症。护理人员应协助医生及时、正确处理创面,全面提高老年人的抵抗力,加强外源性感染的预防,严密观察压疮局部,动态监测生命体征,警惕有无感染的发生。一旦发生感染,遵医嘱给予敏感抗生素。

【健康教育与出院指导】

宣教内容包括:预防压疮的重要性,压疮形成的因素,预防压疮的措施。

第五节 老年性白内障

晶状体混浊的疾病称为白内障(cataract)。老年性白内障是白内障中最常见的一种类型,占半数以上。多为双眼发病,一般是一先一后,女性多于男性。随着年龄增长发病率增加。多发生于50岁以上的人,但也可发生在45岁左右。因此老年性白内障逐渐被年龄相关性白内障所取代。

老年人患白内障病,一部分病因未明,只是随着人的衰老而伴随出现的缓慢进行的晶状体混浊,称为老年性白内障,另一部分是因全身性或局部疾病,如糖尿病、甲状旁腺功能不全、严重营养不良所致的并发性白内障。根据混浊发生的部位,老年性白内障可分为两类:核性及皮质性。皮质性分为周边皮质型及后囊性皮质型两种。

主要临床表现:早期可能有视物模糊、色调改变、怕光、眼前黑点、复视(看物体时有双影)、晶状体性近视等;晚期则为视力下降,最后只能在眼前辨别手指或仅剩下一点光感。

【护理评估】

1. 健康史 老年性白内障患病率,50岁以上为60%,60岁以上为80%,70岁以上则高达90%以上。

2. 眼的评估 ①主要症状是视力减退,视物模糊,由于白内障部位及程度的不同,其对视力的影响也不同(详见《五官护理学》)。②老年性白内障的病程,一般可分四期:初发期,未成熟期,成熟期,过熟期。每期具体表现不同(详见《五官护理学》)。

【常见护理诊断/医护合作性问题】

1. 视觉障碍(视力下降) 与白内障有关。
2. 知识缺乏 与缺乏信息、缺乏正确的指导有关。
3. 自理能力缺陷 与视力减退/丧失有关。
4. 自我保护能力受损 与视力减退有关。

【护理措施】

1. 避免过度用眼。

2. 指导老年人出现下列情况时及时就诊:视物模糊或视野变窄,眼球胀痛伴头痛,有模糊的盲点、中心视力变差、视物呈波浪形扭曲。

3. 白内障病人手术的护理

(1)术前护理 老年性白内障患者术前应做8项检查:光感;光定位;色觉;测眼压;泪道冲洗;血压;血糖(空腹<7.7 mmol/L);全身检查,如心电图等。

术前准备:①术前常规滴抗生素滴眼液,每日4次,一般用3 d。②术前3 d用0.9%生理盐水500 mL加碘伏30 mL冲洗结膜囊。③术前1 d患者做好全身清洁,并剪睫毛。④术前30 min散瞳,美多丽1滴,每10 min滴眼1次,共3次。一般认为瞳孔散大到直径 5～6 mm 为宜。⑤降眼压:20% 甘露醇 250 mL,快速静脉滴注。⑥术前晚口服镇静剂,保证充足的睡眠。

(2) 术后护理　术后为患者创造良好的舒适环境,保持空气新鲜及适当的暗度;嘱患者放松头部,避免过多活动头部,勿低头取物,避免用力大、小便和憋气或大声说笑,防止咳嗽及打喷嚏等;注意观察敷料有无脱落、移位、渗血、渗液等,注意观察和了解术后疼痛情况。当术眼突然疼痛时,可能是伤口破裂或出血,应立即报告医生。患者若出现恶心、呕吐等症状可能为眼压升高所致,应按医嘱给予止吐剂及降眼压药。若有大量脓性分泌物时,应考虑是否为术后感染,给予对症抗炎治疗;注意心理护理,保持情绪稳定,避免因术后视力增加而过于激动;术后保持大便通畅,以防腹压升高,导致术眼伤口裂开,如有便秘,可用缓泻剂或开塞露;每日换药 1 次,术后第 2 天滴乐可滴眼液,以抗菌及消除角膜水肿;术后 1 个月内,每周复查 1 次,注意有无炎症及粘连;术后 3 个月内阅读和看电视的时间应适当的控制,时间不宜过长,每隔 1 h 应到户外活动或闭眼休息;饮食应多蔬菜、水果,多吃富含维生素 C、维生素 E 的食物,忌烟酒,避免暴饮暴食。

如何为老年白内障患者术后护理?

(3) 心理护理　由于视力障碍,老年人往往性格变得沉闷、孤独,对手术常有恐惧不安的心理,这就要求护士对患者及家属做必要详细的术前宣教,要掌握患者的心态变化,主动热情地同患者交谈,帮助他们解决困难和解除思想顾虑,使其身心达到最佳状态,积极配合治疗。

【健康教育与出院指导】

1. 避免一切可能引起眼球受压或被感染的因素。如咳嗽、打喷嚏、剧烈活动、用力挤眼、俯身取物、用力排便、脏水洗脸、不洁净的毛巾擦眼等。

2. 如出现轻微刺激症状(畏光、流泪、异物感)为正常术后反应,能自动缓解或消失,如有必要,可手术后 1 个月拆线。

第六节　老　视

老视(presbyopia)又称老花,随着年龄增加,调节功能减退近点逐近远移,近距离阅读或工作感觉困难的现象。

老视是一种生理现象,不是病理状态也不属于屈光不正,是人们步入中老年后必然出现的视觉问题。随着年龄增加,晶状体核逐渐硬化,晶状体的可塑性及弹性逐渐减弱,故调节功能逐渐减弱,近点逐渐远移,近视力愈来愈低,为 40～45,近距离工作或阅读就发生困难,这是一种由于年龄所致的生理性调节减弱的现象。主要临床表现为:①视近困难,近点远移,光线暗的环境下,近视力更差;②视疲劳、头痛、眼胀、流泪、视近不能持久,单眼复视、看书错行;③远视眼老视出现较早,近视者老视出现较晚。

老视眼的发生和发展与年龄直接相关,大多出现在 45 岁以后,其发生迟早和严重程度还与其他因素有关,如原先的屈光不正状况、身高阅读习惯、照明及全身健康状况等。

【常见护理诊断/医护合作性问题】

有受伤的可能:由于年老视力差引起。

【护理措施】

老视配镜的原则是阅读持久,视力清晰,配戴舒适。一般规律是:原为正视眼者,45岁配戴+1.00 D;50岁配戴+2.00 D;60岁为+3.00 D。非正视眼者,所需戴老视眼镜的屈光度数为上述年龄所需的屈光度与原有屈光度的代数和。

【健康教育】

患老花眼的老年人应多食富含维生素C、氨基酸、锌、硒等物质的蔬菜、水果、鱼、肉、鸡蛋等食物,注意多吃胡萝卜、葡萄、柠檬、香蕉、苹果、杏、西红柿和鱼眼,忌食烟、酒和辛辣、油腻的食物。及时防治眼部感染。光线要适宜,光线太强会刺激视觉,造成瞳孔持续收缩,容易疲劳;光线太弱,瞳孔则会持续放大,也易疲劳。夏天太阳直射,紫外线较多易损伤视力,因此要防止太阳直射,出门尽量保护好自己的眼睛,以免眼睛受到侵害。

第七节 老年性耳聋

老年性耳聋(presbycusis)是指随着年龄增加,双耳听力对称性进行性下降,以高频听力下降为主的感音神经性聋。多在40岁以后开始出现,目前认为老年性耳聋是因年龄增加,听觉器官及身体其他不同组织与器官共同发生的缓慢进行性老化过程,并出现听力减退的生理现象。

据美国卫生中心统计,65岁以上的人口中,听力减退者占72%。我国专家做了初步统计,60岁以上的老年人,耳聋发病率为30%左右,70岁增加到40%~50%,80岁以上超过60%。老年性耳聋直接影响老年人与他人的沟通、交流,尤其妨碍了低文化程度老年人对外界信息的接收。

【护理评估】

老年性耳聋是由多种因素共同作用而引起来的。除因增龄引起脑的听觉系统老化外,还有遗传因素、精神压力、代谢异常、长期的高脂饮食、接触噪声和吸烟、服用损害听觉神经的药物等均与老年性耳聋密切相关。老年性疾病,如高血压、冠心病、动脉硬化、高脂血症及糖尿病等也是加速老年性耳聋的重要因素。

1. 健康史 ①既往史:是否患有糖尿病、高血压、脑动脉硬化、高脂血症等疾病,是否服用过耳毒性药物,如链霉素、庆大霉素、磺胺类药物。②个人史:职业、居住环境、饮食等。

2. 老年性耳聋的原因

(1)疾病影响 询问老年人是否患有与血管病变关系密切的疾病。高血压、冠心病、高脂血症、糖尿病均对人体的血供造成影响,从而影响耳的供血。此外,还要询问老年人有无中耳炎病史等。

(2)饮食与血脂代谢状况 长期高脂饮食和体内脂肪的代谢异常引起老年性耳聋的发生及进展。除因脂质沉积使外毛细胞和血管纹变性、血小板聚集及红细胞瘀滞、微循环障碍外,还可能与过氧化脂质对听觉感受器中生物膜和毛细胞的直接损害有关。

(3)用药情况 耳毒性药物,如链霉素、卡那霉素、多黏菌素、庆大霉素、新霉素、万古霉素、奎宁、氯喹、阿司匹林等药物,对听神经均有毒性作用。而伴随老化发生的肝解毒和肾排泄功能的下降,使之更易受到药物影响。

(4)不良嗜好及习惯 长期吸烟可引起或加重心脑血管疾病,使内耳供血不足;不正确的挖耳习惯可能损伤鼓膜,从而影响听力。

(5)接触噪声史 过去的工作和生活环境中是否长期受噪声刺激,有无长期使用耳塞的习惯。因为长期接触噪声的刺激不仅会使听觉器官经常处于兴奋状态,产生疲劳感,而且还可以使血管处于痉挛状态,导致听觉器官供血不足。此外,长期的噪声刺激使人情绪烦躁,进而导致血压升高及神经衰弱等,也会影响听力。

(4)老年性耳聋治疗方法 去除病因,应用抗氧化剂、营养神经、改善微循环的药物及维生素 A、维生素 E、维生素 D 等,当上述治疗无明显疗效时考虑配戴助听器。

3. 老年性耳聋的状况 ①中耳及外耳道检查:通过外耳道检查以排除因耵聍阻塞耳道而引起听力下降;检查鼓膜是否完好。②听力检查:询问老年人两侧耳朵的听觉是否一致,如有异常则对较好的耳朵进行测试,测试时先用耳塞塞住听力差的耳朵,站在离老年人约 50 cm 处对另一侧耳朵小声发出两音节的数字,请老人复述。测试者的声音强度由柔软—中等—大声的发音,但测试者的脸不能面对老年人的眼睛。

4. 辅助检查 主要检查听力学测试。听力学测试强调在专门的医疗机构由专业人员进行测得的数值可为配戴助听器提供参考。按照我国的标准,听力在 26~40 dB 为二级重听;听力在 41~55 dB 为一级重听;听力在 56~70 dB 为二级聋;听力在 71~90 dB 为一级聋。如果双侧听力均在 56~70 dB,沟通就会发生明显的障碍。

5. 心理-社会状况 随着听力的逐步下降,老年人与外界的沟通和联系产生障碍而造成生理性隔离等,应评估听力障碍老年人是否产生焦虑、孤独、抑郁、社交障碍等一系列心理问题。

【常见护理诊断/医护合作性问题】

1. 听力紊乱 与耳部血液供应减少、听神经退行性变有关。
2. 社会交往障碍 与听力下降有关。
3. 有受伤的危险 与听力下降有关。

【护理措施】

1. 一般护理 包括以下几个方面:①创造有助于交流的环境,在安静的环境中与老年人进行交流,交流前先正面进入老年人的视线,轻拍老年人以引起注意;对老年人说话要清楚且慢,不高声喊叫,使用短句表达意思;给电话听筒加增音装置,门铃应与一室内灯相连接;帮助老年人把需要解释和说明的事记录下来;指导老年人的照护者多与老年人交谈。②适当运动,运动能够促进全身血液循环,使内耳的血液供应得到改善。锻炼项目可以根据自己的身体状况和条件来选择,例如散步、慢跑、打太极拳、做八段锦等。③病情监测,监测并指导老年人在听力障碍短期内加重时及时检查和治疗。④建立良好的生活方式,清淡饮食,减少动物性脂肪的摄入,多吃新鲜蔬果;一些中药和食物,例如葛根、黄精、核桃仁、山药、芝麻、黑豆等,对于延缓耳聋的发生也有一定作用;避免过度劳累和紧张情绪;指导戒烟等。

2. 用药护理 注意避免服用具有耳毒性的药物,必须服用时尽量选择耳毒性低的药物,同时嘱咐老年人及其家属严格遵照医嘱执行;用药剂量不可过大,时间不可太长,并加强观察药物的副反应。

3. 心理调适　听力障碍的老年人可能会产生自卑、烦躁等负性情绪,故除了帮助患者树立克服听力障碍所带来的困难的信心,还应鼓励老年人使用正性的调适方法,如指导其在家人、朋友处得到良好的情感支持。

【健康教育与出院指导】

1. 指导定期接受听力检查　目前尚无有效的手段治疗老年性耳聋,但可以通过各种方法减缓老年性耳聋的进展,减轻对其日常生活的困扰。指导老年人监测听力,尽早发现和治疗老年性耳聋。

2. 指导配戴合适的助听器　经专业人员测试后,根据老年人的要求和经济情况选戴助听器。护士可提供合适的建议。①盒式助听器操作方便、灵活,电池耐用、经济,但外露明显,会给配戴者带来压力,且识别率较低,适合于高龄、经济承受能力较低、居家使用的老年人;②眼镜式助听器外观易被接受,没有低频干扰问题,但价格贵,易损坏,鼻梁、耳郭受压明显,不宜长期使用;③耳背式助听器没有上述两款缺点,又具备上述助听器的优良性能,价格适中,但也有影响外耳道固有共振频率的缺点;④耳内式助听器更加隐蔽,并保留了人耳的一些固有功能;⑤最新型的动态语言编码助听器,对以高频下降型聋为主的老年人用残存听力最大限度听清和理解语言信息带来了较为理想的听觉效果,但费用较为昂贵;⑥从听力康复的原则上要求,双侧助听可发挥双耳定向作用,若经济承受能力有限则单侧配戴。

3. 积极治疗相关慢性病　指导老年人早期、积极治疗慢性疾病,如高血压、冠心病、动脉硬化、高脂血症、糖尿病,减缓对耳部血管的损伤。

4. 避免噪声刺激　日常生活和外出时注意加强个人防护,尽量注意避开噪声大的环境或场所,避免长期的噪声刺激。

第八节　受　虐

老年人受虐(elder abuse)是指老年人受到家属或其他人员经常性打骂、折磨或摧残,身心健康明显受损的现象。由于生理的自然衰老,老年人的体力和精力逐渐下降,工作能力逐渐丧失,经济收入和社会交往逐渐减少,老年人成为社会人口中的弱势群体,相对无权的群体。老年人受虐问题层出不穷,尤其是高龄老人和老年女性。

老年人受虐是一个世界性问题。据统计,西方社会每年有2.5%的老年人受到经济虐待,在美国虐待老人的发生率为3.2%,在我国,目前还缺乏有关老年人受虐待的具体调查数据和专题研究。对老年人施虐者通常是老年人的配偶、子女、其他亲属、邻居、朋友或有偿护理者。常见的施虐行为有以下几种。

1. 生理虐待(含性虐待)　对老人的身体进行不法侵害,以致其身体组织或功能受伤或受损害。

2. 心理虐待　对老人采用语言或非语言的方式,使老年人心理长期处于恐惧、害怕、低自尊状态的行为。

3. 忽视　在蓄意或无意之下,未向老人提供任何维持基本生命所需的支持或协助,以致其生存权利受损害。

4. 遗弃 依照法令或契约对老人有赡养义务,但在蓄意或无意之下未满足老人需求,以致其流落街头、医疗院所或养老机构等。

5. 经济虐待 不承担或克扣对老年人的经济赡养责任;或未经过老人同意,私自将其所有权名下的财物任意侵占、处理或买卖。

我国由于受"家丑不可外扬"的传统旧观念影响,有些老人在家被打挨骂受虐待,却不声张,一些司法部门对涉老案件也重视不够、执行乏力及家庭养老模式等因素的影响,虐待老年人问题较难被发现,并且老人受虐待的事件不断发生。

【护理评估】

1. 危险因素

(1)老人生理上的老化造成依赖性,使照顾者负担加重 ①老年人由于生理衰老、疾病及功能缺陷,在身体及心理上对他人的依赖性增强,加重了照顾者的负担。②照顾提供者的压力,照顾生理或心理有病的老年人是一个高应激事件,若再加上照顾者缺乏相关知识及未有充分的准备,可能感到极度的应激和挫折。这种应激或挫折可能会以攻击的形式表现出来,导致虐待行为。

(2)老人与家人之间的关系僵化,使其失去应有的支持 ①老年人自身,维持家长权威、人格改变。一些老年人在年老以后仍要保持所谓"家长的权威",对子女的言行横加干涉;一些老人虽然身体上依赖他人的协助,但心智依然清醒,他们由于对自己身体上的无力感到恐惧或不满而变得脾气暴躁,一些老人由于年龄的增长或疾病的发生导致心智受损,对照顾者提出无理的要求或有意刁难。②照顾者存在一些问题。有的子女只顾自身享受而不愿承担照顾老人的责任;有的自身存在人格扭曲;或者因吸毒、赌博等不良行为造成经济和精神压力,有暴力倾向,转而以老人为发泄对象。

(3)老人缺乏足够的社会支持和社会监督系统,使其无力摆脱受虐的现状 ①有些老年人由于年龄或疾病的原因导致行动不便,与外界的交往很少,或者由于文化水平低,因而无法找到有效渠道反映自己的受虐问题;有些老年人由于要维护自己的面子或子女的名声及前程,因而不愿透露受虐的事实,有些老年人由于自己没有独立的经济来源,或者生活无法自理而又不想去福利院,生怕自己处于"没人管"的境地,因而不敢揭露照顾者的暴行。②在社会监督系统不健全的情况下,老人受虐问题的举报和调查又会遭遇种种障碍。这在很大程度上延误了对受虐老人问题的解决,有时甚至导致惨剧的发生。从中国的现状看,专门服务于老人的医疗机构、福利机构或康居社区等社会支持资源,无论是在数量上还是在质量上都不能完全满足照顾老人的需要,因而"居家养老"还是中国目前最主要的养老模式。

通过评估以上危险因素,判断老年人受虐的可能性。当被照顾的老年人和照顾者双方都存在危险因素时,受虐事件发生的概率大大增加。

2. 健康史

(1)评估老年人 首先了解是否存在受虐的危险因素,若怀疑有受虐存在时,应找时间单独会见老年人,主要询问:老年人的身体状况,自理能力;有无患病、功能缺陷;照顾者的一般情况,家庭及社会支持系统;有无受虐及受虐的方式、频率、严重程度和证据。

(2)评估照顾者 重点询问:是否感觉护理老年人是一种累赘;是否存在照顾的

角色困难;有无暴力倾向、酗酒及滥用药物史;近期有无经历应激和压力事件;受照顾者的身心状况等。

高度提示老年人受虐的情况:①照顾者不在场时,老年人诉说受到虐待;②老年人与照顾者诉说不一致;③照顾者不愿接受医护人员询问老年人情况,不愿让老年人和医护人员在一起;④老年人经常因不明外伤或非本身原有疾病就医。

3. 身体状况　护理人员在访视时,应对老年人进行全面的身体评估和营养评估,重点观察老年人身上有无不同寻常部位、不同时间或不同形式的伤口,有无精神、行为上的异常表现。

4. 心理-社会状况

(1) 心理状况　评估老年人的情感状态,是否存在异常心理反应并探究其产生原因。受虐老年人常存在抑郁、焦虑、恐惧、羞愧等心理反应。

(2) 社会经济状况　了解老年人的家庭情况及个人经济状况,对财产的管理能力,注意辨别有无经济受虐征象。

5. 辅助检查　据身体评估行实验室及影像学检查,协助判断有无受虐。

【常见护理诊断/医护合作性问题】

1. 无能为力感　与老年人害怕报复、无力寻求帮助、受到伤害时不能自我照顾有关。

2. 照顾者角色困难　与老年人需要照顾、压力大有关。

3. 社交孤立/有孤独的危险　与老年人情感受到剥夺、威胁有关。

4. 绝望　与老年人受虐、被遗弃有关。

5. 有受伤的可能　与施虐者采用暴力手段有关。

6. 应对无效　与老年人可得到的社会支持系统资源不足有关。

7. 创伤后综合征　与老年人受到生理及心理的虐待有关。

【护理措施】

1. 老年人受虐的预防

(1) 老年人自身　①老年人要增强自己的维权意识。当受到亲属或照顾者的虐待时,不应该是忍气吞声,而是应该运用法律或是媒体的力量来解决问题,从而使自己远离伤害。②老年人要重新树立良好的心态。改变心态,避免过于依赖儿女,把生活重心转移到儿女身上。闲暇时间可以做自己的事情,比如去公园或是老年人聚集的地方,话说家常,或是进行老年人的娱乐活动,如下棋、钓鱼等。③融入社会、广交朋友。如加入老年人的社团、力所能及的公益活动等。

(2) 亲属及照顾者　①照顾老年人是应尽的责任,如果不承担这项责任将会受到道德的舆论和法律的问责。②尊重老年人,尊老爱幼是我们中华民族的传统美德。③作为子女要经常抽空陪老人。老人进入空巢期后会产生极大的空虚寂寞情绪,所以子女应与老人多相处,不能仅用物质来满足老年人,而是满足其精神上的需求。

(3) 社会福利机构　随着经济的发展,养老福利机构起着越来越重要的作用,所以养老机构的建设对于解决老年人受虐问题起到的作用很大。

(4) 社区照顾　社区照顾对老年人也有很大的帮助。社区可以通过开展一系列的活动从而帮助老年人缓解孤独。同时,社区工作人员应对社区内的老人进行调查,反映他们的情况,并且尽力帮助他们解决问题。

(5)法律　国家应制定相关的老年人保护的法律,并且制定老年人受虐的相关条例,切实保护老年人的合法权益。此外,国家、地方制定一系列的惩治不合格养老福利机构的措施,取缔不合理的养老中心,维护老年人的切身利益。

2.老年人受虐的护理干预　在发现和识别虐待现象中,护士扮演着重要的角色,对虐待现象的警惕性是其中的关键点。在怀疑虐待老年人时,护士可进行以下护理干预。

(1)上报　在详细了解老年人受虐情况后,做好记录,及时向有关部门汇报。当老年人意识清晰具有独立判断力时,上报应征得其同意,以保护其隐私。

(2)帮助老年人选择干预措施　根据受虐的严重程度、老年人以往的生活方式和相关法律规定帮助老年人选择合适的干预措施,并告之每一个选择的危险性和后果。当老年人有判断力时,应让其亲自参与干预措施;否则,由其法定监护人或实际监护人参与决定。

怎样预防老年人受虐待?

【健康教育与出院指导】

正确认识老年人的历史价值和社会作用,在社会上营造良好的尊老、爱老、助老的氛围,是理解和维护老年人权益的基础。

1.老年人自身,首先老年人要增强自己的维权意识。当受到虐待时,应该运用法律或是媒体的力量来解决问题,从而使自己远离伤害;要重新树立良好的心态;避免过于依赖儿女;融入社会、广交朋友。

2.亲属及照顾者应该把照顾老年人当成一种责任。尊老爱幼是中华民族的传统美德。

3.加强社会福利机构、社区照顾和相应法律法规的完善,切实保护老年人的合法权益。

小　结

本章讲述了老年期其他常见健康问题及护理,如跌倒、疼痛、长期卧床、压疮、老年白内障、老视、老年性耳聋和受虐的护理评估、护理诊断、护理措施和健康指导等。重点阐述了跌倒、压疮的预防措施和护理措施;难点是听力障碍的病因和分类,视觉障碍的病因、身体状况和健康指导。

问题分析与能力提升

1.患者,男,72岁,退休工人,晨起出来锻炼身体,在昏暗的楼道内,遇见邻居遛狗而摔倒。患者左侧髋部肿胀、疼痛剧烈,髋髋因疼痛功能严重受限。查体:T 36.6 ℃,P 86 次/min,R 20 次/min,BP 160/98 mmHg,血糖、尿糖正常,心电图显示心室前壁缺血性改变,X射线显示:左侧股骨头骨折。

请针对此患者提出:①首优的护理问题是什么? ②主要的护理措施有哪些?

2.患者,男,76岁,体格偏瘦,3个月前因高血压突发脑出血,导致右侧肢体瘫痪、言语功能障碍,病情稳定后出院回家,今日患者主诉右侧髋部疼痛,测量T 39.5 ℃,呼吸、脉率增快,查体发现右侧髋部为压疮,有1 cm×2 cm,左右水疱3个,患者因长期久病、经济状况不好,情绪十分低落,不配合此次检查和治疗。

请针对此患者提出:①请初步判断该患者压疮属于哪一期?②目前主要存在的护理问题是什么?③针对护理问题请提出护理措施。

3. 患者,女,66岁,主诉右眼视物不清,左眼视物尚可。临床初诊:右眼白内障。老人老伴病逝多年,一直与女儿生活,生活基本能自理。请你对该患者进行护理评估和护理诊断,并制订相应护理措施。

同步练习

一、选择题

1. 为老人进行跌倒危险因素的评估时,不能用于评定老人平衡能力的方法是　　　　　　( )
   A. 传统观察法　　　　　　　　　　B. 量表评定法
   C. 定量姿势图评定　　　　　　　　D. 步行能力评定
   E. 协调能力评定

2. 促进老年人平衡能力的运动最好是　　　　　　　　　　　　　　　　　　　　( )
   A. 慢跑　　　　　　　　　　　　　B. 打太极拳
   C. 做健美操　　　　　　　　　　　D. 散步
   E. 骑车

3. 引起老年人伤害最常见的原因是　　　　　　　　　　　　　　　　　　　　　( )
   A. 交通事故伤　　　　　　　　　　B. 跌倒
   C. 一氧化碳中毒　　　　　　　　　D. 烧伤
   E. 语言

4. 为老人进行跌倒危险因素的评估时,判定老人有重复跌倒的标准是　　　　　　( )
   A. 1周内跌倒2次　　　　　　　　　B. 1个月内跌倒2次
   C. 3个月内跌倒2次　　　　　　　　D. 4个月内跌倒2次
   E. 6个月内跌倒2次

5. 根据特定的国情和传统文化,我国主要的养老模式应为　　　　　　　　　　　( )
   A. 居家养老　　　　　　　　　　　B. 老年公寓养老
   C. 养老院养老　　　　　　　　　　D. 日间护理院养老
   E. 医养结合养老

二、名词解释

1. 跌倒　2. 疼痛　3. 老年性白内障　4. 压疮　5. 老视

(叶　桦)

第十章 老年人家庭式护理与临终关怀

> **学习目标**
> 1. 掌握：临终期老年人的护理要点。
> 2. 熟悉：家庭式护理、临终关怀、死亡教育的概念、内容。
> 3. 了解：家庭式护理的意义、临终关怀的历史及理念、死亡教育的应对类型。

在高龄空巢、失能失智的比例逐年攀升，"居家为基础，社区为依托，机构为支撑"以及"优终优逝"观念渗透的背景下，家庭式护理、临终关怀作为解决老龄问题有效手段和主要途径，受到全社会的广泛关注。

第一节 老年人家庭式护理

老年人家庭式护理是指护理人员并非单纯关注老年人的医疗问题，而是兼顾其家庭及社区属性，采取以老年人的需要为核心、专业化服务为依靠，针对老年人及照顾者提供的健康护理与援助性服务。提供地点包括家庭、社区、医院或养老机构。护理人员在老年人的家庭式护理中扮演着极其重要的角色：一方面，护理人员直接承担护理工作；另一方面，护理人员给予照顾者帮助和指导，最大限度地保证照顾者的生存质量。因此，护理人员需要对老年人家庭式护理有着正确的认识，同时具备较丰富的知识和娴熟的技能，以及帮助和指导照顾者的能力、方法与技巧。

（一）老年人家庭式护理的意义

1. 老龄化现状的需要　随着老龄空巢的发展及家庭规模的缩小，家庭养老功能逐渐弱化，多子女共同照顾老年人的情况减少。加之传统观念影响和经济条件限制，多数老年人不愿离开自己熟悉的家庭和社区颐养天年。社区居家老年护理成本低、覆盖面广，以较小的成本满足老年人的服务需求；机构养老护理服务更专业、更细致。家庭式护理以社区居家养老为出发点，结合机构养老护理服务的优势，符合"居家为基础，社区为依托，机构为支撑"的政策，是符合中国国情的护理服务形式。

2. 老年人患病特点的需要　老年人患病率高，且合并两种以上的慢性病。同时老

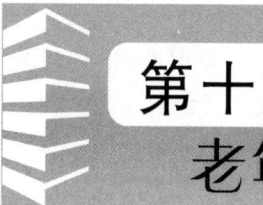
老年人家庭式护理的概念是什么？

年人行动不便、经济收入较低、不愿给子女添麻烦等,因此,老年人就医率相对较低。家庭式护理能够为老年人提供便利、长期、连续、综合的护理服务,及时监测慢性病的动态变化,有效地控制慢性病的急性发作次数,降低老年人的死亡率。

3.有利于老年人　向老年人提供家庭式护理能减轻其心理压力,使老年人感到家庭般的温馨和自由,同时减轻老年人焦虑。老年人能够自主安排作息时间、饮食种类和烹调方法,体现了家庭式护理充分尊重老年人的特点。老年人在接受家庭式护理的过程中,参与自我健康管理,学会自我护理,提高生活质量。

4.有利于家庭及社会　慢性病的特点决定老年人不可能长期住院,病情稳定后,更多的时间需要生活在社区、家庭,并接受相应的专业服务,家庭式护理的成本较临床护理低,可减轻家庭经济负担,另外,通过减少照顾者在医院、工作地点及家庭之间的奔波辛劳,提高照顾者的生活质量。

5.医疗康复养老一体化为其提供保证　医疗机构和养老机构互相独立、自成系统,养老院不方便就医,医院内又无法养老,老年人患病后不得不经常往返于家庭、医院和养老机构之间,既耽误治疗,也增加了家属负担。利用"医养一体化"的发展模式,即集医疗、养生、养老为一体,也就是"医养结合",为老年人进行医疗护理服务的同时,提供24 h全程精心的生活照护和人文关怀。住院老年人病情稳定后,可转至社区家庭病床,由社区医生和护理人员提供延续治疗和护理服务,最大限度地保证医疗护理服务的连续性。"医疗康复养老一体化模式"为家庭式护理提供了良好的保证。

(二)老年人家庭式护理的对象

老年人家庭式护理的对象分老年人及其照顾者,其中的老年人分七类:健康老年人、急性病老年人、慢性病老年人、康复期老年人、残疾老年人、精神病老年人、卧床老年人。护理人员除需掌握常见病的一般护理原则外,还须针对不同类型老年人特点,知晓相应的护理项目和要点。

照顾者指除专业护理人员外,在家庭式护理中为老年人提供护理照顾的配偶、子女或家政服务人员等。照料期间形成的生理的、心理的、社会的、文化的和经济的压力构成了照顾者压力。由于缺乏护理专业知识和技能,长时间的照料可能造成老年人照顾者的压力。压力增大时,会造成照顾者生理、心理、社会等方面的健康问题,从而影响老年人的生活质量。

(三)老年人家庭式护理的内容

老年人由于生理功能衰退,易患各种疾病,活动受限,自理能力下降,老年人家庭式护理的内容不仅要根据其病情而定,同时也要考虑老年人的健康需求。因此老年人家庭式护理的范畴应包括如下方面:①生理功能衰退引发的老年人常见病的治疗与护理;②老年人的文化娱乐、保健、医疗卫生等方面需求;③活动受限导致的生活自理能力障碍方面的帮助与照料,如衣食住行用;④心理状态变化和人际交往障碍引起的一系列心理反应的调整和纠正。

1.老年人健康评估工作　护理人员在进行家庭式护理时,要针对老年人的病情及需求对老年人的健康进行全面评估。观察病情变化,进行护理评估,同时根据护理诊断制订出切实可行的护理计划。

2.老年人疾病治疗中的护理工作　提供家庭式护理时,护理人员应了解老年人的病情,熟悉治疗方法,认识治疗器械和药物的用途、使用方法及注意事项;能熟练地进行各项基本护理操作技术(注射、换药、口腔护理、压疮护理、鼻饲、吸痰、导尿、各种引流管和药物的护理等),协助医生完成诊疗工作。

3. 老年人日常生活护理 在给予老年人日常生活护理时需注意:①满足老年人日常生活需求;②预防意外发生;③增强自护能力,防止不适当的依赖;④关注老年人的营养需求,注意营养均衡和科学烹饪,可运用颜色搭配等方法增进食欲,注意食物过敏和药物配伍禁忌;⑤在基础护理中要求做到:"六洁"(口腔、面部、手足、皮肤、会阴、床单清洁)、"五防"(防压疮、防直立性低血压、防泌尿系统感染、防呼吸系统感染、防交叉感染)、"三无"(无粪便、无坠床、无烫伤)。

老年人日常生活护理中的"六洁""五防""三无"是什么?

4. 精神心理护理 老年人常患多重复合慢性病,迁延难愈,给家庭成员带来不少麻烦,慢性病老年人易出现焦虑、内疚、自责心理,甚至消极悲观,自暴自弃,有时表现为抑郁,有时表现为暴躁、易激惹。对于上述心理变化,护理人员切勿与之争吵,伤害老年人的自尊心,努力做到"微笑、周到、体贴、随和、热情",给予谅解,热情,关心,耐心,维护老年人的自尊心,使其较好地配合治疗。护理人员应多同老年人谈心,帮助他们正视现实,增强其心理承受能力,充分发挥心理效应的正向作用。同时应注意对照顾者及其他家庭成员进行心理疏导,减轻其压力。

单调乏味的生活,会增加老年人的寂寞感,加重其焦虑与烦躁。护理人员应注意指导老年人丰富生活内容,比如在病情允许的情况下,指导慢性病老年人结合自身爱好陶冶情操。该类活动有利于帮助老年人克服消极情绪,使其尽快摆脱失衡的心理状态。

5. 老年人的康复护理工作 根据老年人多重复合慢性病比例高,不宜从事重体力活动的特点,除常规治疗护理外,护理人员可指导老年人采用运动治疗、作业治疗,鼓励老年人从事力所能及的活动,如做广播操、打太极拳、练气功、散步等,注意劳逸结合,动静相宜,以保持肢体良好的功能状态,并通过评估和调整,逐渐恢复日常生活自理能力,提高老年人生活质量。

6. 老年人健康教育指导工作 家庭式护理面对的老年人多数为多重复合慢性病,针对这一特点,护理人员除完成老年人的常规护理工作外,还应针对性地对老年人进行健康教育,安排老年人的日常活动和生活,提高其生活质量。如原发性高血压、糖尿病、脑血管病等的健康教育,营养、环境、运动等,鼓励老年人自我护理,针对健康问题进行指导,培养其自我保健意识。

7. 对照顾者的支持

(1)照顾者的压力评估 照顾者的性别和婚姻状况及与老年人的关系均会影响照顾者的压力水平。与女性相比,男性适应能力较强,负性反应少;未婚者较已婚者压力小;出于志愿者负性情绪少。

(2)支持照顾者的目的 照顾者通常存在自身年龄大,照顾时间过长,体力不足,缺乏关心和支持等问题,如不及时解决,可能引起一系列应激反应,导致身心健康受到威胁,从而直接影响照顾者的生活质量,引起照护不当。因此,护理人员应采取措施支持照顾者,目的在于保持照顾者身心健康;减少照护不当;提高整个家庭的生活质量;为相关制度的建立与完善创造条件。

(3)帮助照顾者保持身心健康 提高老年人的自主性,减少依赖,防止失用性萎缩的同时,又可减轻照顾者的工作量;指导照顾者进行有益身心健康的活动,使其学会有效地减压;关注照顾者的情感支持;指导照顾者适时寻求社会支持机构的帮助;给予照顾者休息和娱乐的时间,使其身心得以休整;对照顾者的身心应激症状进行相应的生理和心理治疗。

(四)护理人员在家庭式护理中的角色功能

护理人员在家庭式护理中扮演着重要的角色,包括照顾提供者、健康管理者、卫生教育者、家庭支持者等,其角色功能如下。

1. **需具备的相关护理知识及技能** 包括生命体征的测量、口腔护理、冷热疗法、卧床老年人更换体位、叩背排痰、中医按摩等技能,健康评估、健康教育、慢性病的康复与护理、心理护理等知识。当然,上述家庭式护理相关知识和技能必须非常熟练且能够正确执行。

2. **与老年人及其照顾者建立信任的护患关系** 运用有效的沟通技巧与老年人及其照顾者互动,取得信任,在此过程中,同理心和真诚是最重要的沟通原则,应避免忠告和说教,重要的是能够辨识老年人当下的情绪,并制订有效的负性情绪应对策略。在与老年人及其照顾者互动的过程中,应当营造一种安全的可以沟通的气氛和情境,强调其表达需求的权利。由于老年人的发言权利容易被否定或忽略,有必要给他们发言的机会,并要求其照顾者倾听。

3. **提高老年人及其照顾者自我护理能力及独立性** 在家庭式护理中,护理人员在对老年人及其照顾的指导及咨询中扮演着重要角色。通常护理人员需要先评估老年人及照顾者的学习能力,在依据此制订个性化护理计划,并适时提供所需的资料与支援,鼓励老年人以提高其自我护理的信心和能力,尽量避免让老年人及其照顾者过度依赖,在其能够自己操作或推行的照顾和康复活动上予以鼓励,不要轻易代劳。

4. **给予主动的关怀和心理支持** 在护理过程中,护理人员需随时主动关怀,体会和分享护理对象的心理需要和感受,并适时给予心理支持。另外,可以协助老年人进行生命回顾,从提示一些过去生活的主题开始,通过倾听过程中予以肯定,如果老年人觉得有遗憾,应协助其接纳。老年人如有曾经成功应对逆境或困境的经验,可协助其以此为契机,应对老龄相关问题。另外,需要注意对老年人及其照顾者给予充分肯定,使整个家庭更有信心地应对老年人的心理问题,提高生活质量。

5. **具备解决问题的能力** 家庭式护理中出现的问题较临床护理问题更为复杂,可使用的资源也较为匮乏,所以护理人员应在评估问题的严重性和居家资源情况的基础上,培养自身解决问题的能力。

6. **其他** 护理人员除了需要同老年人及其照顾者通过有效沟通建立良好的互信关系。更需与医生、药师、营养师、心理咨询师等多学科团队共同协作完成家庭式护理。

护理人员在家庭访视中要注意职业防护,包括尖锐物品伤害、感染性疾病、暴力攻击、性骚扰等,因此护理人员应先对老年人及家庭成员及居住环境有所了解,并做好准备,以防范不必要的职业伤害的发生。

(五)家庭式护理的注意事项

1. **注意沟通交流技巧** 老年人由于听力减退、记忆力差、理解力下降、说话吐字不清,常不能提出确切主诉,且不能有针对性地回答问题。护理人员需运用恰当的沟通技巧,耐心、细心地对待每位老年人。面向老年人谈话,让其能看到自己的表情,态度亲切,说话清晰且平稳,速度适当减慢,言简意赅,并辅以手势等非语言交流手段。

2. 以减轻老年人痛苦为目标　老年慢性病的迁延不愈决定了护理工作应将"最大限度地减少老年人的痛苦"作为重要任务之一,护理人员不仅要应用药物和护理技术手段对症治疗,缓解痛苦,还应借助心理手段给老年人施以精神上的支持和宽慰。如重视癌症晚期等临终老年人的期望和要求,此时不仅需要用药物缓解疼痛,还应给予精神上的支持和宽慰,以提高老年人的生活质量。

3. 善于观察病情　老年人患病后临床表现常不典型,容易突然恶化,且主诉常常不明晰,因而要求医护人员随时观察病情,及早识别病情变化,对老年人主诉,如怕冷、疲倦、头晕、腹胀、胸部闷胀等,均应该重视,尤其要注意区别新的病情变化与原发疾病。护理人员应基于此,及时准确地做出判断,防止危险发生。

4. 重视健康教育　要以整体护理的观念关注老年人的健康与疾病,预防并发症的发生。对于老年人的不良生活方式和行为习惯应辩证地给予指导,同时注意针对老年人的不同情况,进行饮食、营养、休息、活动、治疗护理、康复等方面的健康教育,以帮助老年人建立健康的生活方式。

随着人口老龄化和预期寿命的延长,老年人数量不断增加,家庭照顾的人数也随之增多。在实施家庭式护理时,护理人员应注意加强对照顾者的关心和支持。同时,指导照顾者掌握简单的家庭式护理技能,提高护理质量及老年人的生活质量。

第二节　临终关怀

随着社会的发展和人类文明的进步,临终和死亡等相关议题越来越多地受到社会的关注,"优终与优逝"亦成为人类生存质量提高的重要体现。临终关怀不是立于床前的悲痛欲绝,也非被动地等待死亡降临,而是在满足将逝者当前需求的同时,为将逝者及其家属提供法律、经济、情感和精神的支持咨询,是一种有计划、有目的、积极的支持性卫生保健服务,并以其科学性、职业性、人性化被越来越多的医务人员认同。

一、临终关怀的历史及概念

临终关怀(hospice)原指朝圣者或旅人中途休息、重新补充体力的中途驿站。1967年戴·桑德斯博士在英国伦敦创设的圣克里斯多弗临终关怀院,是世界上第一所为临终老年人提供服务的临终关怀机构,被誉为"点燃世界临终关怀运动的灯塔"。此后,许多国家相继出现了临终关怀服务,如美国于1971—1988年建立临终关怀机构1 800所;加拿大于1973—1983年建立116个不同形式的临终关怀组织和项目。同时,临终关怀的相关理论研究也在不断地推进和发展。20世纪80年代末,国外刊载临终关怀相关期刊三百余种,全球60多个国家和地区相继开展了临终关怀服务项目及相关研究,并取得一定成果和经验。

我国于2000年前就出现了专门的养老场所。唐朝时由佛教寺院负责具体管理工作,基本形成了较为完善的养老制度,宋朝时养老脱离了与寺院的联系。这些机构可

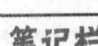

以看作是我国临终关怀产业的雏形。在我国,现代临终关怀以 20 世纪 80 年代相继开展的临终关怀服务机构为起点。2006 年 4 月,中国生命关怀协会成立,至此临终关怀有了一个全国性的社会团体,也标志着我国临终关怀事业进入了一个新的发展阶段。随着老龄化的迅速发展,临终关怀的形式逐渐发展成熟,主要表现为三种:①临终关怀专门机构;②附设于医院等机构的临终关怀机构;③家庭临终关怀病床,其中第二种,即附设于医院等机构的临终关怀机构最为常见。

临终关怀是指医护工作者、社会工作者、志愿者等组织或个人对身患绝症,预期生命为 6 个月或更短的老年人及其家庭成员提供的多方位人性化的照顾。临终关怀致力于提高临终老年人的生命质量,旨在满足临终老年人生理、心理、社会的需求,临终关怀的目的不是治愈疾病,而是使老年人在平静、舒适的环境下有尊严地离世。临终关怀综合了医学、社会学、心理学等多学科知识,其具体内容包括:①缓解疼痛;②控制症状;③减轻或消除负面情绪;④生活照护;⑤居丧者的照护。

临终关怀的概念是什么?

临终关怀讲究"四全照顾",所谓"四全照顾"即全人、全家、全程、全队照顾。"全人照顾"就是生理、心理、社会及灵性的整体照顾。"全家照顾"就是除了照顾老年人外,也包含对家属的照顾。"全程照顾"就是从接受临终关怀一直到走完生命全程。"全队照顾"就是由多学科团队,分工合作,通力照顾患者。多学科团队成员包括医师、护理人员、药师、营养师、心理师、社工、志愿者等。

二、临终关怀的服务理念

临终关怀最重要的工作内容是了解临终老年人及家属的需求,并向他们提供精神或物质方面的必要帮助。下面将从临终老年人及家属的需求角度分析临终关怀服务理念。

(一)关注临终老年人生理心理需求

护理人员需关注老年人的生理需求,如保持环境安静、整洁、舒适,空气流通,定时通风换气;整理床单位,保持清洁、平整、干燥;按时、按需为老年人清洁身体,包括皮肤、头发、口腔等,尤其注意易出汗部位、会阴部和足部的清洁与卫生;勤翻身、常换洗,防止压疮的发生及发展;监测生命体征、意识状态、皮肤颜色等的变化。

针对老年人的心理需求,护理人员应以真诚、关心的态度,耐心倾听老年人的心声,同时表示理解。指导家属和照顾者尽量多地陪在老年人身边,让老年人感受到家庭的温暖。老年人出现消极心理时需及时疏导。临终老年人常常会有未完成的心愿,护理人员应指导家属帮助老年人完成心愿,打消顾虑,使其内心平和、无牵无挂、宁静安详地离世。如果老年人表现出易怒等情绪,要允许老年人宣泄情感发泄愤怒,对老年人行为与情绪改变予以理解,消解心理压力和痛苦,安然祥和地告别人生,同时要注意老年人的安全,防止意外发生。

护理人员需要在认识临终老年人的生理心理特点及行为反应的基础上,使老年人获得优质护理服务的同时,更感受到精神上的抚慰,了无牵挂地离世。

(二)充分尊重临终老年人的权利

在未进入死亡状态之前,护理人员应该尊重临终老年人的权利,维护其利益,如允许老年人保留自己的生活方式、尊重老年人参与制订护理方案的权利、给予其选择自己偏爱且又切实可行的离世方式、尊重老年人的隐私等。关于临终老年人获取病情真相的权利,需因人而定,并与家属保持一致。医务人员有尊重临终老年人生活的义务,即对老年人人格的尊重。护理人员应加强基础护理,并给予临终老年人恰当的健康教育。对于临终期老年人的护理应以对症为主,以提高老年人的生活质量为核心。根据病情采取缓解症状的措施,如给予癌痛患者止痛药等。医务人员应多与老年人接触和交流,在此过程中,指导老年人理解生命与临终之意义,同时安慰和鼓励老年人,让其感受到支持与温暖。医务人员应注意照顾临终老年人的生活习惯,尊重他们的选择,尽量满足其合理的要求;安排或增加老年人与家属会面的机会和时间;指导老年人从事力所能及的活动,丰富其生活内容,并帮助其掌握自我护理的方法等。

(三)着眼于临终环境的舒适度

临终关怀医院或病房的"去医院化"对于提升临终老年人的生存质量有重要意义。所谓"去医院化"就是将冷冰冰的病室环境改造成温馨的家、美丽的花园和休闲的场所,让临终老年人在这种环境中走完人生的最后旅程。这对临终关怀医院或病房管理者提出了更高要求。舒适的临终环境主要包括:单人单间,室内清洁、安静、光线充足、温湿度适中、空气新鲜、避免噪声。房间的布置应该符合老年人的心理特点和需要,同时,对老年人房间内饰不应做过多的限制,其目的是让老年人安静舒适地休息,最大限度地为老年人创造良好的休养、治疗环境,让老年人在舒适的环境中度过最后时光。

(四)关注临终老年人家属需求

对临终老年人的照料和感情,导致临终老年人的家属在躯体上和精神上的痛苦。因此,医务人员要对家属的应激情绪和行为予以理解和同情,切实地帮助家属解决实际的问题,如通过心理疏导和宣泄的方式,帮助他们冲淡即将或已经失去亲人的痛苦;帮助家属解决在陪伴老年人期间基本生活需求(如饮食、休息);护理人员应经常与家属交流,增加互信与合作;支持指导家属为老年人完成力所能及的家庭护理项目,满足其尽孝的权利与义务;指导提高家属与老年人之间沟通交流的频率与时间,尽可能减轻家属生理及心理的痛苦,使他们早日从失去亲人痛苦与遗憾的心境中解脱;要使家属尽早对老年人的病情进展及预后有一个正确的了解和认识,在有充分心理准备的基础上,积极主动地配合医护人员,完成对老年人的临终关怀,并共同努力料理后事,从而使老年人"善终",家属宽慰。

三、临终期老年人的生理及心理改变

老年人机体的普遍老化,加上疾病等因素的影响,进入临终期后在生理、心理、社会适应能力等方面都出现不同程度的衰退,其生理心理变化表现如下。

(一)临终老年人的生理改变

1.一般改变

(1)肌张力丧失　临终老年人全身肌肉逐渐松弛,运动能力下降。表现为大小便失禁、吞咽困难;无法维持舒适体位;肢体软弱、无力;脸部外观改变(嘴唇、面颊松弛);无法进行身体自主活动。

(2)食欲不振或厌食　因机体代谢功能紊乱、胃肠活动能力下降所致。主要表现为恶心、呕吐、食欲差，此阶段易发生肠梗阻、尿潴留、大小便失禁等。

（3）呼吸困难　临终老年人因肺功能较差，会出现鼻翼扇动、张口呼吸、潮式呼吸、间歇呼吸等，最终呼吸停止。

（4）皮肤干燥　由于临终老年人长期营养不良、液体摄入不足，机体脱水，周围循环衰竭以及长期卧床、活动受限，易出现皮肤完整性受损。如果护理不当，容易出现压疮，增加临终老年人痛苦，降低其生活质量。

（5）感知觉改变　临终老年人的意识改变最初表现为注意力和记忆力下降，意识障碍，后逐渐发展为表情淡漠呆滞。视觉改变为由"视觉模糊"到"仅有光感"再到"失明"。研究发现，听觉是临终患者最后消失的感知觉。

2.严重改变

（1）疼痛　是癌症老年人的主要症状。70%的癌症晚期老年人会出现严重癌痛。40%癌症老年人于癌症中期就可出现中度到重度疼痛。引起疼痛的原因较复杂，多数由癌症本身造成，如瘤体压迫、组织与器官浸润；或因癌症广泛转移，因并发症所致疼痛；手术、放射治疗和社会、心理等因素也会加重疼痛的持续与发作。

（2）脏器功能衰竭　绝症均会导致临终老年人体内脏器（特别是心、脑、肾）的急或慢性衰竭，从而引发一系列症状与体征。如呼吸衰竭引起的异常呼吸、口唇与黏膜发绀、脑组织缺氧与二氧化碳潴留（表现为头痛、烦躁、神情淡漠、结膜水肿、神志不清、昏迷等）。心功能衰竭引起的呼吸困难逐渐加重、咳嗽与咯血、心率增快等（左心衰表现）或者皮下水肿、腹水、胸水、肝区压痛、颈静脉怒张等（右心衰表现）。肾功能衰竭引起的排尿异常（少尿、无尿等）。

3.临终体征　皮肤苍白或有瘀斑，肢体末梢温度下降，口唇青紫；肌张力下降，全身软瘫、下颌下垂、眼睛下陷、大小便失禁，瞳孔散大且无对光反射，各种深浅反射消失；血压下降，心音低而无力，脉搏细速，甚至摸不到；呼吸困难，出现潮式呼吸、间歇呼吸等。通常呼吸先停止，随后心跳停止。

（二）临终老年人的心理改变

身患绝症的老年人从获知病情到临终期的心理反应可归纳为五个典型阶段。美国学者库布勒·罗斯博士在《死亡与濒死》一书最早进行了临终老年人的心理研究，罗斯博士将这5个典型阶段归纳为：①震惊与否认期；②愤怒期；③协议期；④抑郁期；⑤接受期。我国学者研究发现国人的临终心理反应特点为，73.2%的临终老年人在否认期之前以一个明显的回避期替代否认期，这可能与中国人的传统习俗、历史文化背景有关。

1.否认期　老年人得知自己病重濒临死亡的初期心理反应一般是"不，这不会是我，那不是真的"，拒绝接受事实。他们没有面对死亡的思想准备，甚至认为这可能是误诊，常会四处求医，以证实诊断是否正确。上述反应其实是一种心理防御机制，可以减少消极信息对老年人的负面影响，给老年人调整自己的时间，以面对死亡。这段时间的长短因人而异，大部分老年人能较快地度过否认期，但有些人会持续否认直至死亡。

2.愤怒期　在此期，老年人的表现为多疑、愤怒、狂躁、怨恨、嫉妒，潜意识里想把自己的情绪转向他人。事实上，愤怒实际是恐惧和绝望的表现。

3.协议期（讨价还价期）　在这个阶段，老年人通常已经承认和接受疾病，不再怨天尤人，而是请求医生想尽一切办法治疗疾病并期望奇迹的出现。此期老年人变得和善，不再暴躁，对自己的病情抱有希望，能配合治疗。

4. 抑郁期 老年人已经认识到治疗无济于事后，面对死亡时表现出来的一种消沉、抑郁、沮丧，这一阶段的老年人会变得沉默寡言，情绪极度消沉，要求与亲朋好友见面，希望有亲朋好友的陪伴与照顾。

5. 接受期 这是临终的最后阶段。老年人进入此阶段时，对死亡不再恐惧和悲伤，取而代之的是认命，表现出"好吧，既然是我，那就去面对吧"的心理，表现为喜欢独处，睡眠的需要量增加，情感减退，静等死亡到来。

四、临终期老年人的护理

临终护理是对身患绝症的老年人所实施的整体护理。它是以老年人为中心，提供精心的照料，解除躯体的痛苦，缓解对死亡的恐惧，维护其尊严，提高其生命质量，并给予家属心理关怀，最终使逝者无憾，生者无愧。对临终老年人及家属生活质量的关注，是临终关怀的重要内容之一。

(一)临终老年人的生活护理

1. 环境状况 评估老年人的生活环境是否符合老年人的意愿，发挥环境对临终老年人生活质量的积极作用。

环境的选择要根据老年人的居住条件、对住院医疗费用的经济承受能力、老年人临终症状的轻重程度，尤其是老年人意愿和家属的观念来进行选择。临终照护团队应该尽力为老年人提供良好的居住环境。良好的环境对临终老年人是一种良性的刺激，居室应该温暖、舒适、安静、整洁。注意室内的色调，如浅绿色为主使老年人犹如置身于森林中。室内摆放几盆鲜花或绿植，可改善环境。病房中摆放日常生活用品、老年人喜爱的物品，营造家庭式温馨氛围，以适应老年人和家属日常生活习惯的需要。病房内设立单独卫生间，并定时开窗，消毒。

2. 营养与排泄状况 护理人员应观察老年人对食物的倾向性，观察其有无厌食、恶心、呕吐等情形，应注意不能因为老年人的临终而忽略了其对营养的摄取。护理人员还应注意评估老年人的排泄状况，是否存在排泄异常的情况。

老年人胃肠蠕动减慢，消化功能减弱，食欲较低，有的老年人拒绝进食，护理人员要耐心解释必要的营养对疾病治疗的重要性，指导家属做好饮食搭配，提高老年人食欲，以"想吃就好，能吃就好"为原则，选择高蛋白、高热量、易消化的饮食，但不应做过多限制，注意少量多餐，鼓励多吃新鲜水果、蔬菜，结合老年人的饮食习惯及对饮食的特殊要求。鼓励老年人尽量通过口服补充水分，以减少静脉输液量。当老年人出现吞咽困难时，可少量高频率啜饮，或用棉棒蘸水湿润口唇和舌，提高老年人的舒适度。进食前后行口腔护理，撤走影响老年人食欲的物品，如便器，铺好餐巾以免弄脏衣物，同时鼓励老年人自行用餐，如需喂食，护理人员需协助老年人保持舒适体位，如坐起或半卧位，必须仰卧位者应帮助患者抬高床头，以免发生呛咳，协助老年人习惯用吸管或汤匙喝水，以防发生呛咳。喂饭时不可催促，且每一口不要喂得太多，同时给予老年人充分的咀嚼时间，进餐顺序可结合老年人喜好，切忌边咀嚼边说话，以免发生呛咳和噎食等意外，还要注意保持食品新鲜卫生。如实在无法进食，可给予肠内营养和肠外营养。

排泄是人的正常生理需要，且私密性强。护理人员在协助老年人排尿或排便时应注意给予老年人空间，保护老年人隐私。卫生间的设施注意符合老年人的需要：地面防滑,便器升高,安装扶手。使用便盆时注意,当老年人有排便需求时,护理人员需迅速做出反应。将便盆放入老年人臀下的方法有两种:①嘱老年人屈膝仰卧,双足向下蹬床面,用力抬起臀部,将便盆放到老年人臀下。②先协助老年人取"对侧卧位",后将便盆置于老年人臀下紧靠臀部,护理人员一手向下紧压便盆,另一手协助老年人恢复"原卧位",完成操作。当老年人无法自主排尿排便时,需仔细观察其排泄习惯,掌握老年人排便规律,以便合理安排使用便盆的时间,注意专人专用,同时应注意做好便后便器的清洁工作。

3.睡眠与休息状况　护理人员需评估老年人的睡眠情况,如睡眠习惯,睡眠时间,评估有睡眠问题老年人睡眠不足的原因。

临终老年人容易疲劳,同时由于种种原因睡眠质量不高,护理人员安排护理操作时,应相对集中,避免在老年人熟睡时进行护理操作,最大限度地减少打扰老年人的频率。老年人希望安静休息时,要限制探视,注意保持环境安静。睡眠对于帮助老年人摆脱疾病痛苦和焦虑有积极作用,因此,不要打扰老年人的睡眠,同时帮助老年人建立良好的睡眠习惯,嘱老年人晚上尽量少喝水,不喝茶,不抽烟,睡前可喝牛奶或遵医嘱口服安定助眠。

(二)临终老年人症状及其护理

1.疼痛　疼痛是临终老年人,尤其是晚期癌症患者,最严重的症状之一。在生命的最后几天,超过一半的人会有新的疼痛产生。疼痛既是一种主观感觉体验,又是一种自生保护机制。疼痛具有多种特征且个体差异大,因此在护理的过程中应结合患者的特点辨证施护。护理人员通过倾听老年人的主诉,运用量化的疼痛评分表可有效地评估老年人的疼痛,并进行疼痛相关分析(图10-1,表10-1),如疼痛的部位、性质、程度、持续时间和规律、有无伴随症状、促发和缓解因素、疼痛对日常活动的干预及对老年人的心理状态影响等。对于无法准确描述疼痛症状的老年人,护理人员可通过观察老年人的面部表情、情绪状态,对照Wong Baker的疼痛分级脸谱(图10-2)进行全面分析,评估疼痛程度,评价止痛的效果。

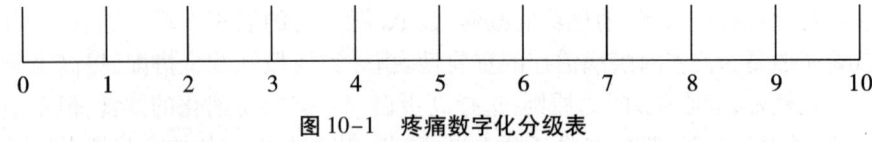

图10-1　疼痛数字化分级表

表10-1　疼痛数字化分级表相应的语言分级及非语言行为

疼痛的程度	语言分级	非语言的行为
0	无疼痛	悠闲的、平静的表情
1~2	最小的疼痛	紧张的、焦虑的表情
3~4	轻微疼痛	保护性动作、痛苦的表情
5~6	中度疼痛	呻吟、坐立不安
7~8	严重疼痛	大声抱怨
9~10	极度的疼痛	上述程度增强

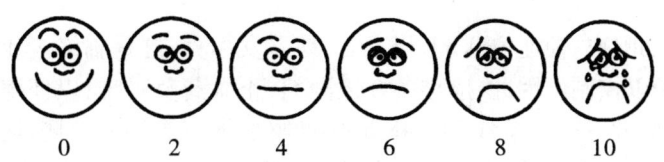

图 10-2 Wong Baker 的疼痛分级脸谱

0分:无痛;2分:有点痛;4分:轻微疼痛;6分:疼痛明显;8分:疼痛严重;10分:疼痛剧烈

关于疼痛的干预措施,相关研究已较为成熟,主要包括药物性干预和非药物性干预。

(1)药物性干预措施　三阶梯止痛法由世界卫生组织推荐,此种治疗方法,可使90%以上的疼痛得到缓解,部分老年人可因疼痛的消失,提高生存信心,改善生活质量。按照三阶梯止痛法,止痛药应根据疼痛程度由弱到强循序渐进运用。对于轻度疼痛,一般应首先选用非阿片类药物(如对乙酰氨基酚、布洛芬或非甾体类抗炎药)。如果无法止痛或加剧疼痛,则升高到二级,即以吗啡为代表的阿片类药物,也可将阿片类与非阿片类药物联合使用。若疼痛仍无法控制或继续加剧,则应进入第三级,即强阿片类药物。此外,对于有特殊适应证的老年人,如有特殊性神经或精神症状的老年人,均应加用辅助药物。

(2)非药物性干预措施　非药物性干预有助于减少止痛药的用药剂量或推迟用药的升级,非药物性干预可作为药物性干预的补充,常常在药物性干预过程中联合应用。非药物性干预包括心理干预、音乐疗法、物理治疗等。

1)心理干预　利用心理认知和行为实施干预,协助老年人用不同的观点来看待疼痛,掌握克服疼痛的技巧,如通过交流与沟通,调动老年人积极的心理因素,减轻老年人的心理压力;松弛和意念干预,如让老年人深呼吸,闭上眼睛,想象美好的事物,关注呼吸,而非疼痛;鼓励老年人参加社会活动,树立战胜疾病的信心和勇气。

2)音乐疗法　在音乐治疗师的指导下,运用音乐特有的生理、心理效应,指导老年人聆听专门定制的音乐,在经历音乐体验的过程中达到消除心理障碍,缓解疼痛,恢复或增进心身健康的目的。

3)物理治疗　通过经络穴位的针灸、按摩,缓解老年人的疼痛感,提高生活质量。

2.呼吸系统症状　痰液堵塞、呼吸困难是临终老年人的常见症状,70%的肿瘤晚期老年人于死亡前几周出现呼吸困难。临终老年人床旁应备好吸引器,以备及时清除口鼻咽分泌物。当老年人呼吸困难、表浅、急促或出现潮式呼吸时,立即给予吸氧,病情允许时,可适当取半坐卧位或抬起头与肩。有的老年人由于呼吸急促引起喘息,可遵医嘱给予抗焦虑药物,必要时遵医嘱给予吗啡降低呼吸频率。此外若老年人出现痰鸣音,可行雾化,以稀释痰液,便于咳出。对于张口呼吸者,护理人员可选用湿巾或棉签湿润口腔,用护唇膏湿润嘴唇。老年人睡眠时可用薄湿纱布遮盖口部。

3.消化系统症状　多数老年人在临终阶段会出呃逆、恶心、呕吐、腹泻、便秘等消化系统症状。呃逆又称打嗝,可用针灸或药物缓解;恶心、呕吐时要结合老年人情况,可综合心理、饮食护理和药物控制等方法缓解;腹泻和便秘是临终老年人常见的健康问题,应认真评估相关因素,制订出解决问题的最佳方案,应注意对腹泻老年人肛周皮肤的保护。

严重急性的呕血、便血 800 mL 以上者,易引发休克,这是临终老年人死亡的常见原因,需迅速予以控制。因此,应准备好镇静剂、止血药及吗啡,以便随时遵医嘱紧急处理。胃肠出血者一般应禁食 24～48 h,协助呕血者将头偏向一侧,防止误吸。便血频繁者,可在臀下垫看护垫,并注意保持肛周皮肤清洁干燥,减少皮肤完整性受损的风险。

4. 谵妄 有的老年人死前会出现谵妄等神志变化,症状于午后或者夜晚加重,如出现,需考虑癌症脑转移、代谢性脑病变、电解质紊乱、营养异常或败血症等原因。老年人的躁动不安需密切观察,找出可治疗的原因,如疼痛、脑缺氧、气喘、膀胱充盈或直肠胀满等,并及时给予对症处理。

(三)临终老年人的心理护理

应认真做好生活护理、满足临终老年人最基本生理需要,减少痛苦,增加舒适,是做好心理护理的前提。在力所能及的范围内满足老年人各种需求,帮助解决其烦恼与焦虑,是取得良好心理护理效果的必要条件。经常了解临终老年人心理需求,鼓励老年人讲出内心忧虑与痛苦,认真倾听,给予语言性和非语言性交流、疏导、安慰和支持。临终老年人能否达到最佳心理状态,家属的作用不可低估,应鼓励家属尽量多的与老年人交流并参与老年人的护理工作,有助于老年人的心理疏导。根据临终老年人心理分期的不同给予心理护理,使老年人得到心理安慰与支持,以达到心态平和与稳定,是临终老年人心理护理的重要组成部分。现将临终老年人的心理分期的特点与护理要点阐述如下。

1. 否认期 护理人员应坦诚、热心地关怀老年人,不要揭穿其心理防卫机制,也不要欺骗老年人,要认真、仔细地听老年人诉说,坦诚温和地回答老年人对病情的询问,要使老年人感到支持和理解,同时注意对老年人病情的描述,应与其他医护人员、家属保持一致,减少老年人怀疑及逃避现实的机会。在与老年人沟通中,可主动和老年人一起讨论未来与离世,在交谈中加以引导,帮助其面对现实。

2. 愤怒期 要把老年人的愤怒看作健康适应性行为,他们的愤怒并无针对某人,而是源于对死亡的恐惧和绝望;应认真倾听老年人的心理感受,允许老年人以发怒、抱怨、不合作行为来宣泄心中的不适,不要用同样的愤怒去回击老年人。当老年人发脾气时,应站在老年人立场上同情地劝解,尽量多的陪伴则更有利于老年人平稳度过愤怒期。

3. 协议期 因为抱有希望,处于这一时期的老年人对治疗是积极的,试图通过合作和友善改变命运,延长生命,此阶段的治疗和护理会很顺利。在协议期,护理人员应向老年人多给予更多的指导和关心,尽量满足老年人的要求,同时应积极引导老年人,减轻其心理压力。

4. 忧郁期 忧郁和悲痛对于临终老年人来说是正常的表现,应允许老年人通过不同的方式宣泄情感。护理人员及家属应多给予同情和照顾,尽量满足老年人的合理要求,此期注意预防老年人自杀。

5. 接受期 继续维持对老年人的关心、支持,尊重老年人,不要强迫与其交谈。给予临终老年人一个安静、独立的环境,减少外界的干扰,让其安详、平静地离世。

(四)临终护理的意义

1. 提高生存质量,维护生命尊严 部分临终老年人在生命末期,不是在舒适、平静中度过,而是处于现代医疗技术、药物、各种维持生命体征的管路和医疗器械的控制下,心中充满恐惧、痛苦和无助。而临终关怀的要义并非片面追求生命而忽略老年人感受,是为临终老年人及家属提供心理上的关怀与安慰,帮助临终老年人减少躯体上的痛苦,缓解心理上的恐惧,维护尊严,提高生命质量,使逝者平静、安宁、舒适抵达人生的终点。因此,临终关怀护理是满足老年人"老能善终"的较好选择。

2. 减轻亲属压力,解决照料困难 临终关怀将家庭成员的工作转移到社会,将对老年人的照顾,尤其是对临终老年人的照顾社会化,不仅是老年人自身的需要,同时也是其家属的需要。对于多数家庭,尤其是一些低收入的家庭来说,临终关怀可以使老年人走得安详,让老年人家属摆脱沉重的医疗负担的同时,也减轻了他们的心理负担,让他们更好地投身到自己的事业中去。因此临终关怀是解决临终老年人家庭照料困难的重要途径之一。

3. 节省医疗资源,减少资源浪费 尽管临终关怀需要社会支付较多的服务费用,然而对于社会有限的医疗服务资源来讲,临终关怀服务的开展可约医疗卫生服务资源,有利于医疗卫生服务资源的优化配置。通过在一级二级医院建立附设的临终关怀部门,即医院内的专科病房或病区,可以解决目前二级一级医院利用率不足的问题,又可以综合利用医院现有的医护人员和仪器设备。因此,临终关怀的开展为节约医疗资源、减少资源浪费提供了可能。

4. 转变社会死亡观念,体现人道主义精神 临终关怀是一场观念上的革命:一方面通过死亡教育,使人们转变死亡的传统观念,无论是临终老年人、家属及医护人员都要面对现实,承认死亡;另一方面,承认医疗救治对某些濒死老年人仅仅是一种安慰,而通过临终关怀代替卫生资源的无谓消耗,合理分配利用有限的卫生资源,为卫生服务的公平性和可及性提供保障,临终关怀是人道主义精神的体现。因此,临终关怀不仅是社会发展与人口老龄化的需要,也是人类文明发展的标志。

五、丧偶老年人的护理

丧偶是生活事件中震撼心灵的事件,尤其对老年人来说更是沉重的打击。配偶的亡故,常会导致老年人悲痛欲绝,不知所措,持续下去可能引发包括抑郁症在内的各种精神疾患,加重原有的躯体疾病,甚至导致死亡。有资料报道,在近期内失去配偶的老年人因心理失衡而导致死亡的人数是一般老年人死亡的7倍。

(一)丧偶老年人的心理反应

丧偶老年人的心理承受能力、夫妻关系等均有可能影响丧偶老年人的心理。一般来说,丧偶老年人的心理反应一般经历4个阶段。

1. 麻木 此阶段一般持续数小时或者一周。老年人在得知配偶离世之后,一般在初始阶段可能出现麻木、呆滞的表现。这并非是情感淡漠的体现,而是因噩耗及强烈情感而出现的心理防御机制。

2. 自责 接受丧偶事实之后,很多老年人会出现自责、内疚等情绪,这种情绪主要是因为将逝者的亡故归咎于自身,有些老年人由于自责颇深,难以走出这段时期。

3. 思念　这种状态可能持续几周甚至几年。强烈的悲伤之情后，对亡故配偶的思念之情便会油然而生，这时配偶的身影会在头脑中反复出现，随之而来的还有孤独。

4. 恢复　当老年人逐渐认识到"人的生老病死是自然规律"，理智的判断战胜感性的情感，身心就会逐渐恢复到常态。

(二) 丧偶老年人的护理要点

1. 安慰　此时老年人会将悲伤的时间与频率等同于对逝者的情感。护理人员和家属可陪在老年人身旁，表达安慰与关心。然而老年人可能由于强烈的打击，可能予以拒绝。作为护理人员和亲属，不应该放弃对老年人的安慰，使他们明白，痛苦和悲伤不是衡量某种关系价值的指标，正常的悲伤会随着时间推移不断淡化，然而这种淡化并非意味着对逝者的遗忘。

2. 引导发泄　允许老年人有宣泄痛苦的途径，如诉说、回忆、记录，以寄托自己的哀思，切不可压抑自己。告诉老年人哭泣不是软弱，而是一种宣泄的途径。鼓励老年人将觉得内疚的地方说出来，通过开解的方式，减轻或避免老年人的自责感。

3. 学会转移　指导老年人学会转移注意力的方法，比如多和外界交往，多与子女亲友交谈，重建和谐的家庭关系；到外面走一走，换一个环境；培养健康的业余爱好，比如，书法、绘画、垂钓等。这些均在不同程度上转移老年人的注意力，减轻悲伤情绪。

4. 再婚　老年人的再婚对社会、家庭、老年人健康等均有好处，应当从法律和道德上予以支持，老年人再婚是老年人的正当权利，家庭和社会可以给予参考意见，但不是代替老年人做决定。

第三节　死亡教育

死亡教育源于美国，最早可追溯到1928年，正式兴起于20世纪50年代末。Pine将美国死亡教育的发展分为四个时期：1928—1957年的探索期；1958—1967年的发展期；1968—1976年的兴盛期；1977—1986年的成熟期。关于死亡教育的研究主要涉及死亡教育的定义，死亡教育的必要性和重要性，死亡教育的目标，死亡教育的内容，死亡教育的课程设计和实施等方面。死亡教育是有关死亡知识的社会化、大众化的过程，是实施临终关怀的先决条件。在我国，忌讳死亡的文化传统使得死亡教育难以被认同。人们往往"顺其自然"地接受死亡痛苦的折磨，甚至有意无意地在用各种方法延长死亡痛苦持续的时间。死亡教育的普及，能够让将逝者及其亲属珍视生命，正视死亡，克服对死亡的过度恐惧，为将逝者做好准备，减少不必要的心理负担。同时死亡教育对延长生命、安乐死以及协助自杀等伦理问题的研究也具有一定的现实意义。

一、死亡的心理应对类型

老年人对待死亡的态度受很多因素的影响，如文化程度、社会地位、宗教信仰、生理及心理状况、年龄、性格、经济情况和身边重要人物的态度等，面对死亡，老年人及其亲属的心理应对类型如下。

1. 理智应对　面对死亡，老年人及其亲属能够从容面对。老年人在临终前能够安排好自己的工作、家庭事务及后世。这类老年人及亲属一般文化程度和心理成熟程度较高,他们能够比较镇静地面对死亡,能够为身边的人考虑,尽自己最大的努力不给他人带来太多的痛苦和影响。理智的老年人会在临终前认真写下遗嘱,其亲属也会在老年人离世后完成老年人生前的遗愿,同时最大程度的回归家庭与社会。

2. 积极应对　此类老年人有强烈的生存意识,能从人的自然属性角度承认死亡首先取决于生物学因素,也能意识到意志对死亡的作用。因此,能与病魔做顽强斗争,如忍受病痛的折磨和诊治带来的痛苦,寻求各种治疗方法以赢得生机。这类家属会积极地协助老年人医治疾病,克服困难。

3. 接受应对　接受应对型一般分两种:一种是无可奈何地接受,这类老年人或家属,面对死亡的反应是按部就班地准备后事,选寿衣,买墓地等,沉默无奈地接受一切;另一种是认为死亡是到另外一个世界,并非终结,这种多发生在有宗教信仰的老年人及家属。

4. 恐惧应对　这一种老年人或家属会极端地害怕死亡。这些家庭多有较好的社会地位,经济条件和良好的家庭关系,表现为不惜任何代价冥思苦想,寻找起死回生的药方,放弃一切求医问药。

5. 解脱应对　这种心理类型的老年人或家属认为死亡是一种从病痛中的解脱方式,多见于癌症老年人的身上。

6. 不理会　这种心理类型的老年人或家属一般不去理会死亡,觉得生死无所谓。

二、死亡教育的内容

死亡是任何个体都必须经历的一个生物学过程,是不可避免的。所谓"死亡教育",主要是以死亡为主题,帮助个人了解死亡。如了解死亡在人生中扮演的角色,死亡的影响等。以死亡为主题,使人改变自己的知识、信念、行为,而这改变的过程就是教育。简单说,死亡教育就是一种促进个人了解死亡是生命的一部分,以求让人们更好地应对死亡的教学过程。

> 死亡教育的概念、内容是什么?

在老龄化日益加重的今天,对老年人及其亲属的死亡教育需要被重视。老龄化背景下的死亡教育按照教育对象的不同可分为老年人的死亡教育及亲属的死亡教育。

(一)老年人的死亡教育

对老年人的死亡教育并非是让他们去掌握生死学的相关理论,也不是将死亡问题完全澄清,老年人死亡教育的重点在于了解他们的文化素养,宗教背景,对死亡的态度如何,面对死亡最担心的是什么,根据上述内容,运用专业知识和理论,帮助老年人坦然面对死亡。著名的健康教育专家黄敬亨认为,对老年人的死亡教育的主要内容有以下方面。

1. 客服怯懦思想　对死亡的畏惧,使得老年人出现如焦虑、抑郁等方面的心理问题,甚至出现自杀等过激行为,护理人员应该通过正确的引导和教育使老年人知道,死亡是人生的必经阶段,是人生的一部分。

2. 正确对待疾病　疾病危及人类健康和生存,和疾病的斗争,从某种程度上来讲就是和死亡做斗争。护理人员面对临终老年人应该以"老年人为中心",而不是以"疾病为中心",以支持老年人、控制症状、姑息治疗与全面照顾为主,让他们知道积极的

3. **树立正确的生命观** 护理人员应注重老年人的尊严与价值,提高他们临终期的生命质量,通过关心和照顾,缓解老年人的孤独感、无助感、失落感,增加舒适感,帮助他们树立正确的生命观,同时注重满足他们的情感和精神需求,适时有效地进行心理疏导,营造家庭式温馨氛围,促进老年人的精神平和与愉快。

4. **做好充分的心理准备** 当人们步入老年期以后,即将面临的就是走向人生的终极——死亡。人们追求优生优活,也希望善终优死。护理人员应认识和尊重生命,运用生死学的相关知识,帮助老年人对死亡做好充分的心理准备。

(二)亲属的死亡教育

亲属的死亡教育包括非居丧期的死亡教育及居丧期的死亡教育。非居丧期的死亡教育与老年人的死亡教育类似,此处着重介绍居丧期死亡教育的内容。居丧期即丧失亲人后的一段时期。沃顿认为有四种方法可以帮助居丧者应对悲伤情绪。这些方法使居丧者面对失去亲人的现实,帮助居丧者应对失去亲人的影响,应对丧亲后的适应障碍。鼓励丧亲者以健康的方式怀念逝者,走出悲伤,把感情投入到新的人际关系中。其具体内容如下。

1. **帮助丧亲者面对现实** 在医疗机构中,失去亲人的家属往往向护理人员询问逝者临终的细节及临终各种表现的解释。因此,护理人员应全面掌握逝者信息以及临终的过程,这对帮助丧亲者面对现实有很大帮助。护理人员应鼓励丧亲的家属谈论或者表达失去亲人的痛苦,比如讲述逝者生前的故事及相关的丧亲者回忆。护理人员应该认识到家属接受现实需要一定的时间。研究显示,丧亲者一般需要3个月左右来接受配偶逝去的事实。

2. **帮助丧亲者宣泄情感** 丧亲者情绪低落,他们自身可能没有意识到自身情绪的表达形式或对自身情绪无法恰当表达。没有被表达出的情感通常包括气愤、内疚、焦虑和无助。讲述逝者生前的故事、写日记、写信可以帮助丧亲者认识和发泄内疚和后悔的情绪。传统形式,例如土葬或者烧信可以帮助丧亲者缓解悲伤情绪。有时丧亲者的悲伤情绪表现为愤怒,这种愤怒可能无法理解,但是有助于宣泄丧亲者的强烈情绪。社会文化和年龄的差异也会影响情感的宣泄。老年人的情感表达方式与年轻人不同,特别是那些多次经历过家人过世的老年人。护理人员应告知家属常见的悲伤表达不一定是哭泣。

3. **帮助丧亲者恢复日常生活** 护理人员要平复丧亲者的心情,评估其日常生活状态,发现现存的或潜在的问题。死者生前的生活角色必须由丧亲者或其他人来承担,以继续日常生活。护理人员需帮助丧亲者认识并充分利用身边的社会资源,有助于其恢复日常生活。居丧期间尽量避免生活中的重大变迁,如搬迁或变卖家产。

4. **协助丧亲者摆脱悲伤情绪** 当丧亲者开始转移注意力,开始一段新关系时,护理人员要密切关注丧亲者的状况。丧偶老年人开始一段新的社会关系要比其他人难得多。调查显示,相比年轻人,丧偶的老年人一般较少开始一段新的关系。老年人担心再一次失去的痛苦,这种想法严重阻碍他们发展新的关系,一般丧偶情感可能由其他情感替代。

5. **给丧亲者悲伤时间** 许多因素影响悲痛,丧亲后的3个月和一年对悲痛的愈合尤为重要。多次经历失去亲人的老年人可能需要更长的时间。对一些人来说,悲伤可能终身难以愈合,但是他们会逐渐习惯带着负面情绪继续生活。

6. **帮助丧亲者了解正常居丧期的行为** 护理人员需要了解正常居丧者的行为,通过交流技巧,识别居丧者的异常行为,及时提供帮助,面对巨大的生活变故,护理人员需要指导丧亲者了解生活习惯的改变只是暂时的。

7. **悲伤反应存在个体差异** 护理人员及丧亲者需要了解个体的悲伤反应是存在差异的。护理人员需要向丧亲这解释悲痛的正常反应,协助丧亲者允许其他人以相同的或者不同的方式表达情感。

8. **为丧亲者提供持续支持** 对丧亲者的护理不仅局限在医院内,院外的社会支持包括:社区资源和支持群体;院内护理人员应与社区护理人员及临终关怀志愿者共同为丧亲者提供连续的帮助和心理支持。护理人员还可以鼓励丧亲者动员亲朋好友提供支持。

9. **丧亲者的心理防御机制** 失去亲人是重大生活事件,对丧亲者而言是一种巨大的心理应激,此时,丧亲者可能采取各种心理防御机制,其中有些是健康的,如合理化、转移、升华等,有些则不利于健康,如退化行为。经历过多次生活变故的老年人通常拥有健康的心理应对机制。而一些不健康的应对机制可能导致不利于身心健康的应对行为,如酗酒,护理人员可以帮助丧亲者识别他们的应对行为,并鼓励他们积极使用或者寻找一些更有效的方式缓解强烈的情绪反应。

10. **警惕丧亲者的有害行为** 护理人员要特别警惕严重抑郁症的发生,对丧亲者的情绪表达和情绪变化应及时评估。丧偶老年人有较高的自杀率,这提示抑郁有可能是丧偶老年人的主要心理问题,另外,一些丧偶老年人可能使用镇静催眠或抗焦虑药物来缓解悲伤带来的负面情绪和睡眠障碍,但65岁以上老年人在使用药物方面容易出现药物过量,其毒副作用更加危害老年人的健康。加上老年人原有疾病使用药物治疗,使药物之间的相互作用和相互影响更加复杂。

总之,要根据老年人及其亲属不同年龄、性格、职业、家庭背景等因人而异地开展死亡教育,发挥死亡教育的积极作用。

小　结

家庭式护理、临终关怀及死亡教育属于较为新兴的老年护理知识与理念,人口老龄化的发展及疾病谱的变化,使得社会对家庭式护理及临终关怀的需求越来越强烈。本章介绍了家庭式护理、临终关怀与死亡教育的相关内容,在学习中,应在重点掌握相关概念的基础上,理解家庭式护理的内容、临终老年人的护理要点,并在今后工作中指导实践,学以致用。

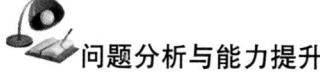
问题分析与能力提升

王某,男,65岁,初中文化。以"午餐后半小时突然呕出大量暗红色胃内容物1次,同时伴头晕、乏力"为主诉急诊入院,肝硬化病史8年,诊断为"肝癌晚期"。请针对该临终老年人的情况列出护理要点。

同步练习

一、选择题

1. 下列哪项不属于老年人家庭式护理的对象 （ ）
   - A. 健康老年人
   - B. 老年人的护理人员
   - C. 慢性病老年人
   - D. 老年人的配偶
   - E. 临终期老年人

2. 下列关于老年人家庭式护理说法错误的是 （ ）
   - A. 其目标为减轻老年人痛苦
   - B. 非语言沟通与语言沟通同样重要
   - C. 比起病情观察,倾听主诉更为重要
   - D. 要以整体护理的观念关注老年人
   - E. 与老年人沟通时同理心和真诚是沟通原则

3. 临终老年人临终前最常见的症状是 （ ）
   - A. 疼痛
   - B. 恶心
   - C. 头晕
   - D. 压疮
   - E. 呕吐

4. 下列哪项不是临终关怀的目的 （ ）
   - A. 帮助老年人认识死亡是一种自然过程
   - B. 帮助老年人处于舒适、安定状态
   - C. 帮助老年人提高生命质量
   - D. 帮助老年人延长寿命
   - E. 帮助老年人平静地接受死亡

5. 杨某,女,70岁,患肝癌,病情日趋恶化,老年人心情不好,对护理人员工作不满,常对其陪伴亲属发脾气。该老年人的心理反应处于何阶段 （ ）
   - A. 忧郁期
   - B. 愤怒期
   - C. 协议期
   - D. 否认期
   - E. 接受期

6. 老年人的死亡心理应对类型不包括 （ ）
   - A. 理智应对
   - B. 积极应对
   - C. 恐惧应对
   - D. 消极应对
   - E. 不理会

7. 下列关于死亡教育说法错误的是 （ ）
   - A. 对老年人的死亡教育是让他们去掌握生死学的相关理论
   - B. 亲属的死亡教育包括非居丧期的死亡教育及居丧期的死亡教育
   - C. 树立正确的生命观是老年人死亡教育的重要内容
   - D. 丧亲者一般需要3个月左右来接受配偶逝去的事实
   - E. 个体的悲伤反应存在差异

二、名词解释

1. 家庭式护理   2. 临终关怀   3. 死亡教育

(郑州铁路职业技术学院　张　希)

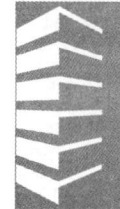

实训指导

实训一 老年人的健康评估

【实训目的】

1. 能正确判断老年人身体老化现象和病理改变。
2. 掌握老年人躯体和心理健康评估内容和方法。
3. 培养学生尊重、关心、爱护老年人的优良品质和全心全意为老人健康服务的良好医德。

【实训内容和方法】

(一)临床见习

1. 准备

(1) 物品准备 听诊器、血压计、温度计、手电筒、叩诊锤、评估量表、记录单等。

(2) 老年人准备 选择老年公寓、养老院等机构,确定一定数量老年人,让老年人做好评估准备。

(3) 护生准备 预习老年评估内容、方法、注意事项,衣帽整洁、仪表端庄。

(4) 环境准备 评估环境安静、舒适、光线适宜。

2. 方法 首先带教老师示范老年躯体和心理健康评估方法;学生分组,每组3~6人,分别对老年人进行评估、记录;各组对收集的资料整理、讨论、总结;各组汇报评估结果;带教老师对各组进行综合评价和指导。

(二)病例分析和讨论

患者陈某,男,58岁,机关干部。近半年来发现食量增大、多尿、多饮,近日感觉疲乏无力,消瘦。体检:身高175 cm,体重86 kg,BP 165/95 mmHg,心尖搏动左下移位,心音增强,心尖区闻及Ⅱ级收缩期杂音,肺部未闻及干、湿啰音,腹部膨隆。尿糖(++),血糖8.5 mmol/L。心电图显示T波低平,X射线显示左心室肥大。患者患病后心理压力很大,担心自己病情发展,进食减少,睡眠欠佳。

请讨论:

(1) 该患者存在哪些躯体健康问题、心理健康问题?如何运用量表进行评估?

(2)学生分组,每组3~6人,讨论、总结。
(3)各组汇报讨论结果,老师进行点评、总结。

实训二　老年人常见健康问题护理

【实训目的】

1. 掌握跌倒、疼痛、视觉障碍等老年人常见健康问题的护理措施,各健康问题的病因和护理评估方法。

2. 熟悉健康资料收集方法,并能对资料进行整理、分析,提出护理诊断,制订护理计划。

3. 培养学生尊重、关心、爱护老年人的优良品质和良好的沟通能力。

【实训内容和方法】

(一)临床见习

1. 准备

(1)物品准备　听诊器、血压计、温度计、手电筒、叩诊锤、笔、记录单等。

(2)老年人准备　在社区卫生服务中心、老年公寓、养老院等见习地点选取几位老年人,提前向其解释说明见习的目的、内容、意义和所需要的时间,以取得老年人的支持和配合。

(3)护生准备　学生复习老年人常见健康问题护理相关内容。并要求仪表端庄、衣帽整齐、剪短指甲。

(4)环境准备　评估环境安静、整洁、舒适、光线适宜、温湿度适宜,必要时使用屏风。

2. 方法　①带教老师集中示范、讲解本次见习内容、方法与注意事项。②学生分组,每组4~6人,其中选派1名代表对老年人的健康史进行详细评估、记录,其他同学进行补充。③各组对收集的资料进行整理、分析、讨论、总结,汇报评估结果。④带教老师对各组进行综合评价和指导。

(二)病例讨论

1. 病历资料

病例一:患者王某,女,75岁,丧偶后独居,傍晚外出散步时突然跌倒,当即不能站立,左髋部疼痛,路人发现后立即拨打120急救电话,送往医院。既往有高血压病史20年,遵医嘱长期服用硝苯地平等降压药物治疗,自感有时起立后双眼黑蒙、乏力。糖尿病6年,应用胰岛素治疗。骨质疏松症3年。在家如厕时曾跌倒过2次,当时可站立和行走,无其他不适。

体格检查:T 37.1 ℃,P 88次/min,R 22次/min,BP 150/90 mmHg,神志清,头颅未见明显外伤,颈软,心、肺听诊未见明显异常体征,腹平软,无压痛及反跳痛,肝脾未扪及,左髋部明显触痛。X射线摄片检查,示股骨颈头下型骨折,完全移位。

病例二:患者赵某,女,70岁,因"右膝关节疼痛6年加重3个月由家人推着轮椅"入院。6年来患者长距离行走后经常出现右膝关节酸痛,多发生于右膝内侧,受风寒后疼痛加重,经休息、理疗及口服非甾体抗炎药等处理症状可暂时缓解。近3个月来右膝疼痛程度加重,行走距离逐渐缩短,进而表现为活动受限,下蹲困难,休息时也可出现疼痛,不能完全屈曲及伸直,应用非甾体抗炎药等治疗效果不佳。

体格检查:T 36.3 ℃,P 80次/min,R 20次/min,BP 130/85 mmHg,右膝关节轻度肿胀,右膝内侧轻压痛,右膝关节活动受限。双下肢感觉、肌力、肌张力正常。初步诊断:右膝关节炎。

病例三:患者孙某,男,75岁,因"视物不清半年由家人搀扶"入院。患者既往有高血压病史二十余年,糖尿病5年,长期不规律服用降压药、降糖药治疗。近半年来无明显诱因出现双眼进行性视力下降,表现为眼前有遮挡,视物模糊,无眼红、眼痛,外出活动时曾找不到回家的路,1周来逐渐加重,看不清眼前物体,无法正常进食、如厕、行走。

体格检查:T 36.5 ℃,P 80次/min,R 20次/min,BP 140/95 mmHg,双眼晶状体呈均匀灰白色混浊。

医疗诊断:双眼白内障、原发性高血压、糖尿病。择期行白内障摘除加人工晶状体植入术。

2.方法

(1)老师集中讲解病例讨论内容、方法、要求与注意事项。

(2)学生分组,每组4~6人,认真阅读病例。

(3)以组为单位讨论:①老年人目前存在的主要健康问题是什么?②列出主要护理诊断及医护合作性问题,提出护理措施。③为老年人制订一份健康教育计划。

(4)随机抽取1~2组学生汇报,同学、教师点评,教师总结。

实训三　跌倒的护理

【实训目的】

防止老年人跌倒造成身体伤害。

【实训材料】

模拟病房、病床、椅子,学生相互模拟训练。

【实训内容和方法】

1.指导老年人行为训练

(1)安全行为锻炼　练习慢慢转身,活动时动作不要太快,注意增加稳定性;提醒老年人起床时做到三个"半分钟",即醒后半分钟再起床,起床坐起半分钟后再站立,站立半分钟后再行走;夜间最好在床边放一便盆,在床边排便;厕所最好选用坐厕而不用蹲厕,坐下或站起时有人搀扶。

(2)训练老年人的平衡能力　指导老年人练习从椅子上起立—坐下—起立—坐下,训练老年人立位静止与动态平衡。

(3)运动锻炼　结合老年人特点及其爱好和活动能力,采取不同的运动方式,如散步、做体操、慢跑。通过运动,改善老年人体力和感觉-运动系统功能,增加肌力和灵活性。

2. 跌倒后自我处置　要教会老年人在无人帮助的情况下安全起身。如果是背部先着地,应弯曲双腿,挪动臀部到铺有毯子或垫子的椅子或床铺旁,然后使自己较舒适地平躺,盖好毯子,保持体温,并按铃向他人寻求帮助。如找不到他人帮助,在休息片刻、体力有所恢复后,尽力使自己向椅子方向翻转身体,变成俯卧位。双手支撑地面,抬臀、弯膝,然后尽力使自己面向椅子跪立,双手扶住椅面,以椅子为支撑尽力站起来,再休息片刻,然后打电话寻求帮助。

3. 其他　家庭条件好者,要给老人配保姆,家里无人时要让老人随身携带手机。

【注意事项】

首先要确认老人有无引起跌倒的疾病。老年人生活的环境中要尽量减少台阶、门槛等障碍物,并注意光线亮度,地面尽量采用木质地板,卫生间地面应采用防滑的材料。老年人酒后、热水澡后、长时间卧床后、久蹲后,坐起、行走动作应缓慢。不要擅自服用药物,对于服镇静、催眠药的患者要特别注意,用药后不应多活动。老年人感到疲劳、睡眠不足时,也不应多活动。高龄老人或体弱多病的老人外出时,家属应一起陪同,随时观察老年人的表现,如面色、表情、说话和动作等,如有异常应停止行走,及时坐下休息。

实训四　听力下降的护理

【实训目的】

改善听力下降的症状,提高老年人的生活质量。

【实训材料】

模拟病房、病床、椅子、助听器、镜子。

【实训内容和方法】

1. 助听器的使用指导

(1)熟悉助听器的性能　指导老年人熟悉助听器各种开关的功能。音量调节到刚能听清对方讲话为宜。先在安静的环境下训练听自己的发音,开始时对照镜子看口形,然后脱离镜子能听懂自己的发音;再练习听电视机和收音机里的播音员讲话,逐步收听其他节目。

(2)训练对话　开始时,在安静环境中一对一地进行,训练者最好是老年人的家属或熟悉老人者。训练者要有耐心,对话时要注意对方的口型和面部表情,速度适当放慢,语言可重复。当患者能听懂80%时,可用正常速度进行训练。当患者已经适应一对一的对话时,可进入有较多人的环境中进行练习,练习时将助听器的入声口对准说话人,可使噪声降低到最低程度;当完全适应后可把助听器放入口袋内与他人对话。老年人的感觉功能下降常为数种因素并存,所需对话训练时间较长,要帮助老人去除焦躁情绪。

(3)音量装置的调整　使用助听器3个月后,应该根据老年人的适应情况,对音量进行调整。

【注意事项】

助器的使用还应注意以下几点。

1. 避免重力摔击,以免损坏仪器。

2. 防止受潮,洗脸、洗澡或游泳时应摘下助听器。下雨时要注意保护,避免因进水短路等问题的发生。

3. 由于助听器需要戴在耳背后或塞在耳道中,皮肤汗液的蒸发、耳道的分泌物都可能影响助听器的寿命。应经常用小刷子清洁外壳或用干的软布擦拭机身,不可用有机溶剂或水来擦拭。在南方或沿海比较潮湿的地区,夜间不用时可将助听器放于干燥盒中。

4. 助听器长时间不用时,应将电池取出,以免电池漏液腐蚀助听器。

5. 避免电磁辐射,在进行理疗、放疗或处于强磁场环境时,应将助听器放在另一安全的房间。

6. 不可擅自拆开助听器。

实训五　视力下降的护理

【实训目的】

了解视力下降的原因,提高老年人的生活质量。

【实训材料】

模拟病房、暗室、病床、椅子、检眼镜、眼药水。

【实训内容和方法】

1. 眼底镜检查

(1) 检查前先扩瞳,可用2.5%去氧肾上腺素(新福林)滴眼液,左右眼各点一滴,共滴2次,间隔10 min,使瞳孔散大至直径6 mm以上。

(2) 在裂隙灯下用透照法观察眼的屈光介质有无混浊,通过检眼镜观察视网膜和脉络膜红光发射,见黑色轮廓为晶状体混浊,提示白内障。将检查镜拉到受检眼前2 cm处检查眼底。视盘凹陷与颜色变浅表示视神经萎缩。然后观察视网膜后部直至视盘。注意观察视盘边缘与周围是否平坦,若边缘出现倾斜或陷凹,应怀疑青光眼。对照观察双侧视盘凹陷的大小是否对称,不对称常提示眼压升高,视盘有损害;观察黄斑区及邻近后部视网膜,若检眼镜下表现为边缘模糊的小黄白点,应高度怀疑干性年龄相关性黄斑变性;视网膜静脉曲张、视网膜广泛出血水肿、视盘边缘模糊与水肿,提示视网膜中央静脉阻塞;视盘水肿和两处以下出血提示缺血性视神经病变。

2. 滴眼剂的正确使用和保存

(1) 用滴眼剂前清洁双手。

(2) 每种滴眼剂使用前均要了解其性能、保存时间、适应证和禁忌证,检查有无混浊、沉淀,是否超过有效期。

(3) 用示指和拇指分开眼睑,眼睛向上看,将滴眼剂滴在下穹隆内,闭眼,再用示指和拇指提起上眼睑,使滴眼剂均匀地分布在整个结膜腔内。滴药时注意滴管不可触及角膜。

(4) β受体阻滞剂用于原发性青光眼患者,但哮喘和慢性阻塞性肺部疾患及心率<60次/min的患者不宜使用。滴药后须按住内眼角数分钟,防止滴眼剂进入泪小管,导致吸收后影响循环和呼吸。平时要多备一瓶滴眼剂以备遗失时使用。使用周期较长的滴眼剂应放入冰箱冷藏室保存,切不可放入贴身口袋。

【注意事项】

保持情绪稳定和避免过度劳累对预防视力下降有重要意义。

实训六　老年人常见疾病护理

【实训目的】

1. 熟悉老年抑郁症、老年痴呆症、老年糖尿病等老年人常见疾病的护理评估、护理诊断,掌握老年人常见疾病的护理措施,熟悉老年人常见疾病的防治措施。

2. 能正确地收集资料,并能对资料进行整理、分析,提出主要护理诊断,制订护理计划。

3. 培养学生尊老、敬老、爱老、助老的职业道德修养和认真细致的工作作风。

【实训内容和方法】

(一)临床见习

1. 准备

(1)物品准备　听诊器、血压计、温度计、手电筒、叩诊锤、棉签、笔、记录单等。

(2)老年人准备　有针对性地在社区卫生服务中心、老年公寓、养老院等见习地点选取一定数量老年人,提前向老年人解释说明本次见习的目的、内容、意义和所需要的时间,以取得老年人的支持和配合。

(3)护生准备　学生复习老年人常见疾病护理相关知识。如常见疾病的临床特点、护理措施等,并要求衣帽整齐、仪表端庄、剪短指甲。

(4)环境准备　评估环境要求安静、整洁、舒适、光线适宜、温湿度适宜,必要时使用屏风。

2. 方法　①带教老师集中讲解本次见习内容、方法与注意事项。②学生分组,每组4~6人,收集教师事先选定的老年人的健康资料,并记录。③教师巡回指导,及时发现问题并予以纠正。④学生以小组为单位,对收集的资料进行整理、分析、讨论、总结,确定健康问题,书写护理病历及健康教育计划。⑤随机抽取1~2组学生汇报,同学、教师点评,教师总结。

(二)病例讨论

1. 病历资料

病例一:患者王某,女,65岁,以"失眠、头痛、心悸、情绪低落半年"为主诉入院。患者平素性格内向、多愁善感。儿女成家后因工作忙碌很少回家探望,一年前老伴因胃癌去世后,她整日无精打采、闷闷不乐、郁郁寡欢,什么事也提不起兴趣,不思饮食,不愿说话,也不愿外出活动,反复想起以前和老伴之间发生的不愉快的事,认为是自己没有照顾好老伴导致他去世的。最近半年来,她开始出现失眠、烦躁、腹胀、便秘、胃痛、头痛、心悸、胸闷、体重下降,儿女们陪她在当地医院检查,未发现胃肠、心脏异常,她不相信这些结果,认为是医生和孩子们故意骗她,自己一定得了不治之症,是自己从前做错了事遭到了惩罚。她变得越来越消沉、悲观,唉声叹气,感到自己没用,拖累儿女,"活着不如死了好",并常常念叨能听见老伴的声音,认为是老伴在天之灵向她发出召唤。儿女无奈,将她送往医院诊治。

病例二:患者张某,女,78岁,以"渐进性智力减退3年"为主诉入院。患者既往有高血压病史25年,糖尿病5年,不规律服用降压、降糖药,曾因脑卒中2次入院。3年前家人发现患者记忆力减退,丢三落四,说话词不达意,常叫错儿孙的名字。近两年来记忆力减退更加严重,不能胜任日常小事,自己外出后多次迷路。平日少言寡语,从不主动与人交谈,对家人视而不见。不修边幅,随地小便,并且喜欢在外边捡垃圾,回来后放到床下面,视为宝物,不许别人碰。2 d前无故外出走失,家人找回后送入医院。

病例三:患者刘某,男,74岁,以"多饮、多尿、多食伴体重减轻2年"为主诉入院。2年前患者无明显诱因出现多饮、多尿、多食伴体重减轻,到医院就诊,测空腹血糖13.9 mmol/L。医嘱给予饮食控制和服用降糖药治疗。但患者未能坚持按医嘱服药及加强饮食控制,空腹血糖波动在6.0~15.8 mmol/L。入院后随机血糖14.3 mmol/L。医嘱给予控制饮食、胰岛素治疗。护士向患者讲解控制饮食及配合治疗的重要性,住院期间血糖仍控制不佳。护士在查房时发现患者的抽屉里藏着蛋糕、点心。患者解释说"闺女,我都70多岁的人了,还有多少日子呢,想吃什么就吃什么,血糖高点根本不碍事"。

2.方法

(1)老师讲解病例讨论内容、方法、要求与注意事项。

(2)学生分组,每组4~6人,认真阅读病例。

(3)以组为单位讨论:①根据老年人的临床表现提出初步诊断;②列出主要护理诊断及医护合作性问题,提出护理措施;③以小组为单位,书写护理病历和健康教育计划。

(4)随机抽取1~2组学生汇报,同学、教师点评,教师总结。

(叶 桦)

参考文献

[1] 化前珍. 老年护理学[M]. 3版. 北京:人民卫生出版社,2012.
[2] 郭桂芳. 老年护理学(双语)[M]. 北京:人民卫生出版社,2012.
[3] 申丽静,杜成旭. 老年护理学[M]. 郑州:郑州大学出版社,2011.
[4] 余晓齐. 老年与老年保健[M]. 郑州:河南科学技术出版社,2015.
[5] 邓科穗,钟清玲. 老年护理学[M]. 北京:中国医药科技出版社,2016.
[6] 王春先,张小燕. 老年护理学习指导[M]. 北京:人民卫生出版社,2016.

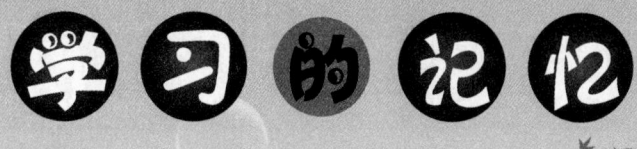

小事拾遗:

学习感想:

学习的过程是知识积累的过程,也是提升能力、稳步成长的阶梯,大家的注释、理解汇集成无限的缘分、友情和牵挂,请简单手记这一过程中的某些"小事",再回首时定会有所发现、有所感悟!

学习的记忆

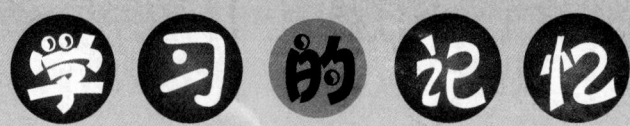

姓名：_____

本人于20____年____月至20____年____月参加了本课程的学习

此处粘贴照片

任课老师：_____ _____   班主任：_____

班长或学生干部：_____ _____ _____

我的教室（请手写同学的名字，标记我的座位以及前后左右相邻同学的座位）